Carl-Auer

Don Trent Jacobs / Bram Duffee

Jedes Wort zählt

Kommunikation mit Patienten in der Rettungs- und Notfallmedizin

Herausgegeben und mit Anmerkungen versehen von Ernil Hansen

Aus dem Amerikanischen übersetzt von Eva Dempewolf

2025

Themenreihe: Hypnose und Hypnotherapie
hrsg. von Bernhard Trenkle
Reihengestaltung: Uwe Göbel
Umschlaggestaltung: B. Charlotte Ulrich
Umschlagmotiv: © Vladimir – stock.adobe.com
Redaktion: Nicola Offermanns
Satz: Verlagsservice Hegele, Heiligkreuzsteinach
Printed in Germany
Druck und Bindung: CPI books GmbH, Leck

FSC www.fsc.org MIX Papier | Fördert gute Waldnutzung FSC® C083411

CPI klimaneutral Mehr Bäume. Weniger CO_2

Erste Auflage, 2025
ISBN 978-3-8497-0558-9 (Printausgabe)
ISBN 978-3-8497-8529-1 (ePUB)

Die Originalausgabe erschien unter dem Titel
»Hypnotic Communication in Emergency Medical Settings«.

Aus dem Amerikanischen übersetzt von Eva Dempewolf.

Bibliografische Information der Deutschen Nationalbibliothek:
Die Deutsche Nationalbibliothek verzeichnet diese Publikation
in der Deutschen Nationalbibliografie; detaillierte bibliografische
Daten sind im Internet über http://dnb.d-nb.de abrufbar.

Informationen zu unserem gesamten Programm, unseren Autoren
und zum Verlag finden Sie unter: **https://www.carl-auer.de/**.
Dort können Sie auch unseren Newsletter abonnieren.

Carl-Auer Verlag GmbH
Vangerowstraße 14 • 69115 Heidelberg
Tel. +49 6221 6438-0 • Fax +49 6221 6438-22
info@carl-auer.de

Inhalt

Vorwort des Herausgebers zur deutschen Ausgabe

Ohne seine eigene Mitwirkung ist kein Unfall- oder Notfallopfer zu retten. Die Feuerwehr kann die Person aus einem brennenden Haus »retten«, aber nicht ihr Leben. Das können auch Medikamente und medizinische Maßnahmen nicht. Ohne die Funktionen der Homöostase, ohne Vasomotorik und Gerinnung, ohne Wundheilung und Immunsystem, ohne die Selbstheilungskräfte und einen »Lebenswillen« geht es nicht. Demgegenüber ist die Mitwirkung des Patienten[i] durch seine Angaben, sein Befolgen von Anweisungen zweitrangig verglichen mit der Regulation seiner Körperfunktionen. Diese kann aber nicht rational und willkürlich erfolgen. Sie ist im Unbewussten abgespeichert. Und das lässt sich durch Kommunikation ansprechen, erreichen und beeinflussen.

Von dieser Art von Kommunikation handelt das vorliegende Buch – eine Kommunikation, die nicht nur Informationen vermittelt und austauscht, sondern auf den Patienten einwirkt, auf seine Erkrankung und seine Gesundung, die damit eine therapeutische Kommunikation ist. Doch Kommunikation hat zwei Seiten: Wie jedes Medikament und jede Therapie kann sie heilen oder auch schaden. So ist es gerade im Notfall zuallererst unsere Aufgabe, durch Kommunikation und Suggestionen in der Kenntnis ihrer Funktionsweisen Schaden abzuwenden. Denn wie stark ein Patient geschädigt wird, hängt nicht allein von dem erlittenen Trauma oder medizinischen Ereignissen ab, sondern im weiteren Verlauf in erheblichem Maße auch von der Qualität der Kommunikation. Einer Posttraumatischen Belastungsstörung ist besser zu diesem Zeitpunkt entgegenzuwirken, als sie später zu therapieren. Und erst wenn die negativen Einflüsse auf den Notfallpatienten vermieden oder neutralisiert sind, kann eine positive Kommunikation ihre volle, auch medizinische Wirkung entfalten (Hansen a. Zech 2019). Sie ist essenziell notwendig, denn wissenschaftliche Erkenntnisse und klinische Erfahrung

i Der besseren Lesbarkeit halber wird in diesem Buch das generische Maskulinum verwendet, das per definitionem alle Geschlechter umfasst.

haben die künstliche Trennung von Körper und Psyche inzwischen überwunden und gezeigt, dass beide die Erkrankung bestimmen – genauso wie auch die Heilung.

Ein Großteil der Symptome und Probleme bei einem Notfall entstehen nicht von außen, sondern als Reaktionen des Körpers: die Atemnot durch Bronchospasmus oder Glottisödem, der Blutdruckabfall bei Ansicht von Blut, der Koronarspasmus bei Stress. Um sie einzubeziehen, müssen wir das Unbewusste ansprechen.

Die menschliche Kommunikation kann sich nicht auf Informationsübermittlung beschränken, sondern lebt von Bedeutungsinhalten. Sowohl die Erzeugung von Erwartung und Placebo-Effekten (Moerman 2006), die jedes Medikament, jede medizinische Maßnahme erst zur vollen Wirksamkeit bringen, als auch die Erfüllung der psychologischen Grundbedürfnisse, die Sicherheit und Zuversicht vermittelt und die eigenen Schutz- und Heilungskräfte bestärkt (Zech u. Hansen 2024), werden inzwischen ganz wesentlich als Reaktion auf Bedeutsames *(meaning response)* verstanden. Und nicht zu vergessen: die Bedeutung der therapeutischen Beziehung!

Für diese Zusammenhänge und meine praktische Tätigkeit als Arzt war eine wirklich einschneidende und inspirierende Erfahrung das 1991 erschienene Buch *Patient communication for first responders and EMS personnel* von Donald T. Jacobs. Wo in der Medizin sonst ging und geht es darum, welche Worte wir im Notfall zu Patienten sprechen, wie Menschen in größter Not funktionieren und welche Bedürfnisse sie haben oder wie sich in dieser Situation eine Beziehung aufbauen lässt? Hier erschien ein Buch, geschrieben von einem Paramedic für Paramedics, in einem Rettungssystem, in dem – ohne ärztliche Mitwirkung am Unfall- bzw. Notfallort und beim anschließenden »scoop and run« (Einpacken und Wegbringen) mit oft langen Fahrten zum Krankenhaus – neben nur basalen medizinischen Erstmaßnahmen im Wesentlichen »Reden mit dem Patienten« anstand. Das Buch enthält einen großen Schatz an Kommunikationserfahrungen und -beispielen. Es hat mich auch bestärkt, mich mit moderner Hypnose auseinanderzusetzen – also dem Zugang und der Sprache für das Unbewusste. In der Folge habe ich in meinen Vorlesungen, Vorträgen, Seminaren und Fortbildungen für Rettungskräfte sowie meinen Publikationen immer und ausgiebig auf Beispiele aus diesem Wunder-vollen Buch zurückgegriffen und es durch Publikationen dem deutschsprachigen Fachpublikum zugänglich gemacht (Hansen

2009; Hansen, Zimmermann u. Dünzl 2010) – u. a. das bemerkenswerte »Kansas-Experiment«. Es ist ein Glücksfall, dass dieses schon lange vergriffene Buch der Autoren Don T. Jacobs und Bram Duffee unter dem Titel *Hypnotic communication in emergency medical settings – for life-saving and therapeutic outcomes* nun erneut in den USA veröffentlicht wurde (Jacobs a. Duffee 2024). (Unverständlicherweise nehmen die Autoren darin kaum Bezug auf das zugrundeliegende Buch von 1991, obwohl der ursprüngliche Text weitgehend übernommen ist.) Von noch größerer Bedeutung ist jedoch, dass dieses einzigartige Buch jetzt in deutscher Übersetzung vorliegt und sich nun an ein notarztgebundenes Rettungssystem wendet und damit auch an Ärzte.

Für das Lesen und das Verständnis des Buches ist es unabdingbar, an dieser Stelle die völlig unterschiedlichen Systeme von Notfall- und Rettungsdienst in Europa bzw. den USA sowie weitere Besonderheiten anzusprechen. Die beteiligten Berufsgruppen – im angloamerikanischen System mit Paramedics, EMT *(emergency medical technicians)* und ehrenamtlichen EMR *(emergency medical responders)*, in Deutschland, Österreich und der Schweiz mit Notfallsanitätern, Rettungssanitätern und Sanitätern bzw. Transportsanitätern – sind in Ausbildung und Befugnissen nur bedingt vergleichbar. Daher haben wir die englischen Berufsbezeichnungen nicht mit »Rettungs- oder Notfallsanitäter« übersetzt, sondern sind auf Begriffe wie »Helfer« und »Rettungskraft« ausgewichen. Der gravierendste Unterschied ist jedoch das Fehlen eines Arztes im US-amerikanischen System und die entsprechend eingeschränkte medizinische Versorgung vor Ort wie auch während des Transportes. Auffallend rar sind in den Fallberichten entsprechend medizinische Maßnahmen benannt. Dies und eine z. T. ungewohnte Ausdrucksweise – beide Bücher wurden von Paramedics[ii] und nicht von Notfallmedizinern geschrieben – tun der Aussage und dem Wert des Buches jedoch keinen Abbruch! Denn die Kommunikation mit Patienten in Not, die hier angesprochen und in eindrucksvollen Textbeispielen ausgeführt wird, gilt für alle beteiligten Berufsgruppen gleichermaßen. Vom Laien-Ersthelfer bis zum Rettungssanitäter, vom Feuerwehrmann bis zum Notarzt, vom Notfallsanitäter bis zur Pflegekraft in der Notaufnahme: Alle können von dieser Art der Notfallkommunikation profitieren, v. a. die Patienten. Sie ist auch unabhängig von der Art und dem Ausmaß der medizini-

ii Der Erstautor war zur Entstehungszeit des Buches »fire fighter and EMT«.

schen Behandlungsmaßnahmen. In jedem Fall soll sie nicht Unterbrechung oder gar Ersatz der medizinischen Erstmaßnahmen sein, sondern diese unterstützen und ergänzen, was gleichermaßen notwendig ist.

Ebenso ist die lange Entstehungsgeschichte des Buches nicht als Nachteil anzusehen: Der notwendige und richtige Umgang mit diesen Patienten und das persönliche und heilungsunterstützende Gespräch mit ihnen sind zeitlos. Während sich in den letzten 30 Jahren immense Entwicklungen und Fortschritte für die medizinische Behandlung in der Notfall- und Rettungsmedizin ergeben haben, gibt es kaum eine Weiterentwicklung in der therapeutischen Kommunikation mit diesen Patienten. Trotz aller neuen Erkenntnisse ist sie weder ersetzbar noch veraltet, vielmehr ist ihre Rolle bis heute weitgehend vernachlässigt. So ist z. B. bis heute nicht vorgesehen, dass bei der Reanimation auch jemand mit dem Patienten spricht. Und was auch?

Diese deutsche Ausgabe erweitert den Leserkreis auf Ärzte, bedingt durch die enge Zusammenarbeit von Medizinern und Nichtmedizinern bei der Versorgung von Unfall- und Notfallpatienten in den Gesundheitssystemen des deutschsprachigen Raums. Ohne das »Ziehen an einem Strang« lassen sich weder die Negativeinflüsse eindämmen noch eine therapieunterstützende und selbst therapeutisch wirkende Kommunikation aufbauen und erfolgreich einsetzen. Dabei beschreiten wir Neuland. Natürlich gibt es reichlich Literatur zum Thema »Notfallkommunikation« und Lehrbücher über Kommunikation an sich. Unbenommen sind sie notwendig und sehr hilfreich, tragen sie doch bei zu einem reibungslosen Ablauf der Notfallversorgung, der fehlerfreien Informationsübermittlung, der Kommunikation zwischen den beteiligten Rettungskräften untereinander und zur Rettungszentrale, der sicheren Befundübermittlung entlang des Rettungseinsatzes von Unfallort über die Notaufnahme bis zum Operationssaal und zur Intensivstation. Sie betreffen auch psychische Notfälle und liefern theoretische Grundlagen der Kommunikation.

In dem vorliegenden Buch dagegen geht es um eine Kommunikation *mit den betroffenen Notfallpatienten* – mit jedem von ihnen, weil sie alle ähnlichen Belastungen ausgesetzt sind und Bedarf an Kommunikation haben. Das Buch vermittelt keine kommunikationswissenschaftlichen Grundlagen und Theorien, sondern gibt höchst praktische Formulierungen an die Hand, die sich sofort anwenden lassen, zudem praktische Übungen dazu, wie Sie authentische eigene Formulierungen entwickeln können. Und das in einer Fülle, wie sie in medizinischen Lehrbüchern bisher nicht zu finden ist. Es kommen Besonderheiten zur Sprache, die bisher in der notfallmedizinischen Literatur weitgehend fehlen: der besondere, notfallinduzierte Trancezustand, in dem sich Patienten befinden, und die adäquate Sprache dafür. Ihre Kenntnis ist in diesen existenziell bedrohlichen Situationen von entscheidender Bedeutung, denn die eingetretene erhöhte Empfänglichkeit für Suggestionen ist unbedingt zu berücksichtigen, allein schon, um eine Negativ-Trance zu vermeiden. Über Vernunft sind diese Patienten oft nicht mehr erreichbar – eine Trance-Sprache, wie sie hier aufgezeigt wird, ist angezeigt.

Damit kommt »Hypnose« ins Spiel, und zwar nicht nur die Erfahrungen und Erkenntnisse moderner wissenschaftlich fundierter Hypnose und Hypnotherapie, wie sie in dem Buch anklingen, sondern die ganze Vorbelastung des Wortes durch historische Fehlentwicklungen, Show- und Laienhypnose, die wesentlich den Zugang, die Brücke zurück in die Medizin, behindern (Hansen 2024a). Für das Verständnis und die praktische Anwendung dieses Buches ist keine Hypnoseausbildung nötig, wie sehr auch die nähere Beschäftigung mit Hypnose nützlich und empfehlenswert ist.[iii] Da man – wie im Buch ausgeführt – im akuten Notfall davon ausgehen kann, dass sich der Patient bereits in einem Trancezustand befindet, entfällt die Notwendigkeit, sich mit Hypnose-Induktionstechniken zu beschäftigen. Entsprechende Angebote für »Notfallhypnose«, die nicht auf Ärzte und Psychotherapeuten beschränken werden – wie es die seriösen, wissenschaftlichen Hypnosegesellschaften fordern –, sind nachweislich potenziell gefährlich, weil sie zu psychotherapeutischen Versuchen, z. B. zu einer Traumatherapie ohne entsprechende Ausbildung, verlocken können. Auch eine »Trance-Vertiefung« ist, anders als in speziellen psychotherapeutischen Situationen, nicht notwendig, weil der Notfallpatient die adäquate, notwendige Tiefe der Trance selbst regelt (Rossi a. Cheek 1994). Ebenso ist eine Verstärkung hypnotischer Phänomene wie z. B. Dissoziation ohne speziellere Kenntnisse

iii Dazu empfehlen sich Fortbildungsangebote und Literaturhinweise der wissenschaftlichen Hypnosegesellschaften, etwa der Milton Erickson Gesellschaft für klinische Hypnose (M. E. G.), der Deutschen Gesellschaft für Hypnose (DGH), der Milton Erickson Gesellschaft Austria (MEGA) oder der Schweizerischen Ärztegesellschaft für Hypnose (SMSH).

selten sinnvoll, weil z. B. eine spontan im Notfall eingetretene Dissoziation eng mit der Entwicklung einer Posttraumatischen Belastungsstörung (PTSD) korreliert.

Die Erkenntnis, dass sich Patienten in akuten Notfällen oft, geradezu regelhaft, in einem hypnoseähnlichen Trancezustand befinden – d. h. in einem geistigen Zustand erhöhter Empfänglichkeit für Suggestionen mit der kritiklosen Bereitschaft, die gesprochenen Worte wörtlich zu nehmen –, ist eine wesentliche Botschaft dieses Buches. Die Autoren sprechen von Spontanhypnose, während man »Hypnose« heute eher enger fasst und besser von Spontantrance sprechen würde. So groß die Ähnlichkeit in den Reaktionen und so wichtig und hilfreich die Erkenntnisse der Hypnoseforschung und Hypnotherapie für die dann adäquate »hypnotische Kommunikation« auch sind, halte ich es weder für notwendig noch bei all den angesprochenen Vorurteilen und Falschinformationen für hilfreich, wenn wir den Patienten gegenüber wie bei der Aufklärung und Fortbildung über diese Art von Kommunikation dem Notfall- und Rettungspersonal gegenüber von »Hypnose« sprechen. Der Notfallpatient braucht Kommunikation und nicht Hypnose. Das Wort »Hypnose« in diesem Buch sollte Sie also nicht irritieren, sondern eher neugierig machen.

Zur Aktualisierung haben die Autoren in der neuen Buchversion Literaturzitate hinzugefügt, die ich als Herausgeber in der vorliegenden Übersetzung noch erweitert und auch um deutschsprachige Literatur ergänzt habe. Letztere finden sich zusammen mit Ergänzungen und Kommentaren als Anmerkungen des Herausgebers am Ende des Buchs. Wegen ihrer großen praktischen Bedeutung sind im gesamten Text Formulierungsbeispiele durch Grauhinterlegung hervorgehoben. Außerdem wurden wichtige Textpassagen als Merksätze markiert. Sie finden sich zusammen mit dem »Kansas-Experiment« sowie Anleitungen, die sich aus Unterkapiteln ergeben, und einigen »Hypnosetechniken« auch zusammengefasst im Anhang.

Einer besseren Anschlussfähigkeit in der Medizin ist auch die Streichung des letzten Kapitels der aktuellen amerikanischen Ausgabe geschuldet: »The planetary emergency«. So relevant das Thema und so lesenswert die Vorschläge der Autoren auch sind, sehe ich es doch als vorrangiges Ziel der vorliegenden Ausgabe, Kommunikationsstrategien für den Notfall an medizinische Helfer zu vermitteln, die akut Patienten retten müssen, nicht den Planeten. Wir verweisen für dieses Kapitel auf die Originalausgabe.

Das vorliegende Buch bietet zum einen deutschsprachigem Fachpersonal in der Notfall- und Rettungsmedizin direkten Zugang zu dem großen Erfahrungsschatz amerikanischer Paramedics, und zwar hauptsächlich in Form zahlreicher wörtlicher Beispiele und Formulierungsvorschläge, die direkt zur Anwendung in der praktischen Arbeit einladen. Zum anderen bringt es das Thema »therapeutische Kommunikation« aktuell in die Medizin, indem es sich – rettungssystembedingt – auch an die beteiligten Ärzte richtet. Dabei werden bisher zu wenig berücksichtigte Aspekte wie der spontane Trancezustand und die damit einhergehende erhöhte Empfänglichkeit von Patienten in akuten Notsituationen angesprochen. Nebenbei, doch nicht minder bedeutsam, weitet das Buch den Blick auch auf Patienten in Bewusstlosigkeit, wie sie in diesen Notfallsituationen nicht ungewöhnlich ist – bei Herzkreislaufstillstand, Schädelhirntrauma oder Intoxikation, bei Reanimation oder Koma –, indem sie für die notwendige Kommunikation keine Unterscheidung zwischen wachen, eingetrübten oder bewusstlosen Patienten macht (Hansen 2024b). Die im Buch beschriebene Trance-Induktion durch Angst und Schmerz ergibt, dass die vorgestellte Betrachtungs- und Umgangsweise nicht nur bei Unfall oder Notfall, sondern genauso für andere Akutsituationen von Patienten Geltung hat. Das bedeutet: Dies ist nicht nur ein Buch für in Rettungs- und Notfallmedizin Tätige, sondern es ist genauso hilfreich für medizinisches Personal in Anästhesie, operativen Fächern, Geburtshilfe, Radiologie, Zahn- oder Kinderheilkunde, Intensivmedizin u. v. m., um noch kompetenter und wirkungsvoller Patienten in Not durch Kommunikation beizustehen – letztlich also für uns alle, auch als Privatperson, die wir jederzeit unerwartet und plötzlich als Ersthelfer einem Menschen in Not, vielleicht einem nahen Angehörigen, gegenüberstehen können. Ein wichtiges Buch also!

Ernil Hansen
Prof. Dr. med. Dr. rer. nat.
Universitätsklinikum Regensburg

Literatur

Hansen, E. (2009): Kommunikation mit Notfallpatienten. In: C. Madler et al. (Hrsg.): Akutmedizin – Die ersten 24 Stunden. Das NAW-Buch. München (Urban & Fischer), 4. Aufl., S. 1177–1187.

Hansen, E. (2024a): Efforts, pitfalls and criteria to build a bridge between hypnosis and medicine. In: J. H. Linden et al. (eds.): Routledge international handbook of hypnosis. Section IV. *Frontiers of hypnosis*, pp. 741–753.

Hansen, E. (2024b): Touching the unconscious in the unconscious – hypnotic communication with unconscious patients. *Frontiers in psychology* 15: 1389449. DOI: 10.3389/fpsyg.2024.1389449.

Hansen, E. a. N. Zech (2019). Nocebo effects and negative suggestions in daily clinical practice – forms, impact and approaches to avoid them. *Frontiers in pharmacology* 10:77. DOI: 10.3389/fphar.2019.00077.

Hansen, E., M. Zimmermann u. G. Dünzl (2010): Hypnotische Kommunikation mit Notfallpatienten. *Notfall + Rettungsmedizin* 13: 314–321. DOI: 10.1007/s10049-010-1293-z.

Jacobs, D. T. (1991): Patient Communication for first responders and EMS personnel: The first hour of trauma. Englewood Cliffs, NJ (Brady).

Jacobs, D. T. a. B. Duffee (2024): Hypnotic communication in emergency medical settings – for life-saving and therapeutic outcomes. New York (Routledge).

Moerman, D. E. (2006): The meaning response: thinking about placebos. *Pain practice* 6 (4): 233–6. DOI: 10.1111/j.1533-2500.2006.00091.x.

Rossi, E. L. a. D. B. Cheek (1994): Mind-body therapy. Ideodynamic healing in hypnosis. New York (Norton).

Zech, N. u. E. Hansen (2024): Reden mit Bewusstlosen? Therapeutische Kommunikation während Narkose, Reanimation oder Therapiekomatöser Zustände. *Anästhesiologie, Intensivmedizin Notfallmedizin, Schmerztherapie* 59 (10): 610–615. DOI: 10.1055/a-2046-4466.

Vorwort der Autoren

Im Vorwort eines Sachbuchs erläutern die Autoren gewöhnlich, was sie bewogen hat, über ihr Thema zu schreiben. Am Ende dieses Abschnitts teilen wir (Bram und Don) Ihnen unsere persönlichen Gründe dann natürlich auch gerne mit. Beginnen wollen wir jedoch mit unserer gemeinsamen Überzeugung, dass die Worte, die innerhalb der ersten Stunde zu einem Unfall- oder Notfallopfer gesagt werden, das Potenzial haben, Leben zu retten, Leiden zu lindern und Heilung einzuleiten.

Dies wissen wir beide aus unserer zusammengenommen fast vierzigjährigen Erfahrung in den Bereichen Notfallmedizin und Hypnose. Gleichzeitig kennen wir als promovierte Wissenschaftler auch die Forschungsergebnisse, die diese Überzeugung stützen. Auch wenn wir im Rest des Buches akademische Fachbegriffe und entsprechende Zitate auf ein Minimum beschränken, möchten wir hier einige Studien anführen, die sich auf diese Forschungen beziehen. Die folgenden Abstracts sind nur einige von vielen, die belegen, dass Hypnose eine wirksame medizinische Intervention bei medizinischen Notfällen sein kann, wie sie überall auf der Welt vorkommen und von denen wir viele in diesem Text erwähnen.

Zunächst aber unsere Arbeitsdefinition von Hypnose, damit Sie wissen, was diese Forschungsergebnisse de facto zeigen: Das Wort *Hypnose* kann einen besonderen Bewusstseinszustand bezeichnen, der eine Person in die Lage versetzt, Reaktionen zu aktivieren, die sich vom gewöhnlichen Alltagsbewusstsein unterscheiden (siehe Peter 2024). Konkret kommt es während dieses anderen Bewusstseinszustands zu kognitiven und sensorischen Veränderungen bei unterschiedlichen Oszillationen im Gehirn. Niedrigere Frequenzen wie beispielsweise Theta-Wellen scheinen das Reagieren auf mentale oder verbale Anweisungen oder Suggestionen zu erleichtern, während das Vorliegen höherer Frequenzen eher die Verbindungen verschiedener Schaltkreise untereinander begünstigt, um physiologische Reaktionen wie beispielsweise vermindertes Schmerzempfinden hervorzurufen (Jensen, Adachi a. Hakimian 2015). Wissenschaftler der Universität Turku, Finnland, fanden zudem heraus, dass das Gehirn während der Hypnose in einen Zustand übergeht, in dem einzelne

Hirnregionen unabhängiger voneinander agieren (Tuominen et al. 2021). Bezeichnenderweise wollten Wissenschaftler jahrzehntelang nicht wahrhaben, dass Hypnose tatsächlich die Gehirnaktivität verändert. Dank verbesserter Technologien konnte mittlerweile jedoch bewiesen werden, dass die Fähigkeit der Hypnose, Schmerzen zu lindern und Ängste zu reduzieren, eindeutig mit funktionellen Veränderungen der Gehirnaktivität einhergeht (siehe Miltner, Franz a. Naumann 2024). So zeigte beispielsweise eine systematische Auswertung von 10 404 extern begutachteten Arbeiten, dass es während der Hypnose signifikante Unterschiede in der Gehirnaktivität in Bezug auf Lokalisation und Häufigkeit gibt (Wolf et al. 2022).

Das Wort Hypnose wird auch verwendet, um den Prozess zu beschreiben, durch den solche neurologischen Veränderungen erfolgen, sei es in Fremd- oder Selbsthypnose. Da es so viele Ansätze gibt, bietet die wissenschaftliche Forschung hier allerdings wenig mehr als die Beschreibung der in den verschiedenen Experimenten verwendeten Techniken.[1] Es bestehen Gemeinsamkeiten zwischen der klinischen Hypnose und der Bühnenhypnose, die wir beschreiben könnten. Unser Ziel ist bei diesem Buch jedoch nicht, hypnotische Induktionstechniken per se zu lehren. Vielmehr geht es darum, Lesern bewusst zu machen, dass während eines Traumas spontane hypnotische Bewusstseinszustände auftreten, die alles, was ein Ersthelfer zu einem Patienten sagt, zu einer möglichen hypnotischen Suggestion machen. Im Anschluss an die folgenden Abstracts, die diese Behauptung stützen, erfahren Sie mehr über Spontanhypnose und darüber, was uns motiviert hat, dieses Buch zu schreiben.

Abstract 1: Hypnose in der Notfallmedizin – Ändern wir unsere Gewohnheiten! (Schmutz et al. 2020)

Die Wirksamkeit von Hypnose zur Behandlung von Schmerzen und Ängsten ist heute vielfach nachgewiesen.[2] Während diese Technik in der Anästhesie und Psychiatrie mittlerweile schon häufiger verwendet wird, kommt sie in der Rettungsmedizin bislang nur wenig zum Einsatz. Die Anwendungsbereiche in der stationären und außerklinischen Notfallmedizin sind jedoch ausgesprochen vielfältig, und entgegen der landläufigen Meinung sind Notfallsituationen geradezu ideal geeignet zur Anwendung von Hypnose. Hypnose ist eine zuverlässige, sichere, wirksame und kostengünstige Technik, die jeder Helfer erlernen kann. Sie stärkt die Beziehung zwischen Betreuendem und Patienten und ermöglicht eine andersgeartete, menschlichere und gelassenere Behandlungsweise.

Abstract 2: Der Einsatz von Hypnose in der Notfallmedizin (Peebles-Kleiger 2000)

Hypnose kann ein nützliches Hilfsmittel im Rettungsdienst sein. Ihre Wirksamkeit bei verschiedenen klinischen Bereichen ist durch kontrollierte Studien nachgewiesen.[3] Beschrieben wird die Anwendung bei Verbrennungen, Schmerzen, in der Pädiatrie, bei chirurgischen Eingriffen und psychischen Ausnahmefällen (z. B. Koma, somatoforme Störungen, Angstzustände und posttraumatischer Stress) sowie im Umfeld von Schwangerschaft und Geburt (z. B. Hyperemesis, Geburtswehen, Entbindung etc.).

Abstract 3: Hypnose als Notversorgung für psychisch Kranke und in Katastrophenfällen (Langen 1980)

Ein Katastrophenereignis kann sowohl für Einzelpersonen als auch für eine Gruppe von Menschen mit einem akuten physischen und/oder psychischen Zusammenbruch verbunden sein. Neben schnellen physischen Hilfsmaßnahmen kann es in solchen Situationen notwendig sein, ebenso schnell psychische Hilfe zu leisten. Hierfür ist die Hypnose, genauer gesagt die Fremdhypnose, eine wichtige Methode.

Abstract 4: Ergänzende nichtpharmakologische Analgesie bei invasiven medizinischen Eingriffen – Eine randomisierte Studie (Lang et al. 2000)

Nichtpharmakologische verhaltensbezogene Begleitmaßnahmen gelten als wirksame und sichere Mittel zur Minderung von Schmerzen und unerwünschten Nebenwirkungen bei medizinischen Behandlungen.[4] Im Vergleich zu Standardmaßnahmen wirken sich nichtpharmakologische Interventionen positiv auf das Wohlbefinden der Patienten aus, selbst wenn nur die halbe Menge Analgetika und Beruhigungsmittel verabreicht wird. Die bei strukturierter Aufmerksamkeit beobachtete Tendenz hin zu geringeren Schmerzen und verminderter Angst erreichte bei gleichzeitigem Einsatz von Hypnose statistische Signifikanz.

Abstract 5: Autonome kardiale Reaktivität bei schmerzhaften Eingriffen – Unter Hypnose bei pädiatrischen Notfällen (Excoffier et al. 2020)

Ziel dieser Studie war, die Auswirkungen von Hypnose auf die Schmerzwahrnehmung bei Kindern während klinischer Eingriffe zu untersuchen. Konkret untersuchten die Forscher die Reaktionen des autonomen Nervensystems von Kindern, die in der Notaufnahme unter Hypnose genäht werden mussten. Schmerzempfinden ist durch abrupte Veränderungen im Nervensystem, u. a. im autonomen Nervensystem, gekennzeichnet. Um die parasympathische Reaktivität abzuschätzen, wurde die Herzratenvariabilität (HRV) gemessen. Zusammenfassend ist festzustellen, dass Hypnose bei pädiatrischen Notfällen die sympathische Reaktion des Herzens auf Schmerz reduziert, was ein Marker für Schmerzlinderung unter Hypnose sein könnte, während die parasympathische Aktivität eher ein Marker für Hypnose zu sein scheint.

Abstract 6: Hypnose gegen Asthma (Members of Hypnotherapy in Asthma Subcommittee 1968)[5]

In einer kontrollierten Studie untersuchte man die Anwendung von Hypnose bei Asthmapatienten im Alter von 10 bis 60 Jahren mit paroxysmalen Anfällen von Keuchen oder Engegefühl in der Brust, die durch Bronchodilatatoren gelindert werden konnten. Unabhängige klinische Gutachter bewerteten das Asthma bei 59 Prozent der Hypnosegruppe und bei 43 Prozent der Kontrollgruppe als »viel besser«, wobei der Unterschied signifikant war. Zwischen den Geschlechtern gab es kaum Unterschiede. Ärzte, die bereits Erfahrung mit Hypnose hatten, erzielten signifikant bessere Ergebnisse als Ärzte, die damit noch nicht vertraut waren.

Abstract 7: Hypnotische Regulierung von Blutfluss und Schmerzen (Clawson a. Swade 1975)

Fallgeschichten zeigen, dass Hypnose starke Blutungen und Schmerzen positiv beeinflussen kann; sogar Warzen lassen sich entfernen – vermutlich, indem die Blutzufuhr zu ihnen weitgehend unterbunden wird. Wir sind der Ansicht, dass sich auch die Durchblutung von Krebstumoren beeinflussen lässt, was diese entweder direkt schädigen könnte oder zumindest eine nützliche Ergänzung zu Chemo- oder Strahlentherapie darstellen könnte.

Abstract 8: Einsatz von Entspannung und Hypnose zur Senkung von Bluthochdruck (Deabler et al. 1973)[6]

Es wurde untersucht, ob sich Bluthochdruck (Hypertonie) durch (a) Muskelentspannung und (b) Hypnose senken lässt. Sechs Bluthochdruckpatienten ohne medikamentöse Behandlung dienten als Kontrollgruppe, sechs weitere bekamen als Therapie Muskelentspannung und Hypnoseverfahren. Neun Patienten, die mit antihypertensiver Medikation gut eingestellt waren, wurden ebenfalls mit Muskelentspannung und Hypnose behandelt. Sowohl in der Gruppe ohne Medikamente als auch in der mit medikamentöser Behandlung zeigte sich eine signifikante Senkung des systolischen und diastolischen Drucks, während in der Kontrollgruppe keine signifikante Senkung zu verzeichnen war. Die erhöhten Blutdruckwerte fielen durch Muskelentspannung ab und normalisierten sich während der Hypnose vollständig. Die Patienten erhielten Anleitungen zur Selbstentspannung und Selbsthypnose, um die positiven Effekte über den Krankenhausaufenthalt hinaus beibehalten zu können.

Abstract 9: Eine hypnotische Suggestion: Review über Hypnose in der klinischen Notfallversorgung (Iserson 2014)

Hypnose wird in der Medizin seit bald 250 Jahren eingesetzt. Dennoch nutzen Notfallmediziner in Notaufnahmen oder in der präklinischen Versorgung sie nur selten. Diese Übersichtsarbeit beschreibt Hypnose, ihre historische Anwendung in der Medizin, verschiedene neurophysiologische Studien über das Verfahren sowie ihre Anwendungsgebiete und potenziellen Einsatzmöglichkeiten in der Notfallversorgung. Und sie macht Vorschläge, wie man ihren Einsatz im Rettungswesen intensivieren könnte. Obwohl das Verfahren sicher, schnell und kostengünstig ist, arbeiten Notfallmediziner nicht oft mit Hypnose. Dies liegt zum Teil an den Mythen, die sich um die Hypnose ranken, und auch daran, dass man sie mit Alternativ- und Komplementärmedizin assoziiert.[7] Echte Hindernisse, die einer verstärkten klinischen Anwendung im Wege stehen, sind unter anderem mangelnde gesicherte Wirksamkeit sowie unzulängliche Schulungen und Ausbildungsvorschriften. Basierend auf den Ergebnissen weiterer Forschung könnte Hypnose eine leistungsstarke und sichere nichtpharmakologische Ergänzung zum Rüstzeug der Rettungskräfte werden, die das Potenzial hat, die Patientenversorgung in der

Notfallmedizin, in der präklinischen Versorgung und in entlegenen medizinischen Settings zu verbessern.

Der Autor dieses letzten Abstracts weist auf die bedauerliche Tatsache hin, dass Hypnose bei medizinischen Notfällen nur selten eingesetzt wird – eben aufgrund von falschen Vorstellungen und mangelnder Ausbildung in dem Bereich. Wir möchten mit diesem Buch diese beiden Hindernisse bei der Rettung von Leben ausräumen. Wir sind uns sicher, dass durch die Art von praktischem »Training«, das wir anbieten, immer mehr Ersthelfer und Rettungsdienste das Bedürfnis haben werden, unsere Kommunikationsstrategien einzusetzen, die die spontane Trance bei Unfallopfern berücksichtigen. Zwei Studien belegen, dass das Wissen um die Macht der Worte professionelle Rettungskräfte durchaus motiviert. Vielleicht liegt es daran, dass sie intuitiv erkennen, wie sie schon immer über diese Macht verfügt haben – auch wenn niemand sie benannt hatte. Eine Studie zeigt, wie Krankenschwestern ihr Kommunikationsverhalten änderten, nachdem sie von Hypnosetechniken erfahren hatten, die zur Schmerzbehandlung von Kindern bei medizinischen Eingriffen eingesetzt werden (Aramideh et al. 2020).

Erwähnt werden soll auch Michael Moates, der im Rahmen seiner Doktorarbeit mehr als tausend professionelle Ersthelfer befragte, ob ihrer Meinung nach die eigenen Worte einen positiven Effekt auf die Behandlungsergebnisse haben könnten. Anschließend ließ er sie eine kurze Beschreibung des Phänomens [der positiven Beeinflussung von Krankheitsverläufen durch Worte] lesen. Über 50 Prozent änderten daraufhin ihre Meinung: von negativ-skeptisch hin zu einer positiven Antwort.

Thomas Elmendorf, ehemaliger Präsident der California Medical Association, verweist auf die Hindernisse, mit denen man konfrontiert ist, wenn man die Botschaft, die unser Buch vermitteln soll, in der Notfallmedizin verbreiten möchte. Bereits 1991 schrieb er zu dem Text, auf dem dieses Buch basiert:

> »Das Material stellt für alle Beschäftigten in der präklinischen Versorgung sowohl eine Chance als auch eine Herausforderung dar. Die Chance besteht darin, die Patientenkommunikation auf ein zuvor unbekanntes Niveau zu heben, das positive, möglicherweise lebensrettende physiologische Reaktionen fördern kann. Die Herausforderung besteht darin, die Barrieren der Voreingenommenheit, der Vorurteile und einer Denkweise zu durchbrechen, die eine objektive Bewertung verhindern.«[8]

Spontanhypnose

Zu den oben zitierten Abstracts muss angemerkt werden, dass die Arbeiten allesamt eine Hypnose-Induktion beinhalten. Ob dies bei denjenigen, die mit medizinischen Notfällen zu tun haben, nötig war, wird nicht diskutiert. Was uns zum Thema Spontanhypnose zurückbringt: Wir gehen in diesem Buch davon aus, **dass Notfallopfer sich automatisch in einem Zustand der Hypnose befinden und somit keiner eigenen formellen Trance-Induktion bedürfen.**

Die American Academy of Orthopedic Surgeons stimmt dieser Annahme offenbar zu, denn die Autoren von *Emergency Care and Transportation of the Sick and Injured* (AAOS 2021) weisen darauf hin, dass Ersthelfer

> »extrem bedacht darauf sein müssen, was sie am Unfallort sagen. Während großem Stress können sich scheinbar belanglose oder im Scherz geäußerte Worte im Kopf des Patienten festsetzen und immensen Schaden anrichten. Gespräche am Unfallort müssen angemessen sein.«

Allerdings wird nicht erklärt, warum dies so ist, und in dieser sowie in allen (es sind zahlreiche!) Neuauflagen erfährt der Leser lediglich, dass ein erster Behandlungsschritt darin bestehe, den Patienten »zu beruhigen und zu bestärken«.

Dass Spontanhypnose in wissenschaftlichen Studien keine Beachtung erfährt, ist verständlich. Wird Hypnose in einem Labor oder einer Klinik gezielt herbeigeführt, kann sie nicht spontan sein. Dennoch gibt es Hinweise für die Existenz und die Bedeutung von Spontanhypnose, sodass wir der Meinung sind, dass dieses Buch viele Leben retten und viel Leid lindern kann. Arreed F. Barabasz, vormals Direktor für ärztliches Training an der Fakultät für Psychologie der Universität Canterbury, teilt unsere Meinung. In einem wissenschaftlichen Artikel, in dem er die APA (American Psychological Association) kritisiert, weil sie in ihrer aktuellen Hypnose-Definition die Spontanhypnose ausklammert (Barabasz a. Barabasz 2015), schreibt Barabasz:

> »Eine Definition, die Spontanhypnose nicht einbezieht, gibt Wissenschaftlern gleichsam einen Freibrief, auf eine experimentelle Überprüfung des möglichen Einflusses dieser Variablen auf ihre Ergebnisse zu verzichten.«

Als Beispiel führt er eine in der Hypnoseforschung viele Jahre immer wieder zitierte Studie an, die geflissentlich außen vor lässt, dass fünf

Versuchspersonen in Spontanhypnose dieselben hypnotischen Reaktionen zeigten wie diejenigen, die professionell hypnotisiert wurden. Laut Barabasz ist die Hypnoseliteratur voll von Studien, die das mögliche Auftreten von Spontanhypnose schlichtweg ignorieren.

> »Es ist naiv, wenn ein Klinikarzt annimmt, solange er sie nicht formell anwende, träte keine Hypnose auf« (ebd.).

Zudem erklärt er, einem traumatischen Ereignis ausgesetzt zu sein, sei ein häufiger Auslöser für eine Spontanhypnose.

Eine weitere Arbeit zum Thema Spontanhypnose stammt aus dem Bereich Psychiatrie und Forensik. Dem Autor John O. Beahrs zufolge treten

> »hypnoseähnliche Phänomene und Vorgänge spontan auf, entweder offen oder in verdeckter Form«.

Beahrs beschreibt vier sich überlappende Arten von Spontanhypnose. In einem Abschnitt mit dem Titel »Trauma und Spontanhypnose« argumentiert er, dass

> »das Erleben eines katastrophalen Stressors so gut wie immer von tiefgreifenden Veränderungen des subjektiven Willens, des Zeitempfindens und anderen kognitiven/perzeptiven Veränderungen begleitet wird, die die Kriterien für einen hypnotischen Zustand erfüllen« (Beahrs 1989).

Warum wir dieses Buch verfasst haben

Don Trent Jacobs

Ich lernte das Potenzial hypnotischer Sprache bereits vor geraumer Zeit im Rettungsdienst kennen. Es war in den 1980er-Jahren; ich frischte damals meine Rettungssanitäter-Ausbildung auf, hatte im Rahmen meines Health-Psychology-Studiums einen Kurs in Hypnotherapie belegt, rückte als Feuerwehrmann bzw. Rettungssanitäter[9] für das Marin County Fire Department zu vielen Einsätzen aus und arbeitete gleichzeitig mit Wildpferden. Zu dieser Zeit fing ich an, bei einigen Einsätzen »Notfallhypnose« anzuwenden. Nach der Promotion beendete ich meine Tätigkeit bei der Feuerwehr und eröffnete eine Praxis für Hypnotherapie. Später wurde ich Vizepräsident der Northern California Society of Clinical Hypnosis und unterrichtete Hypnose an der UC Berkeley als Lehrbeauftragter im Bereich Hypnose-Zertifizierung für Ehe-, Familien- und Kinderberatung.

In der Zeit zwischen meiner Tätigkeit als Rettungssanitäter und der als Hypnosetherapeut drehte ich mit einer Reihe angesehener Ärzte und Sanitäterkollegen, die bereits damit arbeiteten, ein Video.[iv] Ich glaube, es war das erste Mal, dass dieses Thema überhaupt öffentlich Erwähnung erfuhr. Norman Cousins (2009), der Autor von *Anatomy of an Illness*, forschte damals an der UCLA und arbeitete mit Schauspielern, die unterschiedliche Emotionen »imaginierten«, um herauszufinden, wie diese ihre Biochemie beeinflussten. Nachdem er das Video gesehen hatte, kontaktierte er mich und schlug mir vor, darüber ein Buch zu schreiben. Also verfasste ich einen entsprechenden Text[10] und schickte ihn zur Begutachtung an verschiedene Fachleute. Für diesen ursprünglichen Text bekam ich die folgenden Rückmeldungen:

> »Dieses Buch gehört in die Bibliothek eines jeden Menschen, und jeder von uns sollte es aufmerksamst lesen … das Wissen, das wir hier aufnehmen, könnte viele Leben retten« (David Cheek).
>
> »Dieses Buch stellt praxiserprobte Techniken vor, die nachweislich unschätzbaren Einfluss auf die Heilungschancen von Patienten haben« (Journal of Emergency Services).
>
> »Dieser Ansatz bietet die Chance, Patienten auf einem bisher unbekannten Niveau zu versorgen« (Thomas Elmendorf, M. D., ehemaliger Präsident der California Medical Association).
>
> »Dieses Material steht an vorderster Front eines aufregenden und innovativen Ansatzes für die präklinische Versorgung« (Benny Cooper, Leiter der Notarztausbildung an der Murray State University).
>
> »… Es liefert wertvolle Informationen über verschiedene Aspekte der Beziehung zwischen Arzt und Patient. Ich bin sicher, es gibt keinen Patienten oder Notfalldienstleister, der von diesem Ansatz zur Behandlung einer traumatisierten Person nicht profitieren würde« (Norman Cousins, UCLA School of Medicine).

Leider waren die frühen 1990er-Jahre offenbar nicht die richtige Zeit für mein Buch.[11] Ich sage »leider«, weil ich überzeugt bin, dass es viele Leben hätte positiv beeinflussen können, wenn Ersthelfer all diese Jahre Zugriff darauf gehabt hätten. Heute, in einer Zeit, in der die Zahl medizinischer Notfälle wahrscheinlich weiter steigt, ist die Welt vielleicht eher bereit, diese lebensrettende, einfach zu praktizierende Kommunikationsform als Ergänzung zur etablierten Erste-Hilfe- und Notfallversorgung anzunehmen.

---

iv Abrufbar unter https://youtu.be/iVIMoE9scOA [20.01.2025].

Gleichwohl herrscht weithin noch immer Skepsis gegenüber dem Phänomen Hypnose. Zu viele Menschen betrachten sie als etwas, das nur in der Einbildung existiert und nicht wirklich mit einer biologischen Veränderung der Funktionsweise unseres Nervensystems zu tun hat. Hier nur drei Studien, die verdeutlichen, dass Hypnose real und klinisch erwiesen ist:

Studie 1: Neurokognition unter Hypnose: Ergebnisse neuerer funktioneller Neuroimaging-Studien (Del Casale et al. 2012)

Hirnscans zeigen, dass bei Menschen in Hypnose der vordere Teil des Gehirns dazu beiträgt, die Aufmerksamkeit zu erhöhen. Dieser Hirnteil ist auch mit dafür zuständig, unterschiedliche Gedanken voneinander zu trennen. Es gibt auch Veränderungen in anderen Hirnregionen, die daran beteiligt sind, Dinge anders zu sehen. Zudem gibt es Veränderungen im hinteren Teil des Gehirns, die darauf Einfluss haben, wie Menschen auf verschiedene Suggestionen reagieren.

Studie 2: Hypnotische visuelle Täuschung verändert die Farbverarbeitung im Gehirn (Kosslyn et al. 2000)

Probanden zeigten eine erhöhte Aktivität in den Regionen des Farbensehens in beiden Gehirnhälften, wenn sie aufgefordert wurden, Farben zu sehen – egal, ob sie in Wirklichkeit Farben oder Grau anschauten. Die gleichen Bereiche reagierten weniger stark, wenn die Anweisung lautete, Grau zu sehen. Dies geschah nur während Hypnose, und zwar auf der linken Seite anders als auf der rechten. Menschen, die sich hypnotisieren lassen, können Veränderungen in ihren Gefühlen und Gedanken erfahren, die sich in der Bildgebung des Gehirns darstellen lassen. Das bedeutet: Hypnose ist real und nicht nur vorgetäuscht.

Studie 3: Ein gesonderter Zustand des Gehirns während Hypnose (Tuominen et al. 2021)

Diese Gruppe untersuchte in einem Experiment, wie das Gehirn auf eine Art von magnetischer Energie reagiert, die die elektrische Hirnaktivität beeinflusst. Der Versuch zeigte, dass bei einer Person, die eine Einwort-Suggestion erhält, sich die Verbindungen im Gehirn verändern und sich stärkere Signale schwieriger zwischen verschiedenen Bereichen übertragen lassen. Die Ergebnisse dieses Experiments deuten darauf hin, dass Hypnose die Vorgänge im Gehirn verändern kann, was möglicherweise Einfluss darauf hat, wie Menschen unter Hypnose reagieren.

Als Wissenschaftler mit indigenen Wurzeln glaube ich an die indigene Vorstellung, dass Worte heilige Schwingungen sind. Traditionelle indigene Kulturen und auch unsere frühen vorkolonialen Vorfahren wussten um die Kraft trancebasierten Lernens und Heilens und nutzten sie regelmäßig. Wer mehr darüber erfahren möchte, dem empfehle ich die Lektüre weiterer Bücher, die wir dazu geschrieben haben (Jacobs 2016; Jacobs 1998; Jacobs a. Narvaez 2022; Duffee a. Willis 2023).

Bram Duffee

1998 wurde ich mit 19 Jahren Rettungssanitäter und bekam schon in jungen Jahren sehr viel Verantwortung übertragen. Ich war sehr jung für einen Beruf, der echte Führungsqualitäten erfordert, doch mir wurde schnell klar, dass meine Worte – und die Art und Weise, wie ich diese Worte sage – großen Einfluss auf mein gesamtes Umfeld haben. Das gilt vor allem in einer Notfallsituation, wenn alle Beteiligten automatisch schon unter einem gewissen Stress stehen. Wenn ich also am Einsatzort mit meinem Team oder über Funk mit dem Einsatzleiter kommuniziere, beurteilen die anderen die Situation nicht zuletzt auf Grundlage der nonverbalen Bestandteile meiner Botschaft – wie Tonfall und Lautstärke. Bin ich gestresst, erschüttert oder voll Angst, merken sie das, und ich wollte natürlich nie den Eindruck erwecken, dass ich aufgrund meiner Jugend dem Stress nicht gewachsen war. Hinzu kommt: Sobald Kollegen oder Umstehende spüren, dass der Verantwortliche unter Druck steht, überträgt sich dieser Stress natürlich auch auf den Patienten. Um dieses Problem von Anfang an zu entschärfen, konzentrierte ich mich voll auf die Prinzipien, die ich bei den Pfadfindern gelernt hatte und die auch mein professionelles Outfit und Auftreten prägten.

Mir wurde klar, dass mein Erscheinungsbild großen Einfluss auf meine Fähigkeit hat, die bestmögliche medizinische Versorgung zu bieten. Doch obwohl ich dies wusste und alles tat, um meine klinische Tätigkeit möglichst effektiv zu gestalten, erlebte ich immer noch Patienten, die starben, weil sie sich partout nicht ins Krankenhaus bringen lassen wollten. Die häufigste Situation war ein älterer Mann mit massiven Herzinfarktsymptomen, der sich trotz meines Rats und trotz Drängens seiner Familie nachdrücklich weigerte, ins

Krankenhaus zu gehen. Mir ist klar, dass der Patient nicht ins Krankenhaus wollte, weil er die Wahrheit nicht sehen wollte und Angst hatte. Den Ernst der Lage abzustreiten und sich einer Behandlung zu widersetzen, vermittelte ihm das Gefühl, die Kontrolle zu behalten. Manchmal kam es zu echten Auseinandersetzungen mit Patienten, wenn ich ihnen unverblümt sagte, was ihnen meiner Meinung nach fehlte und was man dagegen unternehmen sollte. Darunter waren Situationen, wo der Patient zu sterben drohte, wenn es mir nicht gelang, ihn davon zu überzeugen, dass er sich ins Krankenhaus bringen lässt. Solchen Diskussionen, die ich insbesondere mit älteren Männern aus ländlichen Gegenden hatte, wollte ich auf den Grund gehen.

Noch während meiner Tätigkeit als Sanitäter besuchte ich im Rahmen meines ersten Masterstudiums (Speech Communication) einen Kurs in Gesprächsanalyse bei Phillip Glenn. Anfangs konzentrierte ich mich auf die eingehende Untersuchung eines ganz bestimmten Aspekts der Sprache: Lachen. Ich benutzte ein Transkriptionsgerät, das mit einem Fußpedal ein Tonband vorantrieb, und tippte jede aufgezeichnete Äußerung ein. Lachen war keineswegs einfach nur »LOL« [*laughing out loud*]. Ich fand heraus, dass es unzählige Möglichkeiten gibt, wie jemand lacht, und wie unterschiedlich Lautäußerung sein können. »Hhaa«, »haa-ha«, »HAAAAaha« und »Haaahaa« klingen zum Beispiel ganz verschieden. Diese detaillierte Beschäftigung mit einem kleinen Aspekt der Sprache weckte in mir das Bewusstsein für die Welt der nonverbalen und paraverbalen Kommunikation. Es half mir, auch andere Formen nonverbaler Kommunikation zu verstehen und zu erkennen, wie sehr sie die Bedeutung von Botschaften beeinflussen.

Ungefähr zur selben Zeit leitete ich einen Kommunikationskurs an der Southern Illinois University und hatte dort Gelegenheit, dieses Konzept zusammen mit meinen Studenten genauer zu untersuchen. Wir durchforsteten die Alltagsumgebung nach Beispielen, wie unsere Stimme durch Tonhöhe, Geschwindigkeit, Lautstärke, Intonation, Pausen etc. Wirkung entfaltet. Wir betrachteten auch den Körper und die Art und Weise, wie unterschiedliche Botschaften je nach Entfernung und Ausrichtung zum Gesprächspartner sowie über Mimik, Körperhaltung und Berührung nonverbal beim Empfänger ankommen. Selbstredend wirkten sich die so gewonnenen Erkenntnisse darauf aus, wie ich als Rettungssanitäter auf meine Patienten zuging.

Und sie stießen Überlegungen an, wie ich in Stress-Situationen am besten mit ihnen umgehen könnte.

Ich war nun ganz davon erfüllt, als Rettungssanitäter optimale Arbeit zu leisten, hatte eine neue Sicht auf zwischenmenschliche Kommunikation und den ausgeprägten Drang, meine Patienten zu überzeugen, dass sie medizinisch sinnvolle Entscheidungen treffen. So kam es zu meiner Masterarbeit *Incongruent perceptions and training styles: The paramedic in conflict with the emotionally charged bystander* (Inkongruente Wahrnehmungen und Schulungsansätze: Rettungskräfte im Widerstreit mit emotionsgeladenen Schaulustigen), die veröffentlicht und anschließend gemeinsam mit Nilanjana Bardhan auf der National Communication Association Conference 2007 in Chicago vorgestellt wurde (Acosta a. Prager 2002). Die Studie zeigte, dass Helfer bei Konflikten in der Regel einen Kommunikationsstil verwenden, der sich spontan vor Ort ergibt. Diese Flexibilität ist hilfreich. Dennoch treffen gerade unerfahrene Rettungskräfte mitunter schlechte Kommunikationsentscheidungen. Denn leider ist Konflikttraining nicht Teil der Ausbildung zu Rettungsfachleuten.

Ich saß an meiner Abschlussarbeit in Human Development, als ich bei einem Einsatz als Rettungshelfer zu einem kleinen Mädchen gerufen wurde, das brutal gequält, missbraucht und mit Tötungsabsicht niedergestochen worden war. Es war einer dieser Einsätze, wo es mehrere Opfer gab, die Ressourcen begrenzt waren und der am schwersten verletzte Patient schnellstmöglich in die Klinik transportiert werden musste. Dieses Kind lag im Sterben, war allein hinten im Krankenwagen, und ich war der einzige Mensch, der etwas unternehmen konnte, um ihren Tod zu verhindern. Es war der schlimmste Moment in meiner gesamten Zeit als Rettungssanitäter. Natürlich wusste ich genau, was zu tun war. Aber ich war allein, hatte nur zwei Hände und ein Gehirn, und nichts konnte gut oder schnell genug gehen. Der Fall war so ernst, dass wir eine Polizeieskorte hatten, die dem Rettungswagen den Weg bahnte. Emotional aufgewühlt schrie ich meinem Kollegen, der am Steuer saß, zu, er müsse voll aufs Gas drücken, ohne jegliche Rücksicht fahren, Geschwindigkeit sei das Einzige, was das Kind retten könne. Meine Patientin musste atmen, aber sie hatte zu viele große Stichwunden in der Lunge, die sich nicht abdichten ließen, gleichzeitig musste ich sie irgendwie dazu bringen weiterzuatmen. Es ging wirklich um Leben und Tod. Buchstäblich in letzter Sekunde lieferten wir sie im Krankenhaus ein. Ich werde nie das Gesicht des Arztes vergessen, der mir das kleine Mädchen abnahm und noch in der Notaufnahme zu operieren begann. Der Einsatz war für mich beendet. Das kleine Mädchen ist nicht gestorben, aber dieses Erlebnis war derart überwältigend, dass ich Flashbacks hatte und schließlich die Diagnose einer Posttraumatischen Belastungsstörung (PTBS) erhielt.

Während der Rekonvaleszenzzeit begann ich, mich damit zu beschäftigen, welchen Einfluss der Zusammenhang zwischen Geist und Körper auf die Gesundheit hat. Mit großer Begeisterung las ich *Hypnosis without Trance* von James Tripp (2021) und *The Worst Is Over* von Judith Acosta und Judith Simon Prager (2002), die bei Don Jacobs studiert hatten. Wie es der Zufall wollte, war Don Professor in meinem Doktorandenprogramm, und wir entdeckten viele gemeinsame Interessen und Anschauungen, insbesondere in Hinblick darauf, wie Menschen in Notfallsituationen kommunizieren.

So kam ich zu einem Forschungsprojekt, über das ich auch meine Dissertation schrieb: *High-stress high consequence emergency medical decision making: Paramedics seeking a differential diagnosis* (Duffee 2022). In dieser Studie wurden Situationen definiert und erläutert, bei denen Rettungskräfte unter massivem Stress stehen und mit Entscheidungen von großer Tragweite konfrontiert sind. Die Ergebnisse zeigten, dass Rettungskräfte sehr viel Erfahrung benötigen, um mentale Strategien dafür zu entwickeln, wie man unter Stress gute Entscheidungen trifft. Diese mentalen Modelle helfen erfahrenen Rettungssanitätern, eher intuitiv zu handeln. Entsprechende Erfahrung ist derartig wichtig, dass ich den Einsatz von Virtual-Reality-Simulation anregen möchte, wie sie bei der Piloten-Ausbildung seit Langem gängige Praxis ist.

Ich bin nach wie vor hauptberuflich im Rettungsdienst tätig und immer dabei, meine Kommunikationskompetenz zu verbessern. Und ich möchte Sie, die Sie dieses Buch lesen, einladen, sich meinem lebenslangen Streben nach bestmöglicher Kommunikation in der Notfallmedizin anzuschließen.

Einleitung

Professionelle Ersthelfer wissen nie, was sie erwartet, wenn sie zu einem Einsatz gerufen werden. Am Unfallort angekommen, müssen sie schnellstmöglich herausfinden, was mit dem Patienten los ist, und sich auf der Stelle um eventuelle lebensbedrohliche Probleme kümmern. Außerdem ist es wahrscheinlich, dass ringsum Chaos herrscht. Der Patient klagt vielleicht über Schmerzen oder macht sich Sorgen um sein Hab und Gut oder um ein Haustier. Familienangehörige oder andere Personen, die zufällig vor Ort sind, könnten im Weg sein, wenn sie versuchen, den Patienten zu trösten, oder sogar die Arbeit des Sanitäters infrage stellen. Notfallszenarien sind oft überwältigend und erfordern wirksame Kommunikationsfähigkeiten, um die Abläufe zu koordinieren, alle Beteiligten zu beruhigen und negative Sprachmuster zu vermeiden, die die Situation noch verschlimmern könnten.

Nun entwickeln sich entsprechende Kompetenzen erst im Laufe der Zeit und erfordern zudem die Fähigkeit, mit anderen Menschen ausgesprochen geduldig zu sein. Gleichzeitig wurden die meisten Ersthelfer nicht in optimaler Kommunikation geschult, sondern lediglich darin, Patienten »zu beruhigen und zu bestärken«. Sie tun ihr Bestes, um die richtigen medizinischen Maßnahmen zu ergreifen, sind sich dabei aber nicht bewusst, wie sehr eine negative Kommunikation dem Patienten schaden kann. Unser Buch widmet sich diesem Problem und geht zugleich über das Vermeiden potenziell schädlicher Sprache hinaus. **Wichtig ist das Bewusstsein, dass Menschen sich in medizinischen Notfällen oft in einem spontanen Hypnosezustand befinden, der sie für die Anweisungen einer Person, der sie Vertrauen entgegenbringen, extrem empfänglich macht.**

Wir zeigen Ihnen, wie Sie die medizinische Standardversorgung in einer Art, die diesen Umstand berücksichtigt, durch hilfreiche Worte ergänzen können. Haben Sie die grundsätzlichen Kommunikationsstrategien von Hypnose einmal verstanden, können Sie nicht mehr nur beruhigen und bestärken, sondern weitaus mehr tun, um Leiden zu lindern und Heilung zu fördern (Peebles-Kleiger 2000; Oakley a. Halligan 2013).

Viel zu lange schon haben Rettungskräfte am Einsatzort unangemessene Worte verwendet. Dazu gehören eine barsche oder gar unwirsche Sprache ebenso wie eine Art der Befragung, die an ein Verhör grenzt. Natürlich ist dies in aller Regel keine Absicht. Vielmehr sind es die eigenen Ängste und Befürchtungen des Ersthelfers, der effektiv sein und mit dem akuten Trauma bestmöglich umgehen möchte – manchmal nur Minuten nach einer ebenfalls traumatischen Situation andernorts. Allein die Fahrt mit Blaulicht und Sirenengeheul und das Bemühen, schnellstmöglich zum Einsatzort zu gelangen, erzeugt so viel Stress, dass die Sprache, gelinde gesagt, oftmals kurz angebunden ist. Hinzu kommt, dass der Ersthelfer weiß, dass er für alles, was passiert, verantwortlich sein wird, und es ist nachvollziehbar, dass mitunter unangemessene und potenziell schädliche Worte fallen können, selbst wenn man in korrekter Ausdrucksweise geschult ist.

Wie aber sieht ein »angemessener« Gesprächsstil aus? Warum haben Worte eine solche Macht? Wie können wir den positiven Einfluss von Worten nutzen? Wie können wir lernen, angesichts beängstigender Ereignisse und lebensbedrohlicher Verletzungen oder Krankheiten Ruhe und Zuversicht zu vermitteln? Kurz: Wie kommuniziert man am effektivsten mit einem gerade traumatisierten Menschen?

Dieses Buch gibt Antworten auf diese Fragen und stellt Kommunikationsstrategien vor, die die inneren Ressourcen eines Patienten erschließen können. Es basiert auf Forschungsergebnissen, die immer wieder aufzeigen, dass **bestimmte Arten der verbalen und nonverbalen Kommunikation mit Menschen, die unter Stress stehen, praktisch jede Funktion des Nervensystems und ihre Folgen beeinflussen können** – von Blutungen und Blutdruck bis hin zu Entzündungen und Immunreaktionen. Und es basiert auf Ergebnissen, die nahelegen, dass **richtige Kommunikation die Wirksamkeit einer medizinischen Standardbehandlung erhöht.** Möglicherweise ist sie sogar »die wirksamste Behandlung, die man verordnen« (oder anwenden) kann (Kittle a. Spiegel 2021).

In diesem Buch stellen wir Leitlinien, Strategien und Techniken vor, die man vor Ort einsetzen kann, um nicht nur Schlimmeres zu verhindern, sondern im Gegenteil die natürlichen Überlebens- und Selbstheilungskräfte eines Patienten zu stärken. Theoretisch kann dies langfristige positive Wirkungen haben. Haben sich hingegen negative Emotionen und unangemessene Interpretationen in einem Notfallpatienten erst einmal festgesetzt, können sie über viele Jahre hinweg selbstzerstörerisch wirksam bleiben, selbst nach der völligen körperlichen Genesung. **Viele Posttraumatische Belastungsstörungen lassen sich auf suboptimale Kommunikation am Notfallort zurückführen.**

Der Einsatz geeigneter Kommunikationstechniken kann also nicht nur die Heilung unmittelbar nach einem Trauma fördern, sondern auch künftigen Angststörungen vorbeugen.

Sie sind nun also dabei, die Grenzen der Erstversorgung zu erweitern und sich die Verbindung zwischen Körper und Geist zunutze zu machen. Dem liegt die Haltung zugrunde, dass unsere Gedanken, Überzeugungen und Einstellungen Botschaften an jeden Teil unseres Körpers senden, die ein optimales Funktionieren entweder fördern oder behindern können. Wenn wir Angst haben, verunsichert oder ernsthaft verletzt bzw. krank sind, hängen unsere Gedanken oftmals von dem ab, was wir mit fest überzeugter Stimme gesagt bekommen. Wenn der Sprecher weiß, wie man positive Reaktionen hervorruft, können seine Worte lebensrettend sein, insbesondere dann, wenn die Kommunikation innerhalb der ersten Stunde nach dem Trauma stattfindet, bevor sich Stressreaktionen tiefer verankern.

Dieses Buch wird Ihnen dabei helfen, diese Fähigkeit zu entwickeln und mit einer solchen Sicherheit und Überzeugung zu sprechen, dass die Worte die erlernten Standardmaßnahmen der medizinischen Erstversorgung verstärken und ergänzen können. Sie können diese Versorgung natürlich nicht ersetzen und dürfen sie auch nicht stören.

Gleichwohl sind diese Worte lebenswichtig. Wenn Sie mit einer Person kommunizieren, die sich in einer medizinischen Notlage befindet, berühren Ihre Worte bildlich gesprochen gerade einmal die Spitze des Eisbergs. Unter der Oberfläche können daraufhin zahlreiche Assoziationen und Reaktionen in Gang geraten. Häufig geschieht dies auf der unbewussten Ebene. Dabei kann jedes Wort, jeder Satz, jede Pause, jede Betonung und jede Geste unwillkürliche psychophysiologische Effekte auslösen. Was auch heißt, dass die meisten Traumapatienten unglaublich verletzlich sind, weil sie in einen psychologischen Zustand geworfen sind, der sie für Hypnose empfänglich macht. Die Menschen in der Umgebung eines Patienten, der dieses Phänomen erlebt, können ihn folglich noch weiter schädigen oder wesentlich zur Heilung beitragen, und zwar allein aufgrund der Art ihrer Kommunikation.

Diese besondere Empfänglichkeit für Worte und Gesten ist in der ersten Stunde des medizinischen Notfalls oder Traumas besonders ausgeprägt. Erfolgt in diesem Zeitfenster keine externe Kommunikation, fangen Betroffene an, sich auf ihre eigene innere Kommunikation zu verlassen. Auf Basis früherer Erfahrungen oder erlernter Assoziationen beginnen die Patienten dann, ihre Lage zu interpretieren und entsprechend zu reagieren. Innerhalb des Zeitraums von etwa einer Stunde nach dem Ereignis scheinen verletzte, verängstigte oder verunsicherte Personen jedoch ihre gesamte Aufmerksamkeit darauf zu richten, die Situation zu verstehen, indem sie auf angemessene, zieldienliche Anweisungen warten. Das mag auch der Grund dafür sein, dass Menschen bei plötzlichen Notfällen häufig erstarren, bis endlich jemand ruft: »Stehen Sie nicht einfach da, wählen Sie den Notruf!«

Nun sind die üblichen Assoziationen der meisten Menschen nicht optimal auf die Bewältigung medizinischer Notfälle ausgerichtet, sondern lösen im Gegenteil sogar zusätzlich Stress aus. Die Forschung ist sich darüber einig, dass **psychischer Stress wesentlich zu den meisten medizinischen Problemen beiträgt.**

Notfälle bilden da keine Ausnahme. Stress beeinträchtigt das Immunsystem und schwächt Organe und Drüsen (Drigas a. Mitsea 2021). In Verbindung mit körperlichen Verletzungen behindert er die Genesung. Bei der Kunst effektiver Kommunikation mit traumatisierten Personen geht es also darum, mit Worten und Gesten negativen Stress zu minimieren und Heilungsprozesse zu maximieren. Dazu muss man wissen, dass **sich die meisten Menschen in der ersten Stunde nach einem Trauma in einem hypersuggestiven Bewusstseinszustand befinden – praktisch in einem Zustand der Spontantrance.**

Das heißt aber auch, dass sich Patienten mit Worten anleiten lassen, ihr eigenes Nervensystem bis zu einem gewissen Grad so zu steuern, dass Selbstheilungsmechanismen wie Senkung von Schmerzempfinden und Blutdruck aktiviert werden.

In den folgenden Kapiteln zeigen wir Ihnen, wie Sie entsprechende Worte und Formulierungen verstehen und einsetzen können, die den spontanen hypnotischen Zustand nutzen, in dem sich die meisten Notfallopfer befinden dürften. Diese Spontanhypnose macht sie empfänglich für die adäquate Kommunikation eines vertrauenswürdigen Ersthelfers. Um zu lernen – und sich zu merken –, wie man eine solche Vertrauenswürdigkeit ausstrahlt und wie man hypnotische Sprache einsetzt, verwenden wir als Eselsbrücke das englische Wort CREDIBLE, also »glaubwürdig«, das für die Begriffe **C**onfidence (Vertrauen), **R**apport (Beziehung), **E**xpectation (Erwartung), **D**irectives (Anweisungen), **I**mages (innere Bilder), **B**elievability (Glaubhaftigkeit), **L**iteralness (wortwörtliche Auslegung) und **E**nthusiasm (Motivation) steht. Jedes Kapitel behandelt einen Teil dieses Merkwortes.

In Teil I zeigen wir, wie Sie die Glaubwürdigkeit dessen, was Sie zu dem Patienten sagen, erhöhen können. Kapitel 1 veranschaulicht die Wirksamkeit dieser Art von Kommunikation. In Kapitel 2 erfahren Sie, wie Sie in der Akutsituation Vertrauen (**C**onfidence) schaffen können. Kapitel 3 erläutert, wie Sie eine Beziehung (**R**apport) zu dem Traumapatienten aufbauen und aufrechterhalten. Und Kapitel 4 beschreibt, wie man die Erwartungen (**E**xpectation) des Patienten auf eine positive, hoffnungsvolle Zukunft hin fördern kann.

Teil II bietet einen Leitfaden für Anweisungen an den Notfallpatienten, die die starken eigenen Bewältigungsmechanismen aktivieren können. Kapitel 5 beginnt mit der Vermittlung konkreter Anweisungen (**D**irectives) für eine solche Kommunikation. In den Kapiteln 6 bis 9 stellen wir anhand der letzten vier Buchstaben des Merkwortes CREDIBLE – also innere Bilder, Glaubhaftigkeit, wortwörtliche Auslegung und Motivation – Grundregeln und Beispiele vor, die die Anweisungen an den Patienten wirksamer machen. In den Kapiteln 10 bis 17 erörtern wir spezielle Notfallsituationen und bieten Formulierungsbeispiele, die auf die in den vorhergehenden Kapiteln beschriebenen Techniken zurückgreifen. (Alle Beispiele beruhen auf tatsächlichen Fällen, in denen sie mit Erfolg praktiziert wurden. Wir empfehlen, diese Formulierungen auswendig zu lernen und dann an die jeweilige Situation und den eigenen Kommunikationsstil anzupassen.) Kapitel 18 schließlich enthält Tipps, wie innere Monologe und Überzeugungen dabei helfen können, ein eigenes Trauma gut zu bewältigen.

Rechtliche und ethische Erwägungen

Obwohl es in einigen US-Bundesstaaten Gesetze zur Ausübung von Hypnotherapie gibt, sollten diese nicht für die Kommunikation mit

Notfallpatienten gelten, die die Tatsache berücksichtigt und nutzt, dass diese sich vermutlich in einem Zustand der Spontanhypnose befinden. Der Sanitäter oder Arzt vermeidet einfach Worte, die Schaden anrichten können, und gibt gleichzeitig Anweisungen, die potenziell beruhigende und möglicherweise darüber hinaus heilende Wirkung besitzen. Die Frage, ob es legal oder ethisch vertretbar ist, Worte dementsprechend zu verwenden, würde voraussetzen, dass man sich auch fragt, ob es illegal und unethisch sein könnte, die falschen Dinge zu sagen. Stellen Sie sich einmal folgende Situation vor: Zwei Sanitäter reagieren auf einen Notruf. Als sie am Einsatzort ankommen, finden sie eine 32-jährige Frau vor, die über Übelkeit und akute Rückenschmerzen klagt. Sie gibt an, dass sie seit mehreren Stunden Blut im Urin hat. Die Rettungssanitäter folgen dem Standardbehandlungsprotokoll und fahren die Patientin im Rettungswagen ins Krankenhaus. Hinten im Krankenwagen sitzt neben der Patientin und einem der Sanitäter auch die 5-jährige Tochter der Frau. Unterwegs beginnen die Vitalfunktionen der Patientin sich zu verschlechtern. Ernsthaft besorgt und durch die Tränen des kleinen Mädchens aufgewühlt ruft der Sanitäter dem Fahrer zu: »Beeil dich, John, sie wird es nicht schaffen, wenn wir nicht bald ankommen.« Bei der Ankunft ist die Frau tot, alle Wiederbelebungsversuche bleiben erfolglos. Kurz darauf erfährt die Familie der Frau von der Tochter, dass einer der Sanitäter gesagt hat, »sie wird es nicht schaffen«. Kann eine Behörde, Organisation oder der Sanitäter wegen Fahrlässigkeit dafür haftbar gemacht werden? Wahrscheinlich nicht. Hat der Rettungssanitäter die Situation verbessert? Definitiv nicht. Hätte die Frau überlebt, wenn er diese Worte nicht gesagt hätte? Nach allem, was wir über die Macht der Worte wissen, ist es immerhin möglich.[12]

Die Sache ist die: **Auch wenn wir hier und im gesamten Buch immer wieder mit Recht darauf hinweisen, dass Worte, die wir im Bewusstsein ihrer hypnotischen Wirkung aussprechen, lediglich als Ergänzung zur medizinischen Standardversorgung eingesetzt werden sollten: Das Erlernen positiv formulierter heilungsfördernder Suggestionen bietet eine große Chance, Patienten in medizinischen Notfällen zu helfen.**

In seinem Buch *Selective Awareness* beschreibt der Arzt Peter Mutke (1977) mehrere Fälle iatrogener Kommunikation *(iatrogen* bezeichnet eine durch einen Mediziner verursachte Schädigung oder Verschlimmerung).[13] Der Begriff impliziert, dass die negativen Auswirkungen durch angemessene und umsichtige Sorgfalt seitens des Arztes hätten vermieden werden können.[14] Die von Mutke vorgestellten Fälle betreffen sowohl Rettungssanitäter als auch Krankenpfleger und Ärzte. In allen Fällen verzögerten oder unterbanden Äußerungen von Rettungskräften die Selbstheilungskräfte der Patienten. Häufig waren die iatrogenen Äußerungen nicht mehr als eine unbedachte Bemerkung, die der Patient zufällig mitgehört und/oder falsch interpretiert hat. In allen Fällen war das Ergebnis jedoch eine eingeschränkte und pessimistische Aussicht auf die Wiederherstellung der Gesundheit.

Im Normalfall ist das Rechtsprinzip, an das sich alle Ersthelfer halten müssen, wenn sie eine Rettung durchführen, das Nichtschadensprinzip, also keinen weiteren Schaden anzurichten. Als Ausnahme von diesem Prinzip gilt lediglich, wenn eine vernunftbegabte Person die Folgen einer bestimmten Handlung nicht vorhersehen konnte. Generell können Ersthelfer in den USA nach dem Gesetz des barmherzigen Samariters nicht für Handlungen haftbar gemacht werden, die »in dem guten Willen vorgenommen wurden, dem Opfer während eines medizinischen Notfalls nach besten Kräften zu helfen«. Ob Aussagen wie »Das ist der schlimmste Hüftbruch, den ich je gesehen habe« oder »Ich glaube nicht, dass der Mann es schafft« sich als »vernünftig oder in guter Absicht« auslegen lassen, wäre eine interessante Frage. Die Vorgabe, »unangemessene Worte bei einem Notfall zu vermeiden«, könnte also eine gewisse rechtliche bzw. moralische/ethische Verantwortung beinhalten. Wie aber sieht es rechtlich und ethisch hinsichtlich der Verwendung *positiver* Kommunikationsstrategien aus, die die Genesung nach medizinischen Notfällen fördern sollen? Wenn Sie einen Patienten durch Ihre Worte und Ihr Verhalten anleiten können, seine Blutung zu stoppen,[15] überschreiten Sie dann Ihre Grenzen?

Der 1979 von der National Association of Emergency Medical Technicians verabschiedete *Code of Ethics for Emergency Medical Technicians* legt nahe, dass die Antwort auf diese Frage Nein lauten sollte. Diesem Kodex zufolge besteht die zentrale Aufgabe eines Notfallhelfers darin, »Leben zu erhalten, Leiden zu lindern und die Gesundheit zu fördern«. Da es nicht verboten ist, mit einem Patienten selbstbewusst mit Zuversicht zu sprechen, ihm **durch wirksame Kommunikation Zuversicht zu vermitteln oder die Wirkung natürlicher Heilungsmechanismen anzuregen**, ist schwer vorstellbar, dass man – unabhängig davon, ob es funktioniert oder nicht – dafür haftbar gemacht werden kann, einen Patienten anzuleiten, die Blutung zu stoppen, **solange die Standardbehandlungsverfahren nicht behindert[16] werden.**

Gegenübertragung

Ersthelfer und Rettungskräfte, die den Ansatz dieses Buches nutzen, riskieren eine Gegenübertragung möglicherweise eher als solche, die weiterhin ausschließlich dem üblichen technischen Prozedere folgen. Sofern man dies im Hinterkopf behält und entsprechende Vorkehrungen trifft, dürften sich langfristige negative Auswirkungen jedoch vermeiden lassen.

Unter Gegenübertragung versteht man die Übertragung von Symptomen oder Stress vom Patienten auf den Helfer infolge gemeinsamer Beteiligung an den Behandlungsmaßnahmen. Wenn der Ersthelfer, Rettungssanitäter oder Notarzt die Art von Beziehung zu einem Patienten aufbaut, die erforderlich ist, um die beschriebenen Ergebnisse zu erzielen, können unbewusste emotionale Inhalte zwischen den beiden Personen in beide Richtungen übertragen werden. Diese Übertragung kann unbearbeitete oder sensible Themen im Unterbewusstsein des Helfers berühren, die mit Todesangst, Beziehungsverlust, Kindheitserfahrungen wie Überfürsorge oder Vernachlässigung, Vulnerabilität usw. zu tun haben. Gelegentlich kann es vorkommen, dass der Helfer vorübergehend körperliche Symptome zeigt, die denen des Patienten ähneln.

Der erste Schritt, solchen Gefahren der Gegenübertragung vorzubeugen oder sie auszuräumen, besteht darin, mit dem Patienten zwar emotional voll mitzugehen, gleichzeitig aber die *professionelle* Beziehung aufrechtzuerhalten. Lassen Sie nicht zu, dass Ängste vor Gegenübertragung oder unbewusste Regungen das Verbundenheitsgefühl mit dem Patienten beeinträchtigen.

Der zweite Schritt besteht darin, nach Beendigung des Einsatzes Zugang zu Ihren eigenen Gefühlen und Gedanken zu finden und diese zu äußern. Dies kann im Austausch mit Kollegen oder einem professionellen Berater geschehen, in jedem Fall aber mit jemandem, der gelernt hat, diese posttraumatische Verarbeitung ernst zu nehmen.

Der dritte Schritt ist eine insgesamt ausgeglichene Lebensführung. Körperliche Bewegung zum Abbau von Verspannungen und zur Stärkung des Herz-Kreislauf-Systems gehören dazu ebenso wie nur mäßiger Alkoholkonsum und der komplette Verzicht auf bewusstseinsverändernde Drogen. Wichtig ist auch, Hobbys und Interessen zu entwickeln und zu pflegen, die nichts mit dem Rettungsdienst zu tun haben.

Nicht zuletzt sollte Gegenübertragung auch in einem tieferen gedanklichen Sinn als Gelegenheit betrachtet werden, sich klarzumachen, dass wir alle zu einem gewissen Grade an den Gedanken und Gefühlen unserer Mitmenschen teilhaben. Wir alle beeinflussen uns mit unseren Gedanken gegenseitig. Dies eingedenk sind wir möglicherweise besser in der Lage, unsere Verbindung zu allen Dingen wahrzunehmen. Die biologische Stressreaktion hat sich entwickelt, um durch die Mobilisierung von Kampf- oder Fluchtverhalten Verletzungen zu vermeiden. So werden zum Beispiel Immun- und Verdauungssystem heruntergefahren. Der Blutdruck steigt. Sobald die reale Gefahr vorüber ist, ist diese Reaktion nicht mehr hilfreich. Die psychologische Belastung jedoch interpretiert unser Nervensystem weiterhin als Bedrohung, die Kampf oder Flucht erfordert.

Mit diesen Vorstellungen aus Vorwort und Einleitung haben Sie nun vielleicht Lust bekommen, genauer zu erfahren, wie Sie im Kontakt mit dem Verletzten oder Erkrankten positive hypnotische Sprache einsetzen können, während Sie ihm gleichzeitig die adäquate medizinische Versorgung zukommen lassen. Das bisher Beschriebene zu verstehen ist wichtig, damit Sie das Prinzip der Notfallhypnose für ausreichend glaubwürdig halten – für glaubwürdig genug, um a) motiviert zu sein, den Ansatz zu verwenden, und b) bei der Anwendung auch erfolgreich zu sein.

Teil I: Glaubwürdigkeit sichern

1 Glaubwürdig sein *(Credible)*

Ziel dieses Kapitels ist es, dass Sie das Potenzial angemessener Kommunikation mit der traumatisierten Person erkennen und dem Patienten ausreichend Glaubwürdigkeit und Vertrauen vermitteln können. Bevor Worte eine tiefgreifende Wirkung entfalten können, muss der Patient sie natürlich glauben, damit die Hypnose wirken kann. Dieses Glaubwürdigkeitsgefühl ist es, das uns motiviert zuzuhören und zu reagieren. Menschen sind generell sehr empfänglich für Anweisungen einer gefühlt vertrauenswürdigen Autoritätsperson. Stellen Sie sich vor, Sie sitzen in einem Café, und ein Feuerwehrmann kommt herein und erklärt im Brustton der Überzeugung: »Ich möchte, dass Sie jetzt aufstehen und sich umgehend zum Ausgang begeben, weil im Nebenhaus ein Feuer ausgebrochen ist, das wahrscheinlich bald auf dieses Gebäude übergreifen wird.« Würden Sie dieser Anweisung eher Folge leisten, als wenn ein Neunjähriger hereinkäme und rufen würde, dass es nebenan brennt und alle schnellstmöglich das Weite suchen sollen? Wenn Ihr Blutdruck stark angestiegen ist und ein Helfer gäbe Ihnen die Anweisung, tief durchzuatmen, sich zu entspannen und sich vorzustellen, dass sich Ihre Blutgefäße weiten und das Blut fließt, während er Ihnen die Blutdruckmanschette anlegt, kann dies nachweislich dazu führen, dass der Blutdruck tatsächlich sinkt. Würde jemand eine solche Anweisung geben, ohne gleichzeitig Vertrauen und Glaubwürdigkeit zu vermitteln, bliebe sie wahrscheinlich wirkungslos.

Ein Extrembeispiel für die potenzielle Macht von Worten, die mit großer Überzeugungskraft zu einer Person in Hypnose gesagt werden, wäre ein durch Voodoo herbeigeführter Tod. Dies ist tatsächlich untersucht worden. 1942 beschrieb Walter Cannon ein solches Auftreten von »Tod durch Schrecken« in Zusammenhang mit dem unverbrüchlichen Glauben an die Macht eines »Medizinmannes«, solches zu bewirken, und einer »anhaltenden starken Sympathikus-Aktivierung« (Samuels 2007). Curt Richter berichtet von einer Reihe von Experimenten zu Cannons These, die zeigten, dass Reaktionen von Sympathikus und Parasympathikus schließlich zu einer Bradykardie führen, wie sie gewöhnlich kurz vor dem Tod auftritt (Kam-Hansen et al. 2014). Dies deutet auf die Wirkkraft unpassender Worte hin, die man zu einem verängstigten, hochsuggestiven Patienten sagt. Auch wenn es natürlich höchst unwahrscheinlich ist, dass Sie oder ich durch eine solche Anweisung beeinträchtigt werden würden – Menschen, die in dem festen Glauben daran aufgewachsen sind, können tatsächlich sterben, wenn sie und ihre Gemeinschaft zusehen, wie der Voodoo-Meister einer Puppe, die das Opfer repräsentiert, eine Nadel ins Herz sticht.[17]

Natürlich ist ein Ersthelfer, der zu einem Kollegen unbedacht, aber für den Patienten hörbar sagt: »Ich glaube nicht, dass der Mann das überlebt«, weit entfernt von einem absichtlichen Voodoo-Fluch. Die Folgen könnten jedoch ähnlich sein. Dies unterstreicht die Gründe der *American Academy of Orthopedic Surgeons* in der bereits erwähnten Veröffentlichung über Notfall-Erstversorgung (AAOS 2021), warnend darauf aufmerksam zu machen, dass Worte unsagbaren Schaden anrichten können. Der Glaube an Bilder, die Worte im Gehirn zu erzeugen vermögen, kann erhebliche positive oder negative Auswirkungen auf Neurotransmitter haben, wenn jemand sich in dem hochempfänglichen Zustand einer Hypnose befindet. Allerdings muss man nicht einmal in Hypnose sein, um derartige Überzeugungen zu entwickeln. Viele Jahre lang glaubte man, dass niemand jemals eine Meile in unter vier Minuten laufen könnte. Obwohl viele Trainer ihre Athleten anspornten, immer schneller und schneller zu laufen, blieb diese Grenze ungebrochen, bis Jim Ryon eines Tages als jüngster Läufer das »Unmögliche« schaffte. Innerhalb eines halben Jahres gab es immer mehr Schüler und Studenten aus aller Welt, die die Strecke in weniger als vier Minuten liefen. Die Trainer bedienten sich offensichtlich der gleichen verbalen Überzeugungskraft wie zuvor, doch nun wirkten ihre Worte glaubwürdiger.

Derartige Überzeugungen können sich auf den Einsatz von Placebos bei medizinischen Versuchen beziehen, auf die Spontanheilung vermeintlich unheilbarer Krankheiten, auf kommerzielle Werbung, religiöse Heilungen sowie auf eine Vielzahl von Therapien, sofern die Patienten sie für ausreichend »glaubwürdig« halten. Um die in diesem Buch vorgestellten Anleitungen erfolgreich einzusetzen, muss der Helfer natürlich die Macht der hypnotischen Kommunikation anerkennen. Das bewahrt nicht nur davor, etwas potenziell Schädliches zu sagen. Es vermag auch dazu anzuregen, **mit positiver Sprache beim Patienten Reaktionen des Nervensystems hervorzu-**

rufen, die zum Überleben, zur Schmerzlinderung und zur Heilung beitragen können.

In diesem Sinne finden Sie im Folgenden weitere Überlegungen dazu, welche Macht Worte haben – nicht nur, aber ganz besonders auch als rasch wirksame heilende Kraft.

Heilen mit Worten: Ein Blick in die Geschichte

Bevor es die Wortsprache gab, dachten die Menschen in Bildern. Die frühesten Menschen malten ihre geglaubten Vorstellungen auf Höhlenwände, um sie mit anderen in der Gemeinschaft zu teilen und ihnen äußere Realität zu verleihen. Ihre Gedanken und Gefühle waren Bilder in ihren Köpfen und ließen sich nur durch Kunst, Tanz und andere rituelle Praktiken ausdrücken. Diejenigen Personen, die dies am eindrücklichsten vermochten, wurden zu den Heilern der Gemeinschaft. Ihre Fähigkeit, Kranke und Verletzte dazu zu bringen, heilsame Bilder mit Ritualen in Verbindung zu bringen, sicherte ihnen dann häufig das Vertrauen der Gruppe. Schamanische Heiler waren in Kulturen, die noch keine Schrift entwickelt hatten, weit verbreitet.

Mit Entwicklung der verbalen Kommunikation wurden Worte zu Etikettierungen, mit denen sich Objekte und Erfahrungen greifbar machen und bestimmten Kategorien zuordnen ließen – zum Beispiel gut oder schlecht, sicher oder gefährlich, bedrohlich oder nicht bedrohlich. Im Laufe der Zeit kam es jedoch zu Fehleinschätzungen, widersprüchlichen Deutungen und unangemessenen Verallgemeinerungen. Neue oder unbenannte Erfahrungen wurden in den Hirnen mit den abgelegten Kategorien verknüpft. So lässt sich beispielsweise die mit dem Wort *Abenteuer* beschriebene Erfahrung einerseits mit Gefahr oder Unbehagen, andererseits aber auch mit Chance, Herausforderung und Spaß assoziieren. Und von der jeweiligen Assoziation hängt dann die Reaktion auf das Wort ab.

In diesem Buch erfahren Sie, wie Sie in der direkten Kommunikation mit einem Notfallpatienten solche vorbelasteten Festlegungen auflösen können. Gibt ein Patient beispielsweise an, Asthmatiker oder Diabetiker zu sein, ist es hilfreich, ihm einen Perspektivenwechsel nahezulegen und sich als jemand zu sehen, der eine Vorgeschichte mit Diabetes oder Asthma hat. Bei der Befragung eines Notfallpatienten versucht der Helfer nicht nur herauszufinden, was diesem akut fehlt, sondern auch, welche Symptome zu einer bekannten Krankheit passen könnten. Betrachtet man Krankheit eher als einen Prozess denn als einen Teil der Person, ist es wesentlich einfacher, sie zu behandeln oder zu heilen.

Mit weiterer Entwicklung der Sprache wurden medizinische Behandlungen zunehmend mit bestimmten Krankheiten oder Verletzungen verknüpft. Es ist noch gar nicht so lange her, da waren die meisten Medikamente, die bei einer Vielzahl von Erkrankungen de facto wirkten, entweder pharmakologisch inaktiv oder noch nicht ausreichend wissenschaftlich untersucht. Dieser *Placebo-Effekt* spielt nach wie vor auch bei der Wirkung moderner Medikamente eine wichtige Rolle. Tatsächlich belegen zahlreiche Studien, dass an der Wirksamkeit der meisten Medikamente ein Placebo-Effekt beteiligt ist. Mit anderen Worten: Bei einem hohen Prozentsatz der Personen, die Placebos erhalten, zeigt sich dieselbe Wirkung[18] wie bei Personen, die das echte Medikament erhalten. In einer von Kaptchuk geleiteten und in *Science Translational Medicine* veröffentlichten Studie wurde untersucht, wie Menschen auf ein Migräne-Schmerzmittel reagierten. Eine Gruppe nahm das Migräne-Medikament ein, das mit dem Namen des Medikaments gekennzeichnet war, eine andere Gruppe nahm ein Placebo mit der Aufschrift »Placebo« ein, und eine dritte Gruppe nahm nichts ein. Die Forscher fanden heraus, dass das Placebo hinsichtlich Schmerzlinderung nach einem Migräneanfall 50 Prozent der Wirksamkeit des echten Medikaments erreichte (Kam-Hansen et al. 2014).[19]

Der Placebo-Effekt zeigt, dass das, was wir erwarten, wovon wir überzeugt sind und worauf wir vertrauen, das Nervensystem wirksam wie ein Medikament beeinflussen kann. In einer anderen Studie kehrte die Erwartung die pharmakologische Wirkung des Medikaments sogar um. Patienten, die unter chronischer Übelkeit litten, erhielten ein »neues Medikament«, um ihren Brechreiz zu stoppen, und es funktionierte. Bei diesem Medikament handelte es sich jedoch um Ipecac,[20] ein Mittel, das normalerweise Erbrechen auslöst. Erstmals beschrieben wurde dies in der bahnbrechenden Arbeit von Stewart Wolf:

> »Obwohl man Ipecac üblicherweise verwendet, um Erbrechen auszulösen, wenn eine giftige Substanz verschluckt wurde, sagte Wolf seiner Patientin (absichtlich falsch), dass es sich um ein Medikament handele, das ihre Übelkeit lindern würde. Vor der Einnahme von Ipecac konnten bei

> der Patientin keine Magenkontraktionen festgestellt werden. Innerhalb von 20 Minuten nach Einnahme des Mittels setzten die normalen Magenkontraktionen wieder ein, und die Übelkeit verschwand« (Wolf 1949; Kirsch 2008).

Möglicherweise ist der sogenannte Placebo-Effekt auch bei einigen chirurgischen Eingriffen wirksam.[21] In den 1960er-Jahren veröffentlichte ein Arzt namens Beecher die Ergebnisse eines Versuchs zur Behandlung von Angina pectoris (Beecher 1961). Damals wurde als operative Therapie eine Ligatur (Gefäßunterbindung) der A. mammaria interna durchgeführt, um die Durchblutung der Koronarien zu steigern. Der Eingriff bewirkte in 98 Prozent der Fälle eine objektiv messbare Besserung. Beecher stellte hinsichtlich Alter, Geschlecht und Krankheitsdauer Patientenpaare zusammen und führte bei der einen Hälfte den Eingriff durch. Bei der anderen Hälfte nahm er eine Scheinoperation vor, wobei die Patienten für die Operation vorbereitet wurden, eine Narkose bekamen und einen Hautschnitt erhielten, der jedoch sofort wieder vernäht wurde. Weitere Maßnahmen fanden nicht statt. Nach der Genesung waren die positiven Wirkungen der echten Operation und der Scheinoperation bei allen objektiven und subjektiven Messungen, einschließlich Belastungstests, identisch.

Es gibt zahlreiche weitere Studien, die den Einfluss von Überzeugungen oder Erwartungen auf chirurgische Eingriffe belegen. Viele sind in den im Literaturverzeichnis aufgeführten Büchern beschrieben. Entsprechende Studien wurden seit dem Aufkommen moderner chirurgischer Verfahren berichtet. So publizierten schon im 19. Jahrhundert verschiedene Ärzte Berichte über »schmerzlose« Operationen ohne die hohe Infektions- und Sterblichkeitsrate wie vor dem Einsatz chemischer Narkose- und Desinfektionsmittel.

Der wohl berühmteste von ihnen war James Esdaile, der während seiner ärztlichen Tätigkeit in Indien Hunderte solcher Operationen durchführte (Esdaile 1846). Die meisten seiner Patienten waren Indigene, die an den indischen Brauch des Jar-Phoonk glaubten. Jar-Phoonk war ein Ritual, das einheimische Heiler an Kranken durchführten. Es bestand darin, den Patienten rhythmisch zu streicheln und ihm Luft zuzublasen, bis er entspannt und offenbar von seinen Schmerzen abgelenkt war.[22]

Esdailes Arbeit wurde weder weiter erforscht noch von der Ärzteschaft begrüßt. Vielmehr wurden seine Praktiken von Kollegen angefeindet und verspottet. Ein Grund dafür war sicherlich, dass die Schulmedizin damals bestrebt war, die althergebrachte Verbindung mit magischen und religiösen Heilern zu kappen und entsprechende Methoden ganz hinter sich zu lassen. Und in dem Bemühen, sich ein streng wissenschaftliches Image zu geben, entfernte sich der Ärztestand immer weiter von dem ganzheitlichen Ansatz, demzufolge Körper und Geist untrennbar verbunden sind.

Das Kansas-Experiment

Dieses Bestreben, traditionelle Körpermedizin von der Psychologie zu trennen, hat sich auf das gesamte Feld der Medizin übertragen. Gleichwohl führte der renommierte Psychologe und Psychiater Erik Wright 1976 in einem Notfallkrankenhaus in Kansas ein bahnbrechendes Forschungsprojekt durch. Er schulte drei Gruppen von Rettungsassistenten *(ambulance technicians)* darin, bei der Kommunikation mit Notfallpatienten einige einfache Regeln zu befolgen. Erstens sollten sie den Patienten so rasch wie möglich von der umstehenden Menge trennen, damit er nicht dem Lärm der Menschenmenge[23] ausgesetzt ist. Zweitens sollten sie auswendig gelernte Sätze aufsagen, die so konzipiert waren, dass sie den Patienten beruhigen und ermuntern sollten und seine Körpersysteme bestärken, auf das Überleben hinzuarbeiten. Die Worte sollten mit leiser Stimme immer wieder wiederholt werden, mit dem Mund des Helfers nahe am Ohr des Patienten. Dies sollte unabhängig davon geschehen, ob der Patient bewusstlos war oder nicht, und natürlich sollte es, wie alle in diesem Buch dargestellten Verfahren, ergänzend zur medizinischen Standardversorgung erfolgen. Drittens durften zwischen den Helfern keine Gespräche stattfinden, die sich als negativ oder nicht auf den Patienten bezogen auslegen ließen.

Das Experiment lief über sechs Monate. Dabei wurden die Behandlungsergebnisse der Patienten, die von den so geschulten Helfern betreut wurden, mit denen von Patienten in Kontrollgruppen verglichen, die von Helfern versorgt wurden, die wie üblich vorgingen und nicht entsprechend instruiert waren. Die Ergebnisse waren signifikant: *In der Versuchsgruppe überlebten mehr Patienten die Fahrt ins Krankenhaus, ihre Krankenhausverweildauer war kürzer und ihre Erholung erfolgte schneller.*

Trotz der bemerkenswerten Ergebnisse dieser wegweisenden Studie stellte die Krankenhausverwaltung das Schulungsprogramm ein, als die Forschungsmittel ausgeschöpft waren. Bei einer Konferenz der American Society of Clinical Hypnosis hielt Wright einen Vortrag über die Forschungsergebnisse und äußerte seine Enttäuschung darüber, dass die Schulungen nicht fortgesetzt wurden. Wie bereits in der Einleitung erwähnt lehnten die Hüter des Faches Medizin noch bis vor Kurzem weitgehend ab, Nichtmedizinern die Anwendung von Hypnose zu erlauben. Wrights Rede bezeugt die Wichtigkeit angemessener Kommunikation mit dem Notfallpatienten. Seine Rede wird im Folgenden in vollem Umfang wiedergegeben.

> »Diese Studie befasste sich mit der Schulung von Rettungskräften, die zu Einsätzen gerufen werden, um schwer traumatisierte Personen abzuholen – sei es bei Autounfällen, Medikamentenüberdosierung oder verschiedensten Traumaereignissen –, einschließlich Personen, die nicht wirklich schwer verletzt sind, aber trotzdem nicht ohne Hilfe in die Notaufnahme oder ein Krankenhaus kommen. Aufgrund der Notfallsituation haben die Betroffenen Todesangst entwickelt – die Angst, nicht zu wissen, ob es für sie ein Morgen geben wird oder nicht. Und natürlich hat sich dadurch ihr Leben radikal verändert. Ihr gefühlter Lebensraum ist urplötzlich so geschrumpft, dass die meisten Faktoren in ihrem Leben belanglos geworden sind.
>
> Gleichzeitig hat sich die unmittelbare Wahrnehmung von Körper und Umgebung eingeengt, und die gesamte psychologische Funktionsweise ist eingeschränkt, sodass vielleicht in einigen Bereichen eine übersteigerte Reaktionsfähigkeit vorhanden ist, für andere aber jegliche Wahrnehmung fehlt. Dies ist, neben der physiologischen Mobilisierung durch das Trauma, meines Erachtens wichtig zu betonen. Selbst ein Schock lässt sich als radikale Mobilisierung des Körpers betrachten: Um das Überleben zumindest für den Moment zu sichern, schaltet der Körper auf Minimalbetrieb zurück. In Anbetracht dieser Umstände und einiger interessanter Beobachtungen von David Cheek und anderen vertreten wir die These, dass in solchen Situationen die normale Reaktionsfähigkeit des Menschen auf die Umwelt verändert ist und sämtliche Reize, die ihn erreichen – was an Gesprochenem auch immer verstanden wird, welche Botschaften auch immer empfangen werden –, sehr häufig wortwörtlich genommen werden und dann die Lebenssysteme, die noch funktionieren, entweder beeinträchtigen oder unterstützen können.
>
> In dem Versuch wurde den teilnehmenden Einsatzkräften ein eher allgemeiner Text beigebracht, den sie unmittelbar nach ihrer Ankunft am Einsatzort zu dem Patienten sagen sollten:

›Das Schlimmste ist überstanden. Wir bringen Sie jetzt ins Krankenhaus. Alles Notwendige wird getan. Lassen Sie Ihren Körper sich ganz auf Selbstheilung konzentrieren und sich ganz geborgen fühlen. Lassen Sie Ihr Herz, Ihre Blutgefäße, alles, sich selbst in einen Zustand versetzen, der Ihr Überleben sichert. Bluten Sie gerade so viel wie nötig, um die Wunden zu reinigen, und lassen Sie dann Ihre Gefäße sich so weit schließen, dass Ihr Leben gesichert ist. Ihre Körperfunktionen, Ihre Körpertemperatur, alles, wird optimal stabil gehalten. Im Krankenhaus wird schon alles für Sie vorbereitet. Wir bringen Sie so schnell und sicher wie möglich dorthin. Sie sind jetzt in Sicherheit. Das Schlimmste ist überstanden.‹[24]

Diese Sätze sollte der Ersthelfer mit leiser Stimme, den Mund nah am Ohr des Opfers, immer wieder wiederholen, unabhängig davon, ob der Patient eingeschränkt, wach und ansprechbar oder bewusstlos war.

Die Helfer waren auch angewiesen, Patienten möglichst rasch von der Menge wegzubringen – weg von Kommentaren wie ›Hey, wird der Kerl sterben?‹ oder ›Mann, ist das eine Schweinerei!‹ und weg von den polizeilichen Sicherungsmaßnahmen und den Bemühungen anderer, die die ›Schweinerei‹ unbedingt schnellstmöglich beseitigen wollen. Es ist unglaublich, was für einer Sprache ein Patient am Unfallort ausgesetzt ist!

Der Nachdruck, der auf diesen Text gelegt wurde, trug auch dazu bei, dass die Ersthelfer während des Transports zum Krankenhaus nicht unbedacht miteinander sprachen, denn von allem Gesprochenen, dem der Patienten auf der Fahrt zum Krankenhaus ausgesetzt ist, kann das am stärksten traumatisierend sein – Dinge wie ›Das wird wohl nichts mehr‹ und Ähnliches, was sie sagen, weil sie möglicherweise Sorge haben, nicht rechtzeitig zurück zu sein, um das Endspiel der World Series zu sehen etc. Sie haben den Patienten abgeholt, ihm eine Schiene angelegt, die Infusionsflasche angehängt, ihn in der Notaufnahme angemeldet, und das war's.

In dem Schulungsprogramm lernten die Ersthelfer, sich ihrer Verantwortung bewusst zu sein. Das Experiment lief über sechs Monate und umfasste drei Mannschaften. Die zufällig von diesen Teams der Interventions-Studiengruppe geborgenen Patienten wurden mit den Patienten verglichen, deren Betreuung nicht geschulten Teams der Kontrollgruppen oblag. Es scheint absurd, dass eine so simple Intervention einen derart großen Unterschied bewirken konnte: erstens hinsichtlich der Zahl derjenigen, die bei der Ankunft nicht tot waren, sondern den Transport überlebten, dann derjenigen, die stabilisiert und behandelt werden konnten, und schließlich derjenigen, die eine schnellere Genesung hatten. Nun bedeutet die Tatsache, dass dieses Experiment statistisch valide war, leider nicht, dass die Schulungen fortgesetzt wurden. Als die Finanzmittel ausliefen, wurde rein gar nichts unternommen.[25] Das einmal ganz unabhängig von allem anderen. Das Experiment zeigt jedenfalls, dass selbst im Zustand schwerer Traumatisierung (zumindest, solange jemand lebt) ein Kommunikationssystem existiert. Da ist immer noch eine konzentrierte Aufmerksamkeit, wo der kritische Zustand des Patienten zu einer unkritischen Annahme von Optionen führt. Die Unterstützung durch das Sprechen wird zu einem wichtigen Bestandteil des Gesundheitsmanagements jedes Einzelnen. Es ist so absurd einfach, dass man, zumindest ich, regelrecht verzweifelt, weil man Verwaltungsorgane nicht dazu bewegen kann, diese Vorgehensweise zum Standard zu machen. Schon kurz nach Schulungsbeginn wurden die Helfer selbst zu Missionierenden, und wir hatten Mühe, sie davon abzuhalten, ihre Kollegen zu unterrichten und damit das Experiment zu verfälschen.

Der Behandlungszeitraum beginnt mit dem ersten Kontakt zu medizinischem Personal und endet mit dem letzten, wenn der Patient das Krankenhaus verlässt. Wir müssen begreifen, dass es eine Sprache braucht, die unterstützend wirkt und die die Wirkung ausgesprochener Bemerkungen berücksichtigt« (Wright 1977).

Wie Worte die Heilung beeinflussen

Wenn wir mit unseren Augen schauen, beruht das, was wir wahrnehmen, auf einer photochemischen Reaktion, die Nervenimpulse anstößt, die zur Großhirnrinde geleitet werden. Dieser Bereich des Gehirns entschlüsselt die Impulse und erzeugt unsere Wahrnehmung. Ob diese Bilder für uns von Bedeutung sind oder nicht, wird durch erlernte Erfahrung bestimmt. Damit wir ein Bild und eine damit verbundene Wahrnehmung erleben, müssen lediglich die entsprechenden neuronalen Netzwerke feuern. Dabei spielt es keine Rolle, ob sie aufgrund einer Stimulation der Netzhaut oder anderer Sinnesorgane feuern oder aufgrund eines inneren Bildes, etwa eines Traums, einer Vorstellung oder einer Erinnerung.

Die Medizinwissenschaft weiß um diese Tatsache seit den 1920er-Jahren. Damals wies der amerikanische Arzt und Physiologe Edmund Jacobson durch Versuche Folgendes nach: Wenn Menschen sich vorstellen, beispielsweise zu laufen oder zu schwimmen, kontrahieren sie die mit dieser Bewegung assoziierten Muskeln in einem Ausmaß, das sich mit speziellen Geräten messen ließ.[26] **Weitere Untersuchungen haben gezeigt, dass innere Bilder praktisch jede Zelle des Körpers beeinflussen können.**

Über die Verbindungen zwischen der Großhirnrinde, wo die Bilder gespeichert sind, und dem autonomen Nervensystem können solche Bilder Auswirkungen haben auf:

- Schwitzen
- Blutdruck
- Dilatation und Konstriktion von Blutgefäßen
- Erröten
- Gänsehaut
- Schmerzreaktionen
- Herzschlag
- Atemfrequenz
- Mundtrockenheit
- Immunreaktionen
- Darmmotilität
- Tonus der glatten Muskulatur
- Drüsensekretion
- Entzündungsreaktionen
- Blutgerinnung
- allergische Reaktionen
- Geschwindigkeit der Heilung
- Dermatitis
- emotionale Reaktionen
- usw.

Wenn man Angst hat, verbinden sich Gefühle mit alten Überzeugungen und führen dann zu inneren Bildern, die eine oder mehrere der oben genannten Funktionen negativ beeinflussen können. Dieselben emotionalen Faktoren können jedoch eine Person auch hochempfänglich für neue Anweisungen von jemandem machen, den sie als vertrauenswürdige Autoritätsperson wahrnimmt. Denselben Vorgang scheint es auch bei Tieren zu geben (Gilman a. Marcuse 1949). Furchtsame wild lebende Tiere können vertrauenerweckenden und fürsorglichen Menschen gegenüber ausgesprochen zutraulich werden und lassen sich auch von ihnen anfassen und versorgen. Tatsächlich hat Don Jacobs, wie im Vorwort erwähnt, durch seine Arbeit mit Wildpferden viel über Spontanhypnose gelernt.[v] **Möglicherweise sind**

v Siehe das Video »Four Arrows wild horse hypnotist«, verfügbar unter: https://www.youtube.com/watch?v=vxzAm08731c [20.1.2025].

diese erhöhte Empfänglichkeit und die fokussierte Aufmerksamkeit, die mit dem Hypnosezustand einhergehen, ein natürlicher Schutzmechanismus, der allen Spezies gemeinsam ist. In Momenten der Orientierungslosigkeit ermöglichen sie schnelles Reagieren auf Signale oder Anweisungen von Leittieren oder Stammesführern. Wenn es sich hierbei um eine archaische Überlebensfunktion handelt, ist logisch, dass ihr Ursprung im limbischen System liegt, dem ältesten Teil des Gehirns. Die Hauptaufgabe des limbischen Systems besteht darin, vom Körper eingehende Reize mit Anweisungen zu vergleichen, die durch frühere Erfahrungen programmiert wurden. Bei der Datenanalyse interagiert es mit der Großhirnrinde.

Ein Teil des limbischen Systems ist die Amygdala. Hier werden emotionale Reaktionen getriggert, wenn eingehende Reize nicht in die erwarteten Muster passen. Geschieht etwas Neues und Unerwartetes, beispielsweise ein medizinischer Notfall, sendet die Amygdala Impulse aus, die die Ausschüttung von Hormonen anstoßen, um den Körper auf Kampf oder Flucht vorzubereiten. Leider besteht der größte Teil der Programmierung durch vergangene Erfahrungen[27], die die Aktivität der Amygdala lenken, aus alten Mustern, die in der Säuglings- und Kleinkindzeit programmiert wurden, als wir noch nicht in der Lage waren, die Handlungen unserer Eltern, Lehrer und anderer Bezugspersonen klar zu bewerten. Da diese Instruktionen jedoch in unseren Biocomputern immer noch vorhanden sind, verhalten wir uns (in unserer Kultur) in den meisten Notsituationen letztlich häufig so, dass es gegen unsere vorrangigen Überlebensinteressen verstößt. In den meisten Fällen ist heutzutage schließlich weder Kampf noch Flucht eine angemessene Reaktion.

Zum Glück erhöhen Angst, Stress und Verwirrung aber auch unsere Anpassungsfähigkeit, indem sie die Aktivität derjenigen Hirnareale steigern, die an der Verarbeitung und Generation von Bildern beteiligt sind. Manche Wissenschaftler nehmen an, dass diese Bildentstehung in der rechten Gehirnhälfte stattfindet. Julian Jaynes, Autor des Buches *Der Ursprung des Bewusstseins durch den Zusammenbruch der bikameralen Psyche* (Jaynes 1988),[28] vermutet, dass die holografische Aktivität der rechten Gehirnhälfte durch Stress angeregt wird. Der Psychologe stellte die These auf: Je stärker das Leiden ist, desto höher fällt auch die Bildproduktion durch die rechte Hemisphäre aus, die den Stimulus kompensieren soll. Allerdings äußerte er sich nicht über die Wirkung von Worten – sei es durch innere Monologe oder aus dem Munde eines Ersthelfers, der in der Notsituation vor Ort ist –, um positive innere Bilder anzuregen.

Es ist bekannt, dass Neurotransmitter, die an der Verarbeitung innerer Bilder beteiligt sind, die Ausschüttung von Hormonen auslösen, einschließlich Neurohormone, die die Hypophyse und das endokrine System, Adrenalin, Noradrenalin und Endorphine regulieren. Letztlich sind diese und andere Hormone an der Steuerung des sympathischen und parasympathischen Nervensystems beteiligt. Die Sprachzentren in der linken Gehirnhälfte bieten einen Zugangsmodus für die Beschreibung und Interpretation von Bildern. Wie Worte und innere Bilder genau zusammenhängen, ist noch nicht wirklich bekannt. Worte beschreiben Bilder nicht nur, sie erzeugen sie auch.

Immerhin wissen wir, dass es mindestens drei Zeitpunkte gibt, zu denen bildverarbeitende Hirnareale so aktiv werden, dass sie physiologische Prozesse beeinflussen, die die Erholung nach medizinischen Notfällen verbessern können. Diese drei Zeitpunkte sind wie folgt:

1) *Nach Übernahme einer bestimmten inneren Einstellung* – innere Bilder folgen Überzeugungen. Wenn sich eine Überzeugung herausgebildet hat, beginnt der Verstand, Bilder zu akzeptieren, die sich auf diese Überzeugung beziehen. Placebos sind ein gutes Beispiel dafür. Je mehr ein Patient an den Helfer glaubt, desto wahrscheinlicher ist es, dass dessen Worte wirksame heilsame Bilder hervorrufen.
2) *Bei passiver Konzentration* – die Bildaktivität nimmt auch zu, wenn das aktive, analytische Denken durch fokussierte Aufmerksamkeit ersetzt wird. Eine solche Konzentration ist die Grundvoraussetzung für Dinge wie Hypnose, Selbsthypnose, Biofeedback, Meditation, Yoga, Autogenes Training, Visualisierung und Zen. Diese Art der Konzentration erfordert Training und Praxis.
3) *In Zeiten emotionaler Erregung* bereiten Gefühle den Körper darauf vor, sich gegen Schaden zu wappnen. Angst erhöht die Fähigkeit wegzulaufen, Wut steigert das Aggressionsvermögen. Wenn jedoch, wie bereits erwähnt, weder Kampf noch Flucht angebracht sind, öffnet der emotionale Zustand die Empfänglichkeit für die Suggestionen einer als vertrauenswürdig eingestuften Autoritätsperson. Dies erklärt zum Teil die Macht,

die charismatische Menschen, denen Vertrauen entgegengebracht wird, in Krisenzeiten über andere ausüben können. Die Geschichte ist voll von Beispielen, in denen solche Führungspersönlichkeiten Menschen dazu gebracht haben, bemerkenswerte Dinge zu tun – im Guten wie im Schlechten.

Körpersprache

Denken Sie bei den Kommunikationsstrategien, die in den nächsten Kapiteln vorgestellt werden, immer daran: Wenn es darum geht, die inneren Bilder des Patienten zu beeinflussen, ist die Art und Weise, wie Worte übermittelt werden, ebenso wichtig wie die Worte selbst. Noel Burch ist (zusammen mit Thomas Gordon) Verfasser des Buches *Teacher effectiveness training* (Gordon 1974). Laut Burch, der sich dabei auf Studien von Ray L. Birdwhistell (1952, 1970) von der University of Pennsylvania beruft, werden bei der Kommunikation eines Menschen 70 Prozent der Botschaft durch Körpersprache vermittelt, 23 Prozent durch Tonfall oder Stimmlage und nur 7 Prozent durch die verwendeten Worte. Nun wurden diese Studien natürlich nicht mit angsterfüllten Notfallpatienten durchgeführt, die ihre Helfer während der Rettungsmaßnahmen häufig nicht deutlich sehen können. In diesem Fall dürften vermutlich Tonfall oder Stimmlage den größten Einfluss haben. Wie auch immer: **Die Bedeutung nonverbaler Kommunikation kann gar nicht hoch genug eingeschätzt werden.**

Nonverbale Signale sind oftmals zuverlässigere Indikatoren für unsere wahren Gefühle als Worte. Wenn Sie Beziehung zu jemandem herstellen wollen, müssen Sie dies durch Ihre Körpersprache zum Ausdruck bringen. Dazu können Sie sich dem Gesprächspartner zuneigen, Blickkontakt aufnehmen (es sei denn, Sie wissen, dass Ihr Gegenüber aus einer Kultur kommt, in der dies unerwünscht ist), ihm offen und aufrichtig begegnen, Einfühlungsvermögen erkennen lassen – und auf seine körpersprachlichen Botschaften achten.

Nonverbale Signale sind fundamental für den Aufbau einer heilsamen Beziehung zu einem Notfallpatienten während der kurzen Zeit, die Sie mit ihm verbringen können. (Denken Sie daran, dass die hypnotische Sprache nach Ablauf etwa einer Stunde [nach dem Ereignis] weniger wirksam ist, weil dann die eigenen Überzeugungen des Patienten eine Selbsthypnose-Reaktion zeigen – zum Wohle oder zum Schaden). Zum Thema Körpersprache sind unzählige Bücher geschrieben worden. Alles, was Sie als Ersthelfer wissen müssen, ist jedoch, dass Sie souverän, aufrichtig und fürsorgend sein sollten. Dann folgt die Körpersprache automatisch.[29]

Richtig oder falsch?

1) Schutzmechanismen des Körpers können bei Verletzungen und Krankheiten überreagieren.
2) Worte und innere Bilder können die Funktionen des autonomen Nervensystems beeinflussen.
3) Das Kansas-Experiment von Erik Wright zeigte, dass das, was Rettungssanitäter sagen, keine signifikante Auswirkung auf das Behandlungsergebnis hat.
4) Angst erhöht die Empfänglichkeit für Anweisungen einer als vertrauenswürdig eingestuften Autoritätsperson.
5) Die Körpersprache ist nicht so wichtig wie Worte.

2 Vertrauen *(Confidence)*

In diesem Kapitel geht es in erster Linie darum zu lernen, wie man am Einsatzort Vertrauen ausstrahlt. Das Wort Vertrauen bzw. *Confidence* steht für den ersten Buchstaben unseres Merkwortes CREDIBLE und stellt einen wichtigen Aspekt der hypnotischen Kommunikation dar. Wenn ein Ersthelfer nicht so spricht, als hätte er die Lage im Griff, sei sachkundig und vertrauenswürdig, kann die Aufmerksamkeit des Patienten abdriften und das Heilungspotenzial der Anweisungen gegen Null sinken. Vertrauen zu vermitteln ist der erste Schritt, um den Patienten darauf vorzubereiten, Botschaften zu akzeptieren, die gesundheitsstabilisierende Reaktionen auslösen können. Wir empfehlen, zunächst zu überdenken, was Vertrauen für einen selbst bedeutet, bevor man die nächsten Schritte tut und den Patienten berührt oder anspricht.

Manchmal vertrauen Verletzte oder Erkrankte in Notsituationen einem professionellen Helfers allein aufgrund seiner Berufskleidung. Meist reicht das jedoch nicht aus. Ersthelfer tragen nicht immer Dienstkleidung. Bei manchen Verletzungen ist es dem Patienten nicht möglich, seine Helfer zu sehen. Gelegentlich kann eine Uniform auch Misstrauen auslösen. Außerdem kann ein Patient schnell das Vertrauen in uniformierte Rettungskräfte verlieren, wenn deren Worte und Auftreten mangelnde Vertrauenswürdigkeit ausstrahlen.

Leitfaden zur Ausstrahlung von Vertrauen und Souveränität

Entwickeln Sie echtes Vertrauen in sich selbst

Um in einer Notfallsituation Vertrauen aufzubauen und aufrechtzuerhalten, müssen Sie Vertrauen in sich selbst haben. Das bedeutet, dass Sie davon überzeugt sind, Ihre Erste-Hilfe-Kenntnisse und -Fähigkeiten *bestmöglich* einsetzen zu können. Eine solche Überzeugung entsteht, wenn man seine Stärken kennt, sich seine Schwächen eingesteht (und gleichzeitig daran arbeitet) und sich voll und ganz dafür einsetzt, das Beste für den Patienten zu erreichen. Untersuchungen im Rahmen meiner Dissertation (Duffee 2022) haben gezeigt, dass die Intuition, die aus der Erfahrung erwächst, oft zu effektiveren Ergebnissen führt als das wörtliche Auswendiglernen von Interventionsschritten. Die Bereitschaft, sich jedem Problem im Rahmen der eigenen Möglichkeiten zu stellen, sorgt für die notwendige Erfahrung, die man braucht, um am Einsatzort souverän aufzutreten.

Um solch ein Selbstvertrauen in die eigenen Fähigkeiten zu entwickeln, ist es wichtig, die eigenen Stärken und Schwächen realistisch einzuschätzen. Jeder Einsatz ist anders, aber es gibt gängige Probleme – und man kann lernen, sie bedenkenlos anzupacken. Wenn Sie einen Teamkollegen haben, der eine Technik besser beherrscht, dann überlassen Sie ihm die Behandlung und konzentrieren Sie sich auf die hypnotische Sprache, die Sie mit der Lektüre dieses Buches erlernen können. Wer mehr zu tun versucht, als seine Fähigkeiten erlauben, und mangelndes Selbstvertrauen überkompensieren will, wird höchstwahrscheinlich Fehler machen, die das Selbstvertrauen letztlich nur noch weiter schwächen.

Um die eigenen Stärken und Schwächen kennenzulernen und Selbstvertrauen zu entwickeln, sollten Sie eine Liste erstellen und überlegen, welche Punkte Sie verbessern können. Denken Sie daran: Es geht darum, Schwachstellen zu analysieren, nicht, sich dafür zu tadeln. Dazu ist es sinnvoll, nach jedem Einsatz zu besprechen, wie es gelaufen ist. Kontinuierliche Fortbildungen in medizinischen Behandlungen und Rettungsmaßnahmen sind ebenso wichtig wie Vertrauen in das vorhandene Equipment.

Schließlich ist Selbsthypnose – sowohl in der Ausbildung und beim Lernen als auch vor dem Kontakt zum Patienten – ein wirksames Mittel, um eine Aura des Vertrauens zu schaffen. Wenn wir Selbsthypnose üben, um darin besser zu werden, ermöglicht das oft eine rasche Reaktion des autonomen Nervensystems, die positive, vertrauensbildende Emotionen erzeugt.

Halten Sie sich körperlich fit

Körperliche Fitness stärkt das Selbstvertrauen, unabhängig davon, ob ein Einsatz Körperkraft erfordert oder nicht. Natürlich verfügt ein durchtrainierter Rettungssanitäter eher über die manchmal notwendige Kraft und Ausdauer. Allein das Gefühl, dass man eine anstrengende körperliche Aufgabe wie das Bezwingen einer gefährlichen Steigung oder das Tragen einer Person aus der Gefahrenzone gemeistert hat, trägt viel dazu bei, Selbstvertrauen und Glaubwürdigkeit zu entwickeln und auszustrahlen. Körperliche Fitness hilft auch, Energiereserven bereitzustellen, die klares Denken und eine entspannte Kommunikation mit dem Opfer ermöglichen – egal, wie lange der Tag war und wie viele Einsätze Sie hatten.

Von der Angst zum Mut

Furcht, Bedenken und/oder Angst sind verständliche Emotionen für einen Ersthelfer auf dem Weg zum Einsatzort oder bei der Ankunft dort. Ein gewisses Maß an Angst ist durchaus berechtigt und sinnvoll. Sie kann als Warnhinweis dienen, die Situation sorgfältig einzuschätzen und überlegt zu handeln, um Gefahren nach Möglichkeit zu vermeiden. Hat die Angst diese Funktion erfüllt, gibt es allerdings keinen Grund, an ihr festzuhalten. Wenn man die Angst nicht in Mut oder ein »furchtloses Vertrauen in das Universum«[vi] umwandelt, entsteht unnötiger Stress, was Ihre Fähigkeit beeinträchtigt, dem verängstigten Patienten Vertrauen zu vermitteln.

Selbsthypnose kann bei dieser Wandlung von Angst zu Furchtlosigkeit hilfreich sein, weil Stress oder Angst nicht nur ein Notfallopfer in Spontanhypnose versetzen kann, sondern Gleiches auch für den Ersthelfer gilt. Ein Helfer, der sich in diesem Zustand der Macht seiner Worte bewusst ist, kann sich rasch in eine leichte Trance versetzen, für sich selbst eine entsprechende Strategie entwickeln und an das Bild glauben, das diese erzeugt, um dann voll konzentriert mit der Rettungsaktion fortzufahren.

Neben der Angst vor körperlichen Schäden haben Ersthelfer nicht selten auch Angst vor einem psychologischen oder »Ego«-Schaden. Sie haben Angst, etwas Falsches zu sagen, die falschen Erste-Hilfe-Maßnahmen zu wählen, oder kommen sich sogar albern vor, wenn sie die in diesem Buch beschriebenen Kommunikationsstrategien anwenden. Sie können auch Angst vor juristischen Konsequenzen haben, wenn sie ein ungewöhnliches Risiko eingehen müssen, um einem Patienten in einer medizinischen Notsituation zu helfen.

Was auch immer der Auslöser für die Angst ist: Der erste Schritt besteht darin, diese Emotion *in Bewegung* zu halten. Das bedeutet, sie zu überwinden, indem man sich die tatsächlichen Risiken und die

vi Indigene Weltanschauungen neigen zu folgender Ansicht: Sobald der Übergang von Angst zum Mut zu handeln einmal geschafft ist, besteht der nächste Schritt darin, furchtlos aktiv zu werden – in dem Vertrauen darauf, dass man sein Bestes gibt und alles, was geschieht, akzeptiert werden kann (s. Fisher 2018).

wahrscheinlichen Vorteile jeder in Betracht gezogenen Maßnahme genau bewusst macht. So lässt sich der Kreislauf der Angst durchbrechen, der sonst möglicherweise irrational anwachsen kann. Wenn wir aufhören, mit der Angst zu ringen, und Vernunft und positive, zielführende innere Bilder einsetzen, kann die Angst verschwinden. Falls Sie beim Sprechen immer noch mit der Angst zu kämpfen haben, wird der Patient das merken. Konzentrieren Sie sich stattdessen auf Ihre Fähigkeiten, Ihre Arbeit, auf die anstehenden Aufgaben und auf die Bedürfnisse des Patienten. Dann folgen automatisch neue, positive Gefühle, und es entsteht Vertrauen.

Es ist wichtig, sich des Unterschieds zwischen Angst und Erregung bewusst zu sein, auch wenn die physiologischen Reaktionen ähnlich sind. Es ist ganz natürlich, dass der Adrenalinspiegel bei der Notfallrettung und -versorgung ansteigt. Ein erhöhtes Erregungsniveau muss jedoch unter Kontrolle gehalten werden, damit der Patient nicht mutlos wird oder das Vertrauen verliert. (Denken Sie daran: Das »E« in dem Merkwort CREDIBLE steht für das genau richtige Maß an *enthusiasm*, das heißt Motivation.)

Beobachten Sie emotionale Reaktionen

Um die positive Ausstrahlung von Vertrauen aufrechtzuerhalten, die für die optimale Wirkung von Worten oder Behandlungen entscheidend ist, muss sich der Ersthelfer ständig seiner eigenen emotionalen Reaktionen bewusst sein. Bei vielen Notfallszenarien gibt es zahlreiche Faktoren, die leicht Gefühle wie Wut, Ekel, Hass, Entsetzen, Betroffenheit oder Traurigkeit auslösen können. Der Rettungs- oder Laienersthelfer muss lernen, negative Emotionen schnell zu erkennen und zu überwinden, damit sie die vertrauensvolle Kommunikation nicht unterbrechen.

Eine Reihe professioneller Ersthelfer hat gelernt, der Angst mit angemessenem Humor zu begegnen. Zwar kann man Humor auch falsch einsetzen, wenn man beispielsweise eigene Ängste überdecken möchte, er kann geschmacklos sein oder den Patienten verärgern. Richtig eingesetzt vermag Humor jedoch eine starke heilende Wirkung zu entfalten. Auf den hilfreichen Einsatz von Humor werden wir in einem späteren Kapitel noch zurückkommen.

Doch egal, ob logische Argumente, Selbsthypnose oder Humor dazu führen, dass das Opfer Vertrauen zum Retter fasst: Gehen Sie nie davon aus, dass Sie am Einsatzort alle Emotionen vollständig unter Kontrolle bringen können. Um posttraumatischem Stress vorzubeugen, nachdem man Zeuge von Leid und Tod geworden ist (und allem, was möglicherweise dazugehört, beispielsweise ein Kind, das um seine tote oder sterbende Mutter weint), raten wird dringend dazu, nach belastenden Einsätzen möglichst bald mit einem Psychologen oder einer entsprechend ausgebildeten Person zu sprechen und die auftretenden negativen Emotionen im Blick zu behalten. Am besten wäre natürlich, wenn Ihr Team für eine solche Nachbereitung geschult ist.

Konzentrieren Sie sich auf den Patienten – nicht auf sich selbst

Der vielleicht beste Weg, am Einsatzort Vertrauen zu vermitteln, ist, sich ganz auf den Patienten zu konzentrieren und nicht auf sich selbst. Bei allen Formen effektiver Kommunikation, vom Schreiben bis zu öffentlichen Reden, lautet eine Grundregel, dass der Sender an die Bedürfnisse des Publikums denkt, nicht an seine eigenen. Wenn Sie die in diesem Buch vorgestellten Techniken und Strategien anwenden, um Beziehung aufzubauen, positive Erwartungen zu wecken und wirkungsvolle Heilungsanweisungen zu geben, muss die aufrichtige Sorge um den Patienten weitaus mehr Gewicht haben als irgendwelche Ego-Betrachtungen. Wenn Sie sich Gedanken darüber machen, wie Sie klingen, wie andere Sie sehen oder ob Sie Erfolg haben werden, besteht die Gefahr, dass Sie dem Patienten nicht genügend Vertrauen vermitteln. Denken Sie daran, dass Notfallpatienten ihr Umfeld sehr sensibel wahrnehmen und extrem feinsinnig sind, was den Grad an Aufrichtigkeit angeht, den die Menschen um sie herum ausstrahlen. Ihre persönlichen Bedürfnisse als Helfer sollten nicht im Mittelpunkt stehen, während Sie sich um den Patienten kümmern. Wenn Sie zum Beispiel erwähnen, dass Sie müde sind oder Hunger haben, ist das ein deutliches Zeichen dafür, dass Sie nicht wirklich auf den Patienten und den Notfall fokussiert sind.

Kontrollieren Sie Ihre Körpersprache

Neben der verbalen Sprache nimmt ein Patient auch nonverbale, paraverbale und extraverbale Signale wahr. Dies ist zwar auch bei normaler Kommunikation der Fall, aber **der veränderte Bewusstseinszustand eines angstbesetzten Notfallpatienten führt zu einer erhöhten Aufmerksamkeit.** Infolgedessen nimmt eine solche Person besonders schnell Feinheiten der Kommunikation wahr, die für Sie möglicherweise nicht offensichtlich sind. Achten Sie daher verstärkt auf Folgendes:

- Nonverbale Gesten wie Mimik, Achselzucken, geballte Fäuste usw.
- Paraverbale Signale: Dies bezieht sich auf die Betonung bestimmter Wörter. Es ist zum Beispiel ein Unterschied, ob man sagt: »Wir holen Sie jetzt da *raus*« oder »Wir *holen* Sie jetzt da raus«. Ersteres suggeriert ein Gefühl der Dringlichkeit, den Patienten da *raus*zuholen, was für die Person beängstigend sein könnte. Die zweite Version betont ein Gefühl der Zuversicht, dass der Patient nicht nur garantiert befreit wird, sondern die Rettungsaktion bereits im Gange ist.
- Extraverbale Andeutungen in Worten und Gesten: Aussagen können unterschwellig Bedeutungen haben, die möglicherweise Widerstand hervorrufen. Zum Beispiel impliziert »Warum legen Sie sich nicht hin?« eine unausgesprochene Kritik, die interpretiert werden könnte als: »Sie Idiot, warum bleiben Sie stehen?« Eine bessere Formulierung wäre: »Wäre es für Sie vielleicht angenehmer, wenn Sie sich hinlegen?«

Häufig gelingt es einem Ersthelfer zwar, selbstbewusst zu sprechen, aber durch seine Körpersprache verrät er dem Patienten ungewollt Befürchtungen, Sorge oder Angst. Es ist ganz natürlich, dass die meisten Ersthelfer solche Gedanken haben; gerade deshalb ist es aber wichtig zu lernen, wie man solche unbeabsichtigten Botschaften vermeidet.

Schauspieler, Anwälte, Diplomaten, Verhandlungsführer und Verkäufer – sie alle haben gelernt, ihre eigenen nonverbalen Signale unter Kontrolle zu haben und gleichzeitig die anderer zu lesen. Sie haben sich dies angeeignet durch Training und Übung in Tonfall und Stimm-Modulation sowie durch Kontrolle von Gesichtsausdruck, Handbewegungen, Körperhaltung usw. Eine gute Möglichkeit, diese Fähigkeit zu entwickeln, sind Rollenspiele mit Feedback-Runden. Simulieren Sie eine Notfallsituation mit einem Scheinpatienten und einem Beobachter. Leisten Sie gespielt Erste Hilfe und kommunizieren dabei gemäß den Anleitungen und Formulierungen dieses Buches. Natürlich ist es nicht einfach, sich in die Ängste und Sorgen eines tatsächlichen Notfallszenarios hineinzuversetzen, aber versuchen Sie es einfach. Ein gewisses Maß an »Bühnenangst« wird dazu beitragen,

Ihr Selbstvertrauen herauszufordern. Aufgabe des »Patienten« und des Beobachters ist es herauszufinden, auf welche Art und Weise Sie möglicherweise mangelndes Selbstvertrauen vermitteln. Beherzigen Sie die entsprechenden Kritikpunkte und üben Sie erneut, dieses Mal mit anderen Gesten, in einer anderen Körperhaltung und Stimmlage etc. – so lange, bis Sie in der Lage sind, jegliche Anzeichen von Angst oder fehlender Souveränität zu überspielen.

Lernen Sie gute Entspannung

Die Fähigkeit, Souveränität und Zuversicht zu vermitteln, hängt auch mit der Fähigkeit zusammen, sich entspannen zu können. Genau wie in der angemessenen nonverbalen Kommunikation gilt auch hier: Übung macht den Meister. Ganz gleich, welchen Beruf man ausübt – wenn man lernt, zur Ruhe zu kommen und durch irgendeine Form von Meditation Kontakt zu dem inneren Selbst aufzunehmen, kann man gelassener reagieren. Wir empfehlen, jeden Tag mindestens 15 bis 30 Minuten irgendeine Form von Entspannung zu praktizieren. Es gibt eine Vielzahl von Möglichkeiten, etwa Autogenes Training, Transzendentale Meditation, Tai-Chi und Yoga. Auch die von Edmund Jacobson in den 1920er-Jahren entwickelte Technik der Progressiven Muskelrelaxation ist eine ausgezeichnete Methode (Jacobson 1938). Dazu machen Sie es sich einfach an einem möglichst ungestörten Ort bequem. Dann spannen Sie – beginnend mit den Füßen und dann hinauf bis zu Gesicht und Haaren – die Muskeln an und lassen sie anschließend wieder locker, bis sich der gesamte Körper in einem Zustand der Entspannung befindet. Je vertrauter Ihnen die gewählte Entspannungsreaktion wird, desto einfacher und schneller werden Sie den Entspannungszustand erreichen. Mit der Zeit werden Sie ihn spontan erreichen können, selbst an einem Einsatzort.[30] Während Ihr Erregungsniveau für genügend Adrenalin sorgt, um Sie bei der Arbeit zu unterstützen, wird Ihnen die Entspannungsfähigkeit helfen, den Patienten zu beruhigen und ihn zu bestärken.

Eine weitere Möglichkeit der Entspannung besteht darin, ganz im »Hier und Jetzt« zu sein, anstatt sich Gedanken zu machen über vergangene Ereignisse, über Dinge, die im privaten oder im gesellschaftlichen Umfeld geschehen, oder über etwas, das die Zukunft betrifft. Im Jetzt zu sein ist eine bewährte psychologische Technik zum Stressabbau.

Trainieren Sie Ihre Techniken und Geisteshaltung

Wenn Sie Ihren eigenen Kommunikationsstil entwickelt haben, vielleicht unter Verwendung und Abwandlung der später vorgestellten Formulierungsvorschläge und Anleitungen, können Sie diese wie ein Schauspieler einüben, der seinen Text auswendig lernt.

Dazu gehören aktive Übungen wie Rollenspiele, mentale Übungen, das Visualisieren der verschiedenen Schritte sowie Selbsthypnose, bei der Sie sich selbst betrachten, während Sie in einem meditativen oder leichten Trancezustand sind. Auch wenn jeder echte Notfalleinsatz einzigartig ist, werden Ihr Selbstvertrauen, Ihre Intuition und Ihre Ausbildung optimal zusammenspielen, wenn Sie sich die medizinischen Rettungsmaßnahmen sowie die Geisteshaltung und Worte für den Rettungseinsatz veranschaulichen.

Übungen

1) Erstellen Sie eine Liste Ihrer Stärken und Schwächen in Bezug auf medizinische Notfallmaßnahmen und -fähigkeiten. Arbeiten Sie dann an Ihren Schwachpunkten.
2) Beschreiben Sie eine oder zwei Situationen, in denen ein körperlich fitter Ersthelfer deutlich besser auf einen Notfall reagieren kann als ein körperlich untrainierter.
3) Erklären Sie den Unterschied zwischen verbalen, extraverbalen, paraverbalen und nonverbalen Signalen.
4) Beschreiben Sie die Entspannungstechnik nach Jacobson.
5) Welche Beispiele fallen Ihnen dafür ein, dass ein Ersthelfer bei einem Einsatz gedanklich in der Zukunft oder in der Vergangenheit sein könnte und nicht in der Gegenwart?

3 Beziehung *(Rapport)*

Dieses Kapitel will in erster Linie Strategien vermitteln, mit denen sich Vertrauen zwischen Patienten und Ersthelfer aufbauen lässt. Beziehung bzw. Rapport bezeichnet, was passiert, wenn Retter und Opfer in Einklang, auf gleicher Wellenlänge sind. Ist dies der Fall, entsteht durch verbale und nonverbale Kommunikation ein positives Verhältnis, das das Wirkungspotenzial der hypnotischen Kommunikation deutlich erhöht. Diese Beziehung unterstützt die Zuversicht des Patienten, dass es gut ausgehen wird, und damit seine Bereitschaft, auf alle Angebote des Ersthelfers einzugehen. Sie verringert körperliche Anspannung und wirkt einer möglichen Abwehrhaltung entgegen, die beide den belastenden Stress verstärken. Und sie öffnet Türen, die natürliche Selbstheilungskräfte mobilisieren können.

Bevor wir Ihnen einige Kommunikationsstrategien und -techniken zum Beziehungsaufbau vorstellen, muss erwähnt werden, dass es eine Form von Beziehung gibt, die sich nicht lehren lässt. Dabei handelt es sich um eine unwillkürliche, unmittelbare Übereinstimmung, die es mitunter zwischen zwei Menschen gibt und bei der man den Eindruck hat, zwei Fremde wären durch eine langjährige enge Freundschaft verbunden. Wir erwähnen dies hier nur, um den Leser darauf hinzuweisen, dafür offen zu sein, da es häufiger vorkommt, als man meinen möchte. Erwähnen müssen wir auch, dass es schwierig oder unmöglich sein kann, Beziehung herzustellen, wenn der Patient alkoholisiert ist oder bestimmte Drogen eingenommen hat – was nicht heißt, dass Sie es nicht versuchen sollten. Manchmal reagiert gerade so jemand ausgesprochen gut auf Ihre Worte. Die Aufmerksamkeit einer solchen Person zu gewinnen kann freilich eine Herausforderung darstellen.

Leitfaden zum Aufbau von Beziehung

Die erste Gelegenheit, Beziehung zu einem Patienten aufzubauen, bietet sich, wenn Sie am Unfallort ankommen und den ersten Kontakt herstellen. Anstatt mit der medizinischen Behandlung zu beginnen, ohne etwas zu sagen (wie es häufig geschieht), sollten Sie sich einen Moment Zeit nehmen und sich dem Patienten vorstellen. Wenn Sie den Namen des Opfers von jemandem am Unfallort erfragen können, tun Sie dies, aber nur, wenn der Patient nicht selbst sprechen kann. Sollte er hören, wie Sie jemand anderen fragen, fühlt er sich möglicherweise hilfloser als nötig, und es kann schwieriger sein, eine Beziehung herzustellen. Am besten finden Sie den Namen heraus, indem Sie sich vorstellen und dann die Person fragen, wie sie angesprochen werden möchte.

Da der Erstkontakt auf dem Höhepunkt der Angst beim Ersthelfer stattfindet, ist Selbstvertrauen wichtig. Hilfreich ist es dabei, einen ungefähren Plan zu haben, bevor man mit dem Patienten spricht oder ihn berührt. **Bevor Sie dann mit der Bergung oder der medizinischen Behandlung beginnen, erklären Sie, wer Sie sind und was Sie vorhaben.**

Zeigen Sie, dass Sie die Person als jemanden respektieren, der ein gutes Stück weit an seinem Überleben und seiner Heilung selbst beteiligt ist. Ist der Patient in etwa so alt wie Sie oder jünger und erscheint es Ihnen angemessen, sprechen Sie ihn mit Vornamen an. Bei Jugendlichen sollten Sie fragen, ob es in Ordnung ist, wenn Sie sie duzen. Handelt es sich um einen älteren Patienten, ist es sicher respektvoller, ihn mit Herr ... oder Frau ... anzusprechen.[31] Die folgenden Beispiele sollen Ihnen eine Vorstellung davon geben, wie Sie beim Erstkontakt möglichst konstruktiv formulieren können. Passen Sie dasjenige, das Ihnen am ehesten entspricht, Ihrem eigenen Kommunikationsstil an.

Beispiele dafür, wie man sich dem Patienten vorstellen kann

- »Hallo, John. Ich heiße Don. Ich bin Rettungssanitäter bei der Bezirksfeuerwehr und bin hier, um Ihnen helfen. Ich kümmere mich um Sie. Ist das in Ordnung? Wir sehen zu, dass wir Sie hier bald rausbekommen, und Sie werden schneller wieder auf dem Wege der Besserung sein, als Sie es mitbekommen.«
- »Mary, ich weiß, dass Sie sich nicht wohlfühlen, aber das Schlimmste ist jetzt überstanden, auch wenn es Ihnen vielleicht noch nicht so vorkommt. Ich bin Ersthelfer, und wir sind hier, damit Sie das gut durchstehen. Haben Sie mich so weit verstanden?«
- »Bill, mein Name ist Robert Simon, und ich kann Ihnen helfen, aber ich möchte, dass auch Sie mir helfen, so gut Sie können. Werden Sie

das tun?« (Sagen Sie bei jeder Bestätigung oder positiven Geste »gut« oder »sehr gut«.)

- »Herr Jones, ich heiße James Sheffield und bin seit über zwanzig Jahren im Rettungsdienst. Ich möchte, dass Sie mir jetzt aufmerksam zuhören. Können Sie mich verstehen?«

Beachten Sie, dass in allen vier Beispielen mehrere Ziele erreicht wurden: Erstens wurde jeder Patient mit seinem Namen angesprochen. Das sorgt für Anerkennung und Vertrautheit. Zweitens bekam jeder Patienten eine Frage gestellt. Das gibt dem Patienten von Anfang an ein Gefühl der Kontrolle. Drittens haben Sie sich als jemand vorgestellt, der helfen kann. Und viertens wird das Gefühl vermittelt, dass es Grund gibt, hoffnungsvoll in die Zukunft zu blicken.

Falls niemand Ihnen den Namen des Patienten nennen kann, fragen Sie ihn direkt, unabhängig davon, wie schwer die Verletzung oder Krankheit ist. Kann oder will der Patient nicht antworten, sagen Sie ihm, dass das in Ordnung ist, und sprechen, während Sie die Behandlung fortsetzen, weiterhin mit ihm.

Erstkontakt mit einem Patienten, der bei Bewusstsein ist, dessen Namen Sie jedoch nicht kennen

»Hallo, ich bin Jim Reeves. Ich bin Rettungshelfer. Können Sie mir Ihren Namen sagen? (Der Patient antwortet mit seinem Vornamen.) Gut, Bill, wir werden Sie jetzt untersuchen, damit wir genau wissen, welche Verletzungen Sie haben.«

Indem er Ihnen seinen Namen nennt, gewinnt der Patient ein Stück weit die Kontrolle zurück. Die Wiederholung des Namens gibt ihm ein Gefühl der Vertrautheit und des Trostes.

Erstkontakt mit einem bewusstlosen Patienten, der atmet

»Hallo, Richard, ich bin David, und meine Kollegin heißt Dorothy. Wir sind beide Rettungskräfte und sind hier, um Ihnen zu helfen. Lassen Sie Ihre Augen ruhig noch eine Weile geschlossen, während wir Ihren Blutdruck messen.«

Erstkontakt mit einem bewusstlosen Patienten, der nicht atmet

»Hallo, Jean. Mein Name ist Josephine und ich bin Rettungshelferin. Ich bin hier, um Ihnen zu helfen. Ich werde jetzt Ihr Kinn anheben und Ihren Kopf nach hinten neigen, damit Sie den Sauerstoff leichter durch die Maske einatmen können, die wir Ihnen gleich über den Mund legen.«

Denken Sie daran, dass es sehr wichtig ist, **dem Patienten zu sagen, was Sie als Nächstes tun, auch wenn der Patient bewusstlos ist! Bewusstlose Patienten können bis zu einem gewissen Grad alle Worte hören, die in ihrer Gegenwart gesprochen werden.**[32]

Mehr dazu erfahren Sie in Kapitel 12 (»Kardiovaskuläre Notfälle«).

Humor zum Beziehungsaufbau

Häufig kann es hilfreich sein, die Situation mit einer Prise Humor aufzulockern. Hier einige Beispiele:

- »Herr Bell, ich weiß, dass Sie an einem Samstagabend an sich Besseres zu tun haben. Aber wir sind nun einmal hier, und so haben Sie wenigstens eine spannende Geschichte, die Sie Ihren Freunden erzählen können!«
- »Nun, Mary, ich werde jetzt den Ärmel aufschneiden, damit ich Ihren Arm verbinden kann. Ich hoffe, es ist nicht Ihre Lieblingsbluse!«
- »Ich wette, Sie könnten sich etwas vorstellen, was Sie jetzt lieber tun würden als das hier.«

Natürlich braucht es viel Taktgefühl und Sensibilität, wenn man in einer Notfallsituation Humor einsetzt.[33] Solange es jedoch von Herzen kommt und Sie aufrichtig empathisch sind, ist jeder Versuch, Humor zu zeigen, in aller Regel hilfreich. Kommt keine positive Reaktion auf Ihren Scherz, fragen Sie den Patienten:

»Standen Sie vor dem Unfall unter emotionalem Stress?«

In vielen Fällen führt eine Verletzung oder ein Unfall dazu, dass die Person sich derart auf andere negative Belastungen in ihrem Leben konzentriert, dass sie diese nicht mehr vom aktuellen Notfall trennen kann. Mit dieser Frage bekommt der Patient die Möglichkeit, diese

Trennung vorzunehmen und sich auf sein Überleben zu konzentrieren.

Der bekannte Arzt und Hypnosetherapeut David Cheek hat diese Frage einmal einer Patientin gestellt, die in die Notaufnahme gebracht wurde, als er gerade Dienst hatte. Bei der Patientin handelte es sich um eine 42-jährige unverheiratete Frau, die bewusstlos in einer Blutlache auf dem Boden ihres Wohnzimmers aufgefunden worden war. Bei der Ankunft im Krankenhaus schien sie bewusstlos zu sein, und ihre Haut war kalt und fleckig. Die Atmung war flach und schnell, der Puls lag bei 140. Cheek beugte sich zu ihr und fragte: »Standen Sie in letzter Zeit unter emotionalem Stress?« Das waren die ersten Worte, die irgendjemand an sie richtete. Sie öffnete ihre Augen und antwortete: »Oh, ich schäme mich so. Ich bin jetzt seit zwei Jahren mit meinem Freund zusammen, und wir haben gestern Abend miteinander geschlafen.« Cheek lachte und sagte: »Um Himmels willen, warum haben Sie denn so lange gewartet?« Daraufhin kehrte wieder Farbe in das Gesicht der Frau zurück, sie lächelte und bat Cheek, ihrer Mitbewohnerin nichts davon zu sagen. Ihr Puls sank auf 100 (Rossi a. Cheek 1994).

Zeigen Sie authentisch Respekt

Respekt ist immer wechselseitig. Wenn Sie Ihren Patienten Respekt entgegenbringen, werden diese das Gefühl doppelt erwidern und höchstwahrscheinlich tun, was Sie sagen. Manchmal sehen überforderte Ersthelfer in einem Patienten einfach nur ein absolut hilfloses Opfer. Und bisweilen mag es vorkommen, dass ein erfahrener Helfer übermäßig autoritär auftritt. Auch wenn das manchmal notwendig sein mag (darauf kommen wir später zu sprechen) – in aller Regel ist es besser, Patienten mit großem Respekt zu begegnen. Dazu gehört auch, dass man mögliche Scham- und Peinlichkeitsgefühle, Ängste und Sorgen sowie alle Versuche, die Situation irgendwie zu bewältigen, ernst nimmt.

Der ursprüngliche Wunsch, anderen zu helfen, der viele Menschen in die Notfallmedizin bzw. zum Rettungsdienst bringt, kann nach vielen Einsätzen verloren gegangen oder abgestumpft sein. Pflicht ist nicht dasselbe wie Ernsthaftigkeit. Ohne die zusätzliche Kraft effektiver Kommunikation bleibt die kompetenteste medizinische Behandlung hinter dem zurück, was für den Patienten erreicht werden kann und sollte.

Dazu gehört auch Respekt vor der Kommunikationsfähigkeit des Patienten. Der Patient sollte nicht der letzte sein, der über sein medizinisches Problem informiert wird. Wenn irgend möglich, bitten Sie den Patienten, das Problem aus seiner Sicht zu beschreiben. Das schafft Beziehung auf Augenhöhe. Auch wenn Sie den Patienten fragen, in welcher Position er sich am wohlsten fühlt oder was er braucht, trägt dies zu einem Gefühl gegenseitigen Respekts bei. Wenn Sie die gleiche Ausdrucksweise wie der Patient verwenden, fördert dies ebenfalls das Vertrauen – natürlich nur, wenn es sich nicht als spöttisch auslegen lässt. Wenn Sie mit einem Hilfsarbeiter genauso reden wie mit einem Hochschulprofessor oder umgekehrt, werden Sie keine optimale Beziehung aufbauen können. Das Vertrauen ist auch gefährdet, wenn Sie mit älteren Menschen wie mit einem Kleinkind sprechen oder nicht vollkommen ehrlich sind.

Respekt vor den Rechten und Fähigkeiten einer Person ist nicht dasselbe wie aufrichtige Sorge um ihr Wohlergehen, doch beide dienen dazu, Beziehung aufzubauen. Wenn ein Notfallpatient davon überzeugt ist, dass Ihre Absichten voll und ganz auf sein Wohlergehen ausgerichtet sind, entsteht das für eine effektive Kommunikation erforderliche Vertrauen mit einer höheren Wahrscheinlichkeit.

Eine solche Sorge um einen Patienten, der eigentlich ein Fremder ist, ist für einen Ersthelfer, sei er Profi oder nicht, nicht unbedingt selbstverständlich. In manchen Situationen kann der Notfallpatient sogar abstoßend oder hilfeunwürdig erscheinen. Er kann schuld daran sein, dass andere verletzt wurden. Hegt ein Helfer dann negative Gefühle gegenüber dem Patienten, ist eine Beziehung, wie sie für den Einsatz von Notfallhypnose nötig ist, eher unwahrscheinlich. Kein Ersthelfer sollte eine Notversorgung durchführen, ohne wirklich Fürsorge zu empfinden! Auch im entgegengesetzten Fall, wenn es sich bei dem Patienten um einen geliebten Menschen oder einen persönlichen Freund handelt, darf der Retter keine übertriebene Betroffenheit an den Tag legen. Dies könnte fälschlich als besonders große Besorgnis interpretiert werden und die Beziehung so weit beeinträchtigen, dass Anweisungen ignoriert werden.

Verwenden Sie die Ausdrucksweise des Patienten

Wenn es irgendwie – ohne offensichtliche Anstrengung und selbstverständlich ohne jeden Anschein von Spott – möglich ist, mit einer Person in deren Sprache zu sprechen, fördert dies das Vertrauen. In

Einzelfällen mag dies das Sprechen einer Fremdsprache einschließen, bezieht sich aber in erster Linie auf den Gesprächs*stil*. Vertrautheit mit dem Jargon verschiedener Bevölkerungsgruppen ist sicherlich von Vorteil. Auch über Themen zu sprechen, von denen der Helfer annehmen kann, dass sie für das Opfer von Interesse sind, kann Beziehung herstellen. Wenn Sie genau zuhören, was ein Patient sagt und wie er es sagt, können Sie viel über ihn erfahren und dieses Wissen nutzen. Erscheint Ihnen zum Beispiel ein Patient besonders beherzt und tapfer, seien Sie ganz offen mit ihm und erkennen dies dadurch indirekt an. Blitzt bei jemanden ein Sinn für Humor durch, versuchen Sie, diesen aufzugreifen.

Oft gibt schon die Kleidung Hinweise auf einen passenden Kommunikationsstil. Trägt eine Frau beispielsweise einzigartigen, handgefertigten Schmuck, teilt sie Ihnen schon dadurch mit, dass sie eine Vorliebe für Außergewöhnliches hat. In diesem Fall dürfte es den Beziehungsaufbau erleichtern, wenn Sie dies in Ihrer Kommunikation berücksichtigen. Sie könnten zum Beispiel sagen:

»Um was ich Sie jetzt bitten werde, mag etwas ungewöhnlich erscheinen, aber ich möchte, dass Sie die Infusion halten, während ich Ihr Bein untersuche.«

Indem Sie sie bitten, etwas »Ungewöhnliches« zu tun, sprechen Sie in gewisser Weise ihre Sprache.

Häufig reichen ganz simple Sätze, um auf die Sprache des Patienten einzugehen. Zu einem General könnten Sie beispielsweise sagen:

»Das ist die vorgeschriebene Routine«,

zu einem Schüler:

»Bleib locker, solang ich das mache«,

zu einer Person im Business-Outfit:

»Das ist das Effizienteste, was wir jetzt tun können.«

Die Ausdrucksweise des Patienten zu verwenden kann auch vermitteln, dass man ihm beipflichtet. Sagt Ihnen ein Patient beispielsweise, dass er Menschen in Uniform nicht traut, könnten Sie ihm antworten:

»Manchmal ist es schwierig, mit Menschen in Uniform auszukommen, aber das trifft natürlich nicht immer zu. Ich möchte, dass Sie wissen, dass ich hier bin, um Ihnen zu helfen, auch wenn ich eine Uniform trage.«

Indem Sie der Meinung des Patienten in einem ersten Schritt zustimmen und anschließend seine Einstellung relativieren, könnten Sie seine Abwehrhaltung nach und nach mindern – und dann auf der Beziehung aufbauen, die Sie durch diese Zustimmung gewonnen haben.

Achten Sie auf ein ausgewogenes Kräfteverhältnis

Die anfängliche Abwehrhaltung eines Patienten kann man sich als eine Art Kräftemessen zwischen Opfer und Retter vorstellen. Aus diesem Grund erfordert ein rascher Beziehungsaufbau am Einsatzort viel Fingerspitzengefühl. Wenn zwei Partner zusammenarbeiten, kann einer sich auf die Beziehung konzentrieren, während der andere mit den medizinischen Behandlungsmaßnahmen beginnt. Ist man allein, haben Erste-Hilfe-Maßnahmen wie das Stillen von Blutungen oder die Verabreichung von Sauerstoff selbstverständlich Vorrang, doch ein paar geeignete Worte zum Beziehungsaufbau können das Behandlungsergebnis positiv beeinflussen. Patienten sind gewöhnlich misstrauisch, bevor sie jemandem Vertrauen schenken. Wenn der »stille Beobachter« im Kopf des Patienten eine Bedrohung wahrnimmt, hat Beziehung keine Chance. Auf stimmige Kommunikation auf Augenhöhe zu achten ist eine Möglichkeit, diesen Beobachter mit ins Boot zu holen.

Machtgleichgewicht hat damit zu tun, wie die Kontrolle zwischen Patient und Helfer aufgeteilt wird. Dies ist von Fall zu Fall verschieden. Manche Patienten brauchen mehr Kontrolle, andere weniger. Außerdem kann die Machtverteilung während eines Einsatzes schwanken. Der Patient darf jedoch niemals das Gefühl bekommen, bevormundet oder gar entmündigt zu werden.

Die Festlegung der Kräfteverhältnisse ist ein Prozess. In der Regel ist es am besten, dem Patienten zunächst den Großteil der Kontrolle zu überlassen und sie später nach und nach zu übernehmen – so, wie es nötig ist. Beispielsweise könnten Sie den Patienten bitten, einen Eisbeutel auf eine Verletzung zu halten, und ihm damit sozusagen Kontrolle zugestehen. Reagiert der Patient darauf jedoch nicht positiv, sollten Sie das Machtgleichgewicht mehr zu sich hin verlagern. Falls Sie den Eindruck haben, dass der Patient über ein hohes Maß an Selbstkontrolle verfügt, könnten Sie anregen, seinen Schmerz in Schach zu halten, indem Sie sagen:

»Sie scheinen sich sehr gut im Griff zu haben. Können Sie noch eine Weile so entspannt bleiben, während ich Ihren Blutdruck messe?«

Scheint sich der Patient hingegen nicht unter Kontrolle zu haben, sagen Sie vielleicht besser:

»Ich weiß, dass Sie sich alles andere als gut fühlen, aber ich möchte, dass Sie mir aufmerksam zuhören. Wir tun alles, was wir können, damit Sie sich bald besser fühlen.«

In letztgenannter Situation ist eine Verlagerung der Kontrolle hin zum Retter der wirksamere Weg, die Schmerzen des Patienten zu lindern. Ein gewisses Maß an Macht bzw. Selbstbestimmung sollte dem Patienten jedoch immer übertragen werden, unabhängig davon, wie viel er übernehmen möchte.

Um das zu gewährleisten, **sagen Sie dem Patienten immer, was Sie tun werden, bevor Sie es tun**. Wenn Sie zum Beispiel eine Blutdruckmanschette anlegen wollen, sagen Sie vorher:

»Ich werde Ihnen jetzt die Blutdruckmanschette anlegen, damit wir die Werte messen können. Und jetzt pumpe ich die Manschette auf, und Sie werden gleich spüren, wie sie sich anschmiegt.«

Häufig werden Sie erleben, dass eine bescheidene Haltung für den Beziehungsaufbau günstiger als eine befehlshaberische, dominante. Notfallpatienten haben ohnehin bereits das Gefühl, die Kontrolle über ihr Umfeld verloren zu haben. Sie brauchen keine zusätzliche Erniedrigung, indem sie wie Unterlegene behandelt werden. Wenn Sie als Helfer eigene Schwächen offenbaren, fühlt sich der Patient vielleicht weniger bedroht. Zum Beispiel:

»Haben Sie bitte etwas Geduld mit mir. Ich bin ein wenig langsam, wenn es darum geht, eine gute Anamnese zu erstellen. Ich möchte einfach sichergehen, dass ich auch wirklich alle wichtigen Fragen stelle.«

Eine solche Art des Austauschs kann nicht nur einem möglichen Kräftemessen vorbeugen, sondern führt vielleicht auch dazu, dass Sie sich anschließend gegenseitig mit Vornamen ansprechen.

Machen Sie realistische Aussagen

Zwar kommen wir später im Zusammenhang mit hypnotischen Suggestionen genauer darauf zu sprechen, doch ist es schon beim Beziehungsaufbau wichtig, realistisch zu sein. Wenn Sie aus Sicht des Patienten an Glaubwürdigkeit verlieren, verlieren Sie sein Vertrauen. Das heißt, die Aussagen, die Sie machen, müssen hinreichend realistisch sein. Unrealistisch wäre zum Beispiel »Alles wird gut, Sie brauchen sich gar keine Sorgen zu machen« zu einem Patienten zu sagen, der möglicherweise eine Gliedmaße verlieren oder den Rest seines Lebens im Rollstuhl verbringen wird und obendrein mit einer Anklage rechnen muss, weil er den Unfall verschuldet hat. Auch wenn in dieser Phase der Kommunikation selbst scheinbar unwahrscheinliche Anweisungen letztlich wirksam sind, muss darauf geachtet werden, dass alles Gesagte nachvollziehbar ist.

Das gilt ganz besonders dann, wenn Sie mit Kindern zu tun haben. Wenn Sie einem Kind zum Beispiel sagen, dass seine Schnittwunde nicht allzu schlimm aussieht und gar nicht so doll wehtun kann, verlieren Sie wahrscheinlich sein Vertrauen und könnten Probleme sowohl bei der Wundversorgung als auch beim Behandlungserfolg bekommen. Angemessenerer wäre:

»Hey, schau dir diesen Schnitt an – ich wette, das tut richtig weh.«

Bei einem solchen Ansatz würde das Kind höchstwahrscheinlich sofort davon ausgehen, dass Sie wissen, was Sie tun, weil Sie tatsächlich verstehen, wie es sich fühlt. Und dann können Sie damit anfangen, seine Gefühle zu verändern.

Nutzen Sie die Rückkopplungsstrategie

Eine gute Strategie besteht darin, ein aufmerksamer Beobachter zu sein. Ein erfolgreicher Strafverteidiger oder Verkäufer ist beispielsweise in der Lage, Bedürfnisse und Bedenken seines Gegenübers zu erkennen. Indem er solche Bedenken zur Sprache bringt, bevor der andere diese bewusst preisgibt, präsentiert sich der Sprecher als jemand, der über ein besonderes Gespür verfügt – also als jemand, dem man bedingungslos vertrauen kann. Heiratsschwindler und professionelle Trickbetrüger beherrschen diese Strategie so gut, dass sie ihre Zielperson binnen kürzester Zeit dazu bringen können, ihnen ihre gesamten Ersparnisse anzuvertrauen.

Indem Sie Ihren Patienten aufmerksam beobachten, können auch Sie dieses beziehungsfördernde »besondere Gespür« entwickeln und zum Ausdruck bringen. Hier nur einige Beispiele:

Fallbeispiel

Der Ersthelfer trifft bei einem Verkehrsunfall ein und findet eine schwerverletzte 24-jährige Frau vor, die auf der Straße liegt. Sie ist bei Bewusstsein und extrem verängstigt. Innerhalb von fünf Minuten hat der Retter die primären und sekundären Untersuchungen und alle vor Ort möglichen Behandlungen abgeschlossen. Die Patientin wirkt weniger verängstigt, und ihr Puls ist gesunken. Dann ertönen die Sirenen von Krankenwagen und Polizei, die noch etwa einen Kilometer vom Unfallort entfernt sind. Der Retter, der die Patientin genau beobachtet, schließt aus ihren Reaktionen, dass die Sirenen ihr nun wieder zusätzlich Angst machen. Also sagt er:

»Hören Sie das? Hier kommt weitere Hilfe. Ich weiß, die Sirenen klingen beängstigend, aber sie sorgen dafür, dass wir nicht unnötig im Verkehr stecken bleiben.«

Dadurch, dass der Retter ihre Bedenken anspricht, bevor sie diese selbst bewusst äußert, stärkt er die Beziehung und reduziert gleichzeitig ihre Ängste.

Fallbeispiel

Ein 42-jähriger Mann hat bei einer Öltankexplosion Verbrennungen erlitten. Der Rettungssanitäter hat ihm eine Sauerstoffmaske aufgesetzt und verabreicht ihm Sauerstoff. Während der Sanitäter den Gasfluss einstellt, bemerkt er, dass der Patient seine Hand an die Maske führt und den Kopf leicht dreht. Er erkennt, dass der Mann sich durch das beengende Ding auf seinem Gesicht beeinträchtigt fühlen könnte. Bevor die Angst des Patienten noch größer wird und er womöglich versucht, die Maske abzunehmen, sagt der Helfer:

»Die Maske wird Sie vielleicht ein wenig stören. Das geht den meisten Menschen am Anfang so. Aber wenn Sie sich einfach auf den Luftzug mit gutem, frischem, entspannendem Sauerstoff konzentrieren, dann werden Sie merken, wie viel angenehmer es gleich wird.«

Mit dem ersten Satz hat der Helfer eine ausreichend gute Beziehung zum Patienten aufgebaut, um umgehend ein Angebot wie »Aber wenn Sie sich einfach auf ... konzentrieren« folgen zu lassen. Und während sich der Patient zunehmend mit der Maske anfreundet, anerkennt er die »speziellen Kenntnisse« des Helfers, und die Beziehung wächst weiter.

Eine weitere Möglichkeit, die Rückkopplungsstrategie erfolgreich einzusetzen, besteht darin, einfach zu wiederholen, was der Patient Ihnen bereits gesagt hat. Manchmal weiß der Patient noch, welche Informationen er Ihnen bereits gegeben hat, manchmal aber auch nicht. In jedem Fall wird es sein Vertrauen in Sie stärken, wenn er hört, dass Sie aussprechen, was er für wahr hält. Sie können sich dabei entweder an einen anderen Ersthelfer wenden oder die Aussage direkt an den Patienten richten. Was Sie sagen, kann sich auf vom Patienten geäußerte Symptome, Klagen, Bedenken, Wünsche etc. beziehen, aber auch auf etwas, was Sie beim Patienten beobachten. Wenn der Patient zum Beispiel schluckt, könnten Sie sagen:

»Sie haben vielleicht bemerkt, wie wohltuend sich das Schlucken anfühlt.«

Honorieren Sie positive Reaktionen

Wenn Sie verbal würdigen, dass ein Patient Ihre Anweisungen befolgt hat, verbessern Sie die Beziehung. Wir neigen dazu, zu Menschen, die uns ein Lob aussprechen, eine Beziehung aufzubauen – seien es Lehrer, Eltern, Trainer oder Freunde. Achten Sie aber unbedingt darauf, dass Ihr Lob nicht irgendwie gönnerhaft klingt – es sei denn, Sie sprechen mit einem Kleinkind. In der Regel reicht es völlig, einfach zu sagen: »Das ist gut«, »Gut so« oder schlichtweg »Gut«. Wenn Sie den Patienten zum Beispiel bitten, tief einzuatmen, und er tut es, sagen Sie einfach: »Gut.« Sofern Sie diesen Ansatz speziell dazu verwenden möchten, Beziehung aufzubauen, sollten Sie darauf achten, am Anfang einige Anweisungen zu geben, bei denen Sie sicher sind, dass der Patient sie problemlos befolgen kann und vermutlich auch wird.

Gehen Sie mit dem Patienten mit – und bieten Sie dann alternative Sichtweisen an

Eine weitere Strategie, eine gute, vertrauensvolle Beziehung zu einem Patienten herzustellen, besteht darin, mit ihm sozusagen mitzugehen und seine Beschwerden zu »teilen«.[34] Das kann bedeuten, dass man die geäußerten bzw. erkennbaren Beschwerden und Symptome bestätigt oder in gewisser Weise sogar nachahmt bzw. »mitmacht«. Diese Methode eignet sich besonders bei Patienten, die einen Ersthelfer, der ihr destruktives Verhalten unterbrechen oder verändern möchte, sonst wahrscheinlich eiskalt abblitzen ließen. In den meisten Fällen sind solche Patienten hochemotional. Auch bei Asthmaanfällen, Hyperventilation und Panikattacken hat sich »Mitgehen« bzw. »Mitmachen« als sehr wirksam erwiesen.

Um bei einem Patienten mit Atemnot mitzugehen, greifen Sie die Atemfrequenz und den Atemrhythmus des Patienten auf und sagen dabei:

> »Ich merke ... wie schwierig ... es für Sie ist ... genügend Luft zu bekommen ...«

(Gleichzeitig können Sie beispielsweise die Sauerstoffgabe vorbereiten.)

Stimmt Ihre Atemfrequenz dann mit der des Patienten überein, verlangsamen Sie sie allmählich und beobachten, wie der Patient beginnt, Ihrem Beispiel zu folgen. Sagen Sie dabei:

> »Aber achten Sie einmal darauf, wie viel ... leichter ... es wird ..., einen schönen, leichten, vollen Atemzug zu nehmen.«

Sobald der Patient wieder normal zu atmen beginnt, honorieren Sie das, indem Sie sagen:

> »Das ist gut.«

Nicht selten müssen Ersthelfer auch Angehörige beruhigen, die sich in einem emotionalen Ausnahmezustand befinden. Auch in solchen Situationen kann das »Mitgehen« sehr hilfreich sein. Allein das Anerkennen der Gefühle einer oft völlig verunsicherten, verstörten Person kann eine spürbare Beruhigung bewirken. Anstatt »Es ist alles in Ordnung, ... [der Patient] wird wieder gesund. Beruhigen Sie sich einfach«, sagen Sie besser so etwas wie:

»Ich kann mir vorstellen, wie viel Angst Sie um (den Patienten) haben, aber wir werden uns gut um ihn kümmern.«

Auf diese Weise stellen Sie Beziehung her und holen die besorgte Person, die andernfalls den Patienten noch weiter verunsichern könnte, mit ins Boot.

Fallbeispiel

Zwei Feuerwehrleute werden zu einem Haus gerufen, in dem ein Kind »von Schlittenhunden zerfleischt« wurde. Vor Ort schreit das 6-jährige Mädchen völlig hysterisch. Ihre Kleidung ist zerrissen, und sie blutet oberflächlich an Kopf, Gesicht, Armen und Beinen. Ihre Eltern und mehrere Nachbarn sagen, sie hätten keine tieferen Wunden entdeckt, und berichten, das Mädchen sei in einen Zwinger gegangen, in dem sich drei Schlittenhunde befanden, die »grob mit ihr gespielt« hätten. Sie hatten versucht, das Kind zu beruhigen, indem sie ihm sagten, es sei ja nicht schwer verletzt. Einer der Helfer kniet sich vor das Mädchen hin und sagt:

»Oh je! Sieh dir all das Blut an! Das muss dir ja Angst machen, wenn du siehst, wie viel Blut da aus dir herauskommt!«

Augenblicklich lässt das krampfhafte Weinen nach – es ist offensichtlich, dass der Helfer Beziehung zu ihr hergestellt hat. Dann sagt er:

»Wow, sieh nur, wie dieses schöne rote Blut mir hilft, den Dreck hier zu entfernen«, während er die Wunde mit einer Kompresse reinigt. »Kannst du die Blutung zunächst noch ein bisschen verstärken und dann für mich stoppen?«

Das kleine Mädchen hat inzwischen fast aufgehört zu weinen und nickt mit dem Kopf. Die Blutung hört auf. Der Sanitäter gibt ihr eine Kompresse und lässt sie bei der Suche nach weiteren Kratzern und Schrammen mithelfen.

Lenken Sie die Aufmerksamkeit von den Verletzungen ab

Wann immer eine Handlung oder Äußerung des Ersthelfers das Wohlbefinden des Patienten erhöht, stärkt das die Beziehung. Ablenkung ist eine relativ einfache Möglichkeit, dies zu erreichen. Wenn die Aufmerksamkeit des Patienten von seinem Problem oder Schmerz abgelenkt werden kann, nehmen die Beschwerden tatsächlich ab – bis sich die Aufmerksamkeit wieder auf das Problem konzentriert.

Ist die Ablenkung ein direktes Ergebnis der Kommunikation mit dem Ersthelfer, wird der Patient die vorübergehende Erleichterung mit den Worten des Helfers in Verbindung bringen, und es entsteht Beziehung. **Mittels einiger Fragen und Anweisungen kann man den Patienten dazu bringen, seine Aufmerksamkeit auf etwas anderes als auf seine Hauptbeschwerden zu lenken.** Die Frage nach seinem Alter, die Aufforderung, auf die Blutdruckmanschette zu achten, oder die Einbeziehung des Patienten in die Behandlung einer geringfügigen Verletzung – all das kann diesem Zweck dienen.

Eine weitere gute Ablenkungsmöglichkeit ist die sogenannte Sekundärbefragung. Bitten Sie den Patienten, Ihnen den Grad des Unbehagens anzugeben, das er empfindet, wenn Sie auf eine Stelle des Körperteils drücken. Drücken Sie dann absichtlich auf einen Bereich, von dem Sie wissen, dass er nicht mit Schmerzen oder Verletzungen in Verbindung steht. Konzentriert sich die Aufmerksamkeit des Patienten auf diese Stelle und den Druck Ihrer Hand, vergisst er für einen Moment die eigentliche Verletzung. Unbewusst wird er diese Erleichterung mit Ihren Worten in Verbindung bringen, was zu einer positiven Beziehung führt, zu einer Übertragung. Der Satz

> »Ich wette, Sie können sich einen Ort vorstellen, wo Sie jetzt lieber wären«,

gefolgt von der sachlich gestellten Frage

> »Was würden Sie denn jetzt Schönes tun, wenn Sie es sich aussuchen könnten?«,

kann sehr effektiv sein, um die Aufmerksamkeit des Patienten von seinen Schmerzen und Beschwerden abzulenken. Sehr oft lässt sich der Patient von seiner Fantasie an einen warmen Strand in der Südsee oder in eine Hängematte unter Bäumen entführen. In den Kapiteln 4 (»*Erwartung*«) und 5 (»*Anleitungen*«) werden wir näher auf solche Bilder eingehen.

Eine schnelle Ablenkungsmethode, die dem Patienten zeigt, dass Ihre Worte tröstlich sein können, sind *Pseudoalternativen*. Wenn Menschen sich in Spontanhypnose befinden, wird das Entweder-oder-/Schwarz-Weiß-Denken aufgrund verengter Aufmerksamkeit intensiver. Nachdem der Ersthelfer festgestellt hat, ob ein Arm problemlos bewegt werden kann, könnte er den Patienten fragen:

»Was ist für Sie angenehmer – wenn Ihr Arm auf Ihrem Bauch liegt oder hier auf der linken Seite?«

Höchstwahrscheinlich wird der Patient eine Entscheidung treffen. Wenn er das tut, hat er seine Aufmerksamkeit bereits weg von den Schmerzen hin zu etwas gelenkt, von dem ihm gesagt wurde, es würde sie lindern. Sie könnten noch weiter gehen und sagen:

»Gut, und jetzt erlauben Sie diesem angenehmen Gefühl, dass es anhält, während ich die Wunde versorge.«

(Wie wir später zeigen werden, könnte daraufhin eine Anweisung folgen, die Blutung zu stoppen, den Blutdruck zu senken usw.)

Schließen Sie mit dem Patienten einen Vertrag

Diese Taktik nutzen professionelle Verkäufer, um potenzielle Kunden für ein Verkaufsgespräch zu gewinnen: »Schön, Sie kennenzulernen, Frau Jones. Ich bin Bill Sales und ich bin hier, um Ihnen etwas über diesen Staubsauger zu erzählen. Wenn es einen Staubsauger gäbe, der das Haus ganz allein reinigt, während Sie etwas anderes tun – würden Sie den haben wollen?«

Antwortet der Kunde mit Ja, ist die Wahrscheinlichkeit groß, dass er das Gerät kauft. (Aus diesem Grund gibt es in allen US-Bundesstaaten ein Gesetz, demzufolge Haustürkäufe innerhalb von drei Tagen rückgängig gemacht werden können. Dieses Gesetz erkennt die Existenz von Spontanhypnose an!) Um diese Taktik bei einem Notfallpatienten anzuwenden, könnten Sie sagen:

»Hallo. Mein Name ist John. Ich bin Rettungskraft und will Ihnen helfen. Werden Sie tun, was ich sage, damit es Ihnen besser geht?«

Stimmt der Patient zu, reicht dies möglicherweise schon aus, damit er die nachfolgenden Anweisungen befolgt, die wesentliche autonome Körperfunktionen positiv beeinflussen können.

Bei den meisten der oben genannten Kommunikationsansätze zum Beziehungsaufbau handelt es sich um indirekte Strategien. In einigen Fällen lässt sich Beziehung jedoch auch durch einen direkten Vertrag bei Behandlungsbeginn erreichen. Das gelingt am besten, wenn der Ersthelfer sich sehr sicher fühlt und der Patient sehr empfänglich scheint. Andernfalls kann eine Ablehnung des Vertrags die Beziehung vorübergehend blockieren. Gleichzeitig gilt: Eine anfängliche Ablehnung ist kein ernsthafter Rückschlag; gegebenenfalls kommen Sie mittels indirekter Strategien rasch wieder auf den richtigen Weg.

Wir empfehlen, sich mit den oben genannten Beziehungsstrategien so vertraut zu machen, dass Sie sie jederzeit spontan bei jederlei Rettungseinsatz oder Behandlung anwenden können. Hat eine Methode geholfen, rasch Beziehung herzustellen, können Sie andere dazu nutzen, diese aufrechtzuerhalten oder zu vertiefen.

Funktioniert eine bestimmte Technik nicht gleich, probieren Sie es mit derselben und/oder anderen so lange, bis Rapport hergestellt oder der Patient nicht mehr in Ihrer Obhut ist. Selbst wenn die Beziehung erst entsteht, wenn Sie die Erstbehandlung abgeschlossen haben und den Patienten an den Rettungswagen übergeben, kann eine »Abschiedsanweisung« das künftige Behandlungsergebnis erheblich beeinflussen. Berücksichtigen Sie auch die Möglichkeit, dass bereits vor Ihrem Eintreffen eine andere Person mit dem Patienten in Beziehung getreten ist. Jemand aus der Menge der Schaulustigen könnte schreien: »Oh mein Gott, der Mann wird sterben, wenn er nicht ganz schnell da rausgezogen wird!« Solche Worte können mit so viel Überzeugung, Ernsthaftigkeit und Autorität gesagt sein, dass der Patient ihnen Glauben schenkt. **Sehen Sie also zu, dass der Patient möglichst von der umstehenden Menge ferngehalten wird, bis Sie selbst eine Beziehung herstellen konnten.**

Übergabe von Beziehung

Wenn Sie als Ersthelfer eine Beziehung zum Notfallpatienten aufgebaut haben, kann es schwerfallen, mit ansehen zu müssen, wie Ihr Patient an andere Personen übergeben wird, die noch keine Beziehung zu ihm haben und sich womöglich nicht einmal sonderlich darum bemühen. Damit das nicht passiert, können Sie die bestehende Beziehung an die nächste Betreuerebene weitergeben. In den meisten Fällen sieht die Abfolge der Zuständigkeit wie folgt aus:

- Ersthelfer (zufällig anwesende Laien, Feuerwehr, Bademeister, Polizei etc.)
  - Rettungssanitäter, Notarzt
    - Arzt und Pflegekräfte in der Notaufnahme.

Eine gute Übergabe besteht im Wesentlichen aus zwei Schritten:

Als Erstes stellen Sie dem Patienten den nächsten Helfer vor und vermitteln ihm, dass Sie diesem vertrauen:

»Herr Jones (Name des Patienten), Dr. Adam hier ist ein erfahrener Rettungsarzt, der hier im Krankenhaus arbeitet. Er wird jetzt übernehmen und auf der Behandlung aufbauen, die ich mit Ihnen angefangen habe. Er wird Sie durchchecken und möglicherweise auch einige Fragen stellen, die ich Ihnen schon gestellt habe. Bei ihm sind Sie in guten Händen.«

Der zweite Schritt besteht darin, dass Sie den Kollegen wissen lassen, dass Sie eine Beziehung zu dem Patienten aufgebaut haben und dass der Patient positiv auf Ihre Anweisungen reagiert hat. Sie können diese Aussage auch in Anwesenheit des Patienten machen. Wenn der Patient hört, was Sie sagen, kann dies die Aussage noch verstärken. Zum Beispiel:

»Bill, Herr Jones klagt über Beschwerden im rechten Unterbauch. Ich habe seine Vitalwerte und seine Reaktionsfähigkeit notiert. Er hält sich sehr wacker, und das wird sich auch nicht ändern, wenn Ihr euch jetzt um ihn kümmert.«

In vielen Fällen – insbesondere dann, wenn Sie den Patienten schon eine gewisse Zeit betreut haben – haben Sie dem Patienten vielleicht eine bestimmte Anweisung gegeben, die sehr gut funktioniert. Zum Beispiel:

»Immer, wenn Sie tief einatmen, fühlen Sie weniger Druck.«

Geben Sie eine solche erfolgreiche Anweisung unbedingt an den nächsten medizinischen Betreuer weiter, damit er sie bei Bedarf wiederholen oder verstärken kann.

Richtig oder falsch?

1) Um Beziehung herzustellen, ist es am besten, immer eine dominante Position einzunehmen.
2) »Mitgehen« ist keine wirksame Strategie, um eine hysterische Person zu beruhigen.
3) Einen Patienten zu fragen, ob er Ihre Anweisungen befolgen wird, ist eine gute Möglichkeit, Beziehung herzustellen.
4) Beziehung zu einem Zweithelfer entsteht automatisch, wenn der Patient bereits Vertrauen zum Ersthelfer hat.

Übung

Schreiben Sie auf, was Sie beim Erstkontakt an einem Einsatzort sagen würden. Üben Sie es so lange laut, bis es sich ganz natürlich anfühlt.

4 Erwartung *(Expectation)*

Sobald Beziehung und ein Rapport besteht, ist es Zeit, dem Patienten positive Erwartungen für die unmittelbare Zukunft zu vermitteln. In diesem Kapitel finden Sie Strategien zum Aufbau einer Erwartungshaltung, die die Akzeptanz innerer Bilder fördert, welche ihrerseits die autonomen Körperfunktionen beeinflussen können. Die folgenden Kommunikationsstrategien können Sie einsetzen, um einen Patienten dazu zu bewegen, sich auf förderliche Anregungen einzulassen, die anfänglich möglicherweise zu unrealistisch klingen, um sie anzunehmen. Eine oder auch mehrere dieser Strategien erfordern nicht einmal eine Minute und werden insofern die anschließend nötigen Anweisungen nicht wesentlich verzögern.

Nutzen Sie kleine Erfolge, um große zu erreichen

Ein Grundprinzip der Motivation ist, dass Erfolg zu weiterem Erfolg führt. Ist es uns gelungen, ein Ziel zu erreichen, sind wir eher bereit, ein neues in Angriff zu nehmen. Daher ist es ratsam, mit relativ kleinen Zielen zu beginnen und sich zu größeren hochzuarbeiten. Ähnlich verhält es sich in unserem Kontext: Jedes Mal, wenn es einem Patienten gelungen ist, eine Anweisung zu befolgen, entsteht die Erwartung, auch die nächste umsetzen zu können. Zudem sinkt damit die Wahrscheinlichkeit, dass er sich gegen künftige sperrt. Sofern es die Zeit erlaubt, ist es daher am besten, mit niederschwelligen Anweisungen zu beginnen und sich dann zu anspruchsvolleren vorzuarbeiten. Zu den einfachen Anweisungen gehört beispielsweise die Aufforderung an den Patienten, seinen Namen zu nennen, etwas für Sie festzuhalten, zu husten oder tief einzuatmen usw. Werden solche Anweisungen befolgt, honorieren Sie es, indem Sie »Gut!« oder »Danke!« sagen. So kann der Patient es als kleinen Erfolg verbuchen.

Vermitteln Sie Zuversicht

Das Wichtigste, was Sie für eine positive Erwartungshaltung tun können, ist, dem Patienten zu versichern, dass er optimistisch in die Zukunft blicken darf. Dies lässt sich sowohl durch direkte als auch durch indirekte Zusicherungen erreichen.

Direkte Zusicherungen

Bei direkten Zusicherungen ist darauf zu achten, dass sie nicht unrealistisch sind. Sätze wie »Alles wird wieder gut« oder »Es gibt überhaupt keinen Grund zur Sorge« sind nicht wirksam. Eher funktionieren werden Aussagen wie die folgenden:

- »Das Schlimmste liegt hinter Ihnen.«
- »Ich bin Rettungskraft und werde Ihnen helfen.«
- »Wir kümmern uns um alles.«
- »Im Krankenhaus wird alles für Sie vorbereitet.«
- »Der Krankenwagen ist unterwegs, um Sie ins Krankenhaus zu bringen, wo Sie dann weiterversorgt werden.«
- »Morgen ist es dann schon etwas, das Sie Ihren Freunden erzählen können.«

Indirekte Zusicherungen

Richtig präsentiert, können indirekte Zusicherungen die wirksamste Art sein, einen Patienten zu beruhigen. Indirekte Zusicherungen sind Aussagen, die implizieren, dass sich der Patient von der Verletzung oder Krankheit erholen wird. Die folgenden Beispiele können Sie leicht abändern, um sie an die besonderen Umstände des jeweiligen Vorfalls anzupassen:

- »Ich habe die Erfahrung gemacht, dass viele Patienten in der Lage sind, ..., nachdem ich ihnen ... gegeben habe. Wenn Sie wieder auf den Beinen sind, würde ich mich sehr freuen, wenn Sie bei unserem Rettungsstandort vorbeikommen und Hallo sagen.«
- »Es wäre wirklich gut für Sie, wenn Sie, sobald es Ihnen wieder besser geht, aufhören mit ...«
- »Nehmen Sie noch dieses Jahr oder nächstes Jahr Urlaub? Wohin soll es gehen?«
- »Ich habe einen Freund, dem ist letztes Jahr das Gleiche passiert. Er hat immer noch ... (Beschreibung eines geringfügigen! Symptoms, wie es aus der vorliegenden Verletzung oder Krankheit resultieren könnte, um das Ganze glaubhafter zu machen), aber ansonsten ist er zu hundert Prozent wiederhergestellt.«
- »Wenn Sie dann wieder gesund sind, wäre es sehr nett, wenn Sie mir die Adresse geben, wo Sie das ... (etwas, was dem Patienten gehört oder was er trägt und was Ihnen gefallen könnte) gekauft haben.«

Jede indirekte Andeutung, dass der Patient wieder gesund und in der Lage sein wird, die von Ihnen geäußerten Wünsche zu erfüllen, gibt ihm Hoffnung und erhöht seine Aufnahmebereitschaft für Anweisungen, die ihm helfen, zu überleben und rasch zu genesen.

Verknüpfen Sie Suggestionen mit medizinischen Veränderungen, die mit Sicherheit eintreten

Diese Verknüpfungsstrategie beschreibt das angestrebte Ziel so, dass es als logische Folge von etwas anderem erscheint, das man ohnehin tun wird. Das Prinzip ist ganz einfach: Sie sagen, was Sie tun werden oder was der Patient erleben wird, und suggerieren dann, dass der Patient damit verbunden automatisch auch einen gewünschten Zielzustand bemerken wird. Die Aussage sollte so formuliert sein, dass die beiden Ziele logisch miteinander verknüpft sind bzw. aufeinander aufbauen.

Sie können diese Strategie bei einer Vielzahl von Behandlungsmaßnahmen verwenden – beim Anlegen eines Verbandes etwa oder beim Hochlegen der Füße des Patienten ebenso wie bei der Verabreichung von Medikamenten oder beim Legen einer Infusion. Im folgenden Beispiel wird ein Gefühl der Entspannung mit dem Ablassen der Blutdruckmanschette verbunden. (Diese Methode funktioniert wie gesagt am besten, wenn zwischen beidem ein offensichtlicher Zusammenhang besteht; hier ist es zum einen der nachlassende Druck, hinzu kommt noch die Verbindung zwischen »Luft« und »Atmung«.)

> »Ich werde jetzt Ihren Blutdruck messen. Achten Sie beim Ablassen der Luft darauf, wie viel leichter Ihre Atmung wird und wie entspannt sich Ihre Muskeln anfühlen, wenn die Luft aus der Manschette abgelassen wird. Gut!«

In gewissem Sinne ist auch der Placebo-Effekt eine Verknüpfungsstrategie. Wenn man mit Überzeugung und Zuversicht darlegt, was eine Intervention bewirken wird, erhöht dies die Wirksamkeit der Intervention.

Hier einige weitere Beispiele:

- »Dieser Verband wird dazu beitragen, die Blutung zu stoppen.«
- »Diese Tablette wird Ihren Kreislauf stabilisieren.«
- »In dieser Position wird es bequemer für Sie sein.«
- »Wenn Sie jetzt ganz tief einatmen, werden Sie feststellen, dass sich Ihr Herzschlag deutlich verlangsamt.«

Pseudoalternativen: Bieten Sie zwei Alternativen an, die beide zum gewünschten Ziel führen

Wenn Sie einen Patienten fragen:

»Ist es angenehmer für Sie mit dem Arm an der Seite oder auf Ihrem Bauch?«,

wird er wahrscheinlich keine dritte Alternative nennen. Teilt der Patient seine Entscheidung über eine Geste oder ein Wort mit oder signalisiert er stillschweigendes Einverständnis, hat er seiner misslichen Lage zum Trotz ein gewisses Maß an Wohlbefinden zugelassen. Sie können den Fokus auf dieses Wohlsein verstärken, indem Sie sagen:

»Gut. Lassen Sie einfach zu, dass sich dieses angenehme Gefühl in Ihren Armen und Schultern ausbreitet.«

Doch selbst ohne einen solchen Anschluss-Satz wird sich das Wohlbefinden des Patienten so weit gebessert haben, dass er hoffnungsvolle Erwartungen auf weitere Anregungen von Ihnen setzt.

Die Strategie der Pseudoalternativen[35] verschafft dem Patienten also eine illusorische Wahlfreiheit zwischen zwei Möglichkeiten, von denen er keine für wirklich wünschenswert hält, die aber beide sein Befinden tatsächlich verbessern können. Das vielleicht einfachste Beispiel dafür ist – ganz außerhalb eines Notfallszenarios –, wenn Kinder nicht ins Bett wollen. Sagt man ihnen, sie müssten um 8 Uhr im Bett sein, ist Widerspruch vorprogrammiert. Fragt man sie jedoch, ob sie um viertel vor 8 oder erst um 8 Uhr ins Bett wollen, entscheiden sich die meisten ohne weitere Quengelei für die letztere Zeit.

Ein einfaches Verfahren besteht darin zu sagen:

»Lassen Sie uns einfach einmal schauen, welche Erleichterung das jetzt bringt.«

Damit wird stillschweigend impliziert, dass es dem Patienten in jedem Fall Erleichterung bringen wird; die Frage ist lediglich, wie viel.

Ähnlich verhält es sich mit der Aussage:

»Sie könnten überrascht sein, wenn Sie merken, dass Sie sich so deutlich besser fühlen.«

Der Patient hat die Wahl, diese Aussage zurückzuweisen, indem er gar nicht überrascht ist, dass er sich besser fühlt – oder aber eben überrascht sein, dass er sich besser fühlt.

Die Kombinationsmöglichkeiten am Einsatzort sind praktisch unbegrenzt (Beine hoch oder runter, Gurt fest oder locker, Decke ja oder nein). Sie müssen lediglich sicherstellen, dass beide Alternativen für die beabsichtigte medizinische Behandlung geeignet sind. Fragen Sie beispielsweise eine Patientin, die in Schocklage gebracht werden muss, nicht, ob sie sich im Sitzen oder im Liegen wohler fühlen würde. Natürlich lassen sich mit Pseudoalternativen auch viele andere Ziele verfolgen, aber im Normalfall sollte es um Wohlbefinden, ein gutes Gefühl o. Ä. gehen. Generell ist das Angebot, dass es für den Patienten angenehmer wird, besser als Formulierungen wie »weniger Schmerzen«, »mehr Sauerstoff«, »weniger nervös« usw. Mehr dazu erfahren Sie in Kapitel 10 (»Umgang mit Schmerzen«).

Wenn der Patient auf eine Pseudoalternativen-Frage nicht antwortet, haben Sie immer noch die Möglichkeit, seinem Unbewussten die *von Ihnen gewählte* Suggestion zu vermitteln. Wissenschaftlichen Untersuchungen zufolge löst es eine leichte kurzzeitige Verunsicherung aus, wenn jemand zwischen zwei Möglichkeiten entscheiden muss, die beide nicht negativ sind. Bei Notfallpatienten erhöht dies die Empfänglichkeit für eine *vorgeschlagene* Möglichkeit. Zögert ein Patient folglich mit seiner Antwort, sagen Sie einfach:

»Ich glaube, es ist angenehmer für Sie, wenn Sie die Hand an der Seite liegen lassen.«

Diese Strategie kann auch positive Erwartungen auslösen, wenn die angebotenen Alternativen *in der Zukunft liegen*. Erklären Sie beispielsweise einem Patienten, der befürchtet, dass es für ihn kein Morgen gibt, er werde am nächsten Morgen entweder Hunger oder ein wenig Übelkeit verspüren, wird das dazu beitragen, seine Sichtweise zu verändern. (Diese spezielle Aussage würde natürlich nur dann verwendet, wenn keines der beiden Ereignisse schädlich wäre, da der Patient höchstwahrscheinlich tatsächlich entweder Appetit haben oder Übelkeit verspüren wird, sofern er die Nacht überlebt.) Auf ähnliche Art funktioniert diese Technik mit Worten wie »absehbar« oder »unverhofft« oder mit Sätzen wie

»Ich weiß nicht, in welcher der nächsten Nächte Sie ruhiger schlafen werden« oder »wenn nicht jetzt, dann bestimmt in ein paar Minuten« usw.

Lenken Sie die Aufmerksamkeit und Vorstellungskraft des Patienten weg vom Problem

Wann immer ein Notfallpatient einen Moment relativen Wohlbefindens erlebt, steigen seine positiven Erwartungen. Nun lässt sich der menschliche Geist so programmieren, dass er Schmerzen und Schockursachen ausblendet, wenn er angewiesen wird, sich mit Zeiten und Orten zu beschäftigen, in denen es keine Schmerzen und Ängste gab. Kann der Patient sprechen, reicht es manchmal aus, ihn aufzufordern, von seiner Arbeit, seinen Hobbys oder seiner Familie zu erzählen. Erscheint Sprechen nicht angebracht oder ist der Patient nicht in der Lage zu sprechen, können Sie seine Vorstellungskraft auf anderes lenken, indem Sie ihn einladen, sich einen weit entfernten Ort vorzustellen. Eine einfache Möglichkeit besteht darin, mit einer gewissen Unbeschwertheit zu sagen:

»Ich wette, Sie können sich einen Ort vorstellen, an dem Sie jetzt lieber wären als hier.«[36]

Fragen Sie dann während der medizinischen Behandlung, wo sein absoluter Lieblingsort ist. In den meisten Fällen wird der Patient es Ihnen sagen. Schlagen Sie ihm dann ganz pragmatisch vor, sich in seiner Vorstellung an diesen Ort zu begeben. Sagen Sie ihm, dass er nur zurückkommen muss, wenn Sie oder ein anderer Helfer mit ihm sprechen. Sieht sich der Patient, und sei es nur kurz, an diesem Ort, wird er ruhiger und fühlt sich gestärkt. Dies wiederum fördert eine positive Erwartungshaltung des Patienten und auch seine Bereitschaft, den nachfolgenden Anregungen oder Anweisungen Folge zu leisten. (Mehr zu inneren Bildern findet sich in späteren Kapiteln).

Manchmal kann es jedoch tatsächlich – statt ablenkender Bilder – vorteilhafter sein, wenn der Patient sich auf die Verletzung, die Krankheit oder den Schmerz konzentriert – allerdings auf eine Art und Weise, die es ihm ermöglicht, Gefühle und Ergebnisse zu akzeptieren und sie anschließend zu verändern. Ein Beispiel:

»Ich weiß, wie schlimm sich Ihr Knie anfühlen muss. Ich möchte, dass Sie sich darauf konzentrieren und sich erlauben, genau wahrzunehmen, *wie* es sich anfühlt. Nehmen Sie Kontakt auf zu dem, was Ihr Körper tut, um es zu heilen. Und dann lassen Sie zu, dass sich das unangenehme Gefühl verändert – so, dass es immer besser zu ertragen ist, während die natürlichen Selbstheilungskräfte des Körpers weiterarbeiten.«

Nutzen Sie ideomotorische Signale

Eine weitere Möglichkeit, beim Patienten positive Erwartungen zu wecken, besteht darin, dass man ihn auffordert, Fragen mit Ja oder Nein zu beantworten, indem er mit den Fingern ein Zeichen gibt. Dies lässt sich wie folgt formulieren:

»Ich möchte, dass Sie mir einige Ja-oder-Nein-Fragen beantworten, indem Sie einfach Ihren Zeigefinger heben, wenn die Antwort Ja lautet (auf den Zeigefinger des Patienten zeigen und ihn berühren), und den Mittelfinger, wenn sie Nein lautet (auf den Mittelfinger zeigen und ihn berühren). Wenn Sie die Antwort nicht wissen oder nicht antworten wollen, heben Sie einfach den Daumen (den Daumen zu berühren ist nicht nötig). Sie müssen sich nicht besonders anstrengen, um einen Finger zu heben, eine ganz leichte Bewegung reicht aus. Sie werden überrascht feststellen, dass die Finger die Fragen quasi von selbst zu beantworten scheinen.«[37]

Nun können Sie anfangen, geeignete Ja-Nein-Fragen zu stellen. Je nach Behandlungsstand können dies Fragen zur Krankengeschichte, zur Ursache des Problems, zu einer angenehmeren Lagerung etc. sein. Wenn Sie für diese Art von Fragen verbale Kommunikation bevorzugen, können Sie ideomotorische Signale nutzen, um bestimmte Schmerz- oder Verletzungsbereiche zu lokalisieren. Ein Beispiel:

»Wenn ich jetzt eine Stelle an Ihrem Körper berühre, zeigen Sie mir mit Ihren Fingern, ob Sie dort besonders empfindlich sind. Benutzen Sie den Ja-Finger, wenn das der Fall ist, und den Nein-Finger, wenn nicht.«

Ideomotorische Antworten wecken in aller Regel positive Erwartungen, weil sie dem Patienten als etwas Außergewöhnliches erscheinen – so, als hätte der Retter eine mächtige Ressource angezapft. Tatsächlich werden im entsprechenden Finger kleine motorische Neuronen aktiviert, wenn der Patient beginnt, an die Antwort zu denken. Dies führt zu einer Bewegung, die von einem leichten Zucken bis hin zu einem vollständigen Anheben des Fingers reicht. Lügendetektoren nutzen diesen Effekt in ähnlicher Weise. Der Helfer sollte die Finger genau beobachten und dem Patienten selbst bei einer ganz leichten Bewegung ein positives Feedback auf seine Antwort geben. Vermutlich hat der Patient die Bewegung auch selbst bemerkt, aber es kommt ihm so vor, als sei sie automatisch und ohne bewusste Anstrengung erfolgt. (In manchen Fällen kann die Antwort übrigens wahrheitsgemäßer ausfallen, als der Patient eigentlich gewollt hätte. Wenn Sie zum Beispiel fragen: »Wäre es Ihnen lieber, wenn Ihre Mutter im Nebenzimmer wartet?«, möchte die Person bewusst vielleicht die Gefühle der Mutter nicht verletzen und würde ihr wahres Bedürfnis verleugnen. Das ideomotorische Signal jedoch reagiert eher auf die tatsächlichen Grundbedürfnisse einer Person.[38] Da der Patient erkennt, dass sein eigenes Wohlergehen Vorrang hat, wird zugleich eine positive Erwartungshaltung aufgebaut.)

Selbstverständlich sind ideomotorische Signale auch für die »normale« Kommunikation nützlich, wenn dem Patienten aus dem einen oder anderen Grund das Sprechen schwerfällt. Dies kann auf körperliche Verletzungen, Sprachstörungen oder auch auf laute Umgebungsgeräusche zurückzuführen sein, wie sie oft an einem Unfallort herrschen, wo mehrere Helfer im Einsatz sind, die durcheinanderreden. In letzterem Fall kann diese Möglichkeit, einfach und relativ mühelos mit dem primären Ansprechpartner zu kommunizieren, eine verängstigte Person sehr beruhigen. Voraussetzung ist natürlich, dass der Helfer dem Patienten seine ständige Aufmerksamkeit schenkt und ihm während der Rettungsmaßnahmen immer wieder Fragen stellt wie:

»Sind Sie so weit okay?«

Ideomotorische Signale lassen sich auch bei Patienten nutzen, die in aufrechter Sitzhaltung versorgt werden und in der Lage sind, Arme und Hände zu bewegen. Solchen Patienten können Sie ein Pendel geben, beispielsweise ein fünf Zentimeter langes Stück Schnur oder eine Kette mit einem Anhänger am Ende. Bitten Sie den Patienten, die Schnur zwischen Zeigefinger und Daumen zu halten und das beschwerte Ende nach unten hängen zu lassen. Der Ellbogen sollte auf der Armlehne eines Stuhls oder auf dem Knie aufgestützt sein. Fordern Sie den Patienten auf, sich vorzustellen, dass das Objekt sich in die jeweils gewünschte Richtung bewegt. Auch wenn das vielleicht etwas merkwürdig klingen mag, können Sie ihm erklären, dass dies eine einfache Möglichkeit ist, sich ein bisschen besser zu fühlen, während Sie sich um die Behandlung kümmern oder auf den Krankenwagen warten. Die meisten Patienten wundern sich, wenn sich das Pendel in Bewegung setzt und die vorübergehende Ablenkung dazu beigetragen hat, die Beschwerden zu lindern. Wenn die Patienten überrascht wirken, sagen Sie ihnen: »Viele Menschen sind verblüfft, wenn sie erleben, dass sie allein durch mentale Visualisierung ein Pendel in Bewegung versetzen können. Das ist keine Zauberei, sondern zeigt nur, dass Sie viel mehr Kontrolle über Ihren Körper haben, als Ihnen klar ist. Und auch, wie weit Sie es in der Hand haben, sich besser zu fühlen.«

Übrigens trägt auch diese Suggestion dazu bei, eine optimistische Erwartungshaltung zu entwickeln. (Hinweis: Probieren Sie den Pendelversuch selbst aus, damit Sie ihn glaubhaft vermitteln können.)

Eliminieren Sie Schuldgefühle und Wut

Sowohl Schuldgefühle als auch Wut sind Emotionen, die einer positiven Erwartungshaltung im Weg stehen, sofern sie nicht angemessen zur Sprache gebracht und umgemünzt werden. Beide Gefühle sind ganz natürlich und können, adäquat gehandhabt, von Nutzen sein, sind aber toxisch, wenn sie unaufgelöst bleiben. Für Notfallpatienten, die häufig Schuldgefühle oder Wut in Zusammenhang mit ihrer Verletzung oder Krankheit empfinden, gilt dies ganz besonders. Wenn wir einem Patienten dabei helfen, sich derartige Gefühle bewusst zu machen und sie dann loszulassen, können positive Erwartungen leichter entstehen.

Eine gute Möglichkeit, mit der Wut eines Patienten umzugehen, besteht darin, sie in *konstruktive Aggression* umzuwandeln. Aggression bedeutet im wörtlichen Sinne nichts anderes als eine energische Handlung (lat. *aggredi* = »herangehen, in Angriff nehmen«). Damit ist nicht unbedingt körperliche Gewalt gemeint, sondern vielmehr die Kraft einer Energie, die auf ein bestimmtes Ziel gerichtet ist. Diese Energie ist dem Menschen angeboren und sollte nicht unterdrückt werden. Ist das verletzte Opfer eines Autounfalls wütend auf die Person, die ihn von der Straße abgedrängt hat, und lässt zu, dass sich diese Wut in ihm aufstaut, dann wird diese Emotion seine Überlebens- und Selbstheilungskräfte erheblich behindern. Selbst wenn der Patient seiner Wut durch Beschimpfungen (etwa: »Dieser Scheißkerl hatte auf meiner Fahrbahn verdammt noch mal nichts zu suchen!«) Luft macht, wird er die Emotion nicht los. Gefühle sind dazu da, uns zu konstruktivem Handeln zu bewegen. Haben wir beispielsweise Angst, lassen wir sie als eine Emotion zu, die uns dazu bringen soll, sie zu vermeiden. Indem wir den Patienten ermutigen, sich zuerst in Richtung Mut und dann hin zu furchtlosem Vertrauen zu bewegen, können wir das negative Potenzial von Angst verringern, die beispielsweise ein Trauma auszulösen oder die Heilung zu beeinträchtigen vermag. In diesem Sinne könnte man dem Opfer eines Autounfalls, der von einem anderen Fahrer verursacht wurde, sagen:

»Ich weiß, dass Sie sehr wütend auf die Person sind, die Sie von der Straße abgedrängt hat (Zustimmung bzw. ›Mitmach‹-Strategie), aber lassen Sie uns diese Energie doch besser dazu nutzen, Ihre Heilung zu beschleunigen.«

Ganz ähnlich können Sie mit Schuldgefühlen umgehen. Genau wie Wut behindern Schuldgefühle die optimale Heilung des Körpers und fördern eher eine pessimistische Erwartungshaltung. Genauso, wie man Wut in konstruktive Aggression umwandeln kann, lassen sich Schuldgefühle kreativ umwandeln und für persönliche Entwicklung nutzen. Im Grunde ist Schuld nur eine unpassende Form von Mitgefühl. Hat jemand Schuldgefühle, weil er versehentlich jemand anderen verletzt hat, kann der Helfer dieses Gefühl folglich einfach als Zeichen natürlichen Mitgefühls anerkennen. Werden Schuldgefühle auf diese Weise umgedeutet, kann der Patient die neue Sichtweise nutzen, daraus lernen und daran wachsen. Fühlen Patienten sich an etwas schuldig, das möglicherweise zu ihrer jetzigen Notlage beigetragen hat, neigen sie dazu, Schmerzen und Leiden als Strafe anzusehen.

Gelingt es, dieser (Selbst-)Bestrafung ein Ende zu setzen, können Schmerzen und Leiden nachlassen. Ein Beispiel:

»Sie haben Schuldgefühle, weil Sie sich neben der Zapfsäule eine Zigarette angezündet haben? Wissen Sie, wir alle machen Fehler. Aber glauben Sie nicht, dass das, was Ihnen passiert ist, ausreichend Strafe war? Okay, also lassen wir das jetzt beiseite, und Sie konzentrieren sich ganz darauf, wieder gesund zu werden.«

Bringen Sie Humor hinein, wenn es passend erscheint

Auch Humor kann helfen, Ärger zu vertreiben. Die meisten Menschen verfügen über ausreichend Sinn für Humor, auch wenn dieser natürlich individuell unterschiedlich ist. Ersthelfer sollten sich auf ihre Intuition und ihren Kommunikationsstil verlassen, wenn es darum geht, den richtigen Moment und die passenden Worte zu finden. Man kann sich auch ein paar bewährte witzige Standardformulierungen einprägen und einsetzen, wenn man das Gefühl hat, dass es hilfreich sein könnte. Gelingt es einem Ersthelfer, dem Patienten ein Lächeln zu entlocken, kann dies durchaus eine Hilfe sein. Noch besser natürlich, wenn der Patient lacht. Lachen ist, genau wie Weinen, eine bereinigende Entlastung (Katharsis). Es löst Spannungen, Schmerzen und Stress. Wenn man lacht, ist es schwierig, Angst zu haben. Lachen erhöht die Sauerstoffversorgung des Gewebes, lockert Verspannungen, lenkt von Schmerzen ab und senkt den Blutdruck (nachdem er anfänglich gestiegen ist). Lachen reduziert auch negative Erwartungen und weckt Hoffnung.

Auch wenn Lachen anderen Beteiligten am Einsatzort unangemessen erscheinen mag – sofern die Beziehung zwischen Helfer und Patient stimmt und irgendein, und sei es noch so kleiner Aspekt der Situation wirklich komisch ist, sollte man diesen erkennen und humorvoll ansprechen. Auch wenn als Reaktion nur ein zögerliches Lächeln kommt, war es die Mühe wert. Selbstverständlich gilt es immer, reichlich Taktgefühl an den Tag zu legen, damit der Patient nicht das Gefühl bekommt, dass Sie die Situation nicht ernst nehmen.

Vorsicht im Umgang mit dem Begriff »Hypnose«

Die meisten Laien verbinden mit dem Wort Hypnose bestimmte Erwartungen.[39] Wenige verstehen, was sie wirklich ist, doch fast alle gestehen ihr eine gewisse Wirkmacht zu. Trotz der vielen falschen Vorstellungen, die ein Patient von Hypnose haben mag, könnte die Erwähnung des Begriffs durch einen Rettungsdienstmitarbeiter, insbesondere einen professionellen Sanitäter oder Notarzt, besondere Erwartungen wecken. Signalisiert ein Patient seine Bereitschaft, Hypnose zur Linderung seiner Symptome einzusetzen, können die anschließenden Anweisungen des Rettungsmediziners sehr effektiv sein. Es ist nicht nötig, einen hypnotischen Zustand herbeizuführen, da ein solcher Bewusstseinszustand höchstwahrscheinlich bereits vorhanden ist.[40] Das Angebot kann beispielsweise so formuliert werden:

»Kennen Sie Hypnose und wissen Sie, dass man damit Beschwerden, wie Sie sie gerade haben, lindern kann? Möchten Sie, dass ich Ihnen zeige, wie man sie anwendet? Sie kann sehr wirksam sein.«

Steht der Patient dem Vorschlag, Hypnose anzuwenden, nicht offenkundig ablehnend gegenüber, kann der Retter mit einem einfachen hypnotischen »Ritual« fortfahren, dem dann die passende Anweisung folgt. Als Ritual reicht es völlig aus, dem Patienten zu sagen:

»Okay, ich möchte, dass Sie tief und entspannt einatmen. Gut. Wenn ich bis drei zähle, erlauben Sie Ihren Augen einfach, sich zu schließen, und achten darauf, wie viel wohler Sie sich gleich fühlen.«

An diesem Punkt können Sie eine spezifische Anweisung geben, die gemäß den im nächsten Kapitel vorgestellten Leitlinien formuliert ist. Die mit dem Wort Hypnose verbundenen Erwartungen, zusammen mit dem tiefen Bedürfnis des Patienten nach Hilfe jeglicher Art, machen dies in vielen Fällen zu einer wirksamen Strategie.

Da viele in diesem Buch vorgestellte Techniken und Strategien für eine wirksame Kommunikation denen ähneln, die in der klinischen Hypnotherapie verwendet werden, hier ein kurzer Überblick, was Hypnose ist und was sie nicht ist:

Hypnose wird in der Medizin seit fast 200 Jahren angewandt. Im Jahr 1956 wurde sie von der American Medical Association offiziell anerkannt. Obwohl oft als ein auf die psychosomatische Medizin beschränktes Instrument angesehen wird sie sehr häufig bei der Vorbereitung und Nachsorge von Operationen eingesetzt. Zahnärzte verwenden Hypnose, um die Blutung bei Operationen an Hämophilie-Patienten kontrollieren zu können. Viele werdende Mütter nutzen Hypnose für eine schmerzfreie Geburt.

Leider hat das Geheimnis, das sich hinter der Macht des Geistes verbirgt, Schauspieler, Schriftsteller, Zauberer, Betrüger und religiöse Führer dazu verleitet, die Idee der Hypnose falsch zu vermitteln. Und dies wiederum hat, in Verbindung mit der natürlichen Skepsis gegenüber Dingen, die wir nicht verstehen, zu einer generellen Verwirrung über Hypnose beigetragen.

Bei der formalen Hypnose trifft der Klient mit dem Hypnotherapeuten die Vereinbarung, bestimmte Überzeugungen freiwillig außer Kraft zu setzen und zuzulassen, zeitweise andere Überzeugungen zu übernehmen. Die Worte des Hypnotherapeuten helfen dem Klienten, sich bewusst intensiv zu fokussieren und damit andere Reize auszublenden. Durch diese intensive Konzentration werden Barrieren abgebaut, und die hypnotische Botschaft kann direkt in das Unterbewusstsein eingebracht werden.

Ein mögliches Problem bei der Verwendung des Wortes Hypnose am Notfallort betrifft gesetzliche und vereinbarte Regelungen in Bezug auf den Einsatz von Hypnose. Wenn Sie diesbezüglich Bedenken haben, verwenden Sie die hypnotische Kommunikation – wohl wissend, dass sie sich bei Patienten in Spontantrance ohnehin nicht vermeiden lässt –, erwähnen aber das Wort Hypnose nicht.

Übungen

1) Was haben kleine Erfolgserlebnisse mit dem Aufbau einer positiven Erwartungshaltung zu tun?
2) Überlegen Sie sich ein Beispiel, wie Sie einem Patienten indirekt eine positive Erwartung vermitteln können.
3) Schreiben Sie einen Satz auf, der Pseudoalternativen anbietet, um dem Patienten zu mehr Wohlbefinden zu verhelfen.
4) Warum und wie tragen ideomotorische Signale dazu bei, zuversichtliche Erwartungen zu entwickeln?
5) Definieren Sie in Ihren eigenen Worten *Hypnose* und *Spontanhypnose*.

Teil II: Bewältigungsmechanismen aktivieren

5 Anweisungen *(Directives)* – ein Überblick

In den vorangegangenen Kapiteln haben wir beschrieben, wie man Zuversicht ausstrahlt, Beziehung aufbaut und positive Erwartungen weckt, um hypnotische Anweisungen vorzubereiten. In diesem Kapitel wird nun erläutert, wie ein Ersthelfer hypnotische Suggestionen geben kann, die das autonome Nervensystem des Patienten optimal ausrichten können. Wie bereits mehrfach erwähnt sind solche Anweisungen natürlich immer eine *Ergänzung* zu den Standardmaßnahmen der medizinischen Notfallversorgung.

Hypnose hat heilende Wirkung, weil sie einschränkende Überzeugungen, Ängste und/oder Erinnerungen überwinden kann, die den Körper andernfalls daran hindern könnten, das zu tun, wozu er in der Lage ist. Eine richtig formulierte Anweisung kann bestehende hinderliche Überzeugungen verändern und dem Patienten ermöglichen, seine Vitalsysteme auf bislang ungeahnte Weise zu beeinflussen. Hypnotische Anleitungen können einfach zur Beruhigung und Bestärkung eingesetzt werden, aber auch spezifischer sein. So können sie beispielsweise dazu dienen, den Blutdruck zu senken, Entzündungen einzudämmen und Blutungen zu stoppen. Richtig formuliert ermöglichen solche Anweisungen dem Körper, seine volle Genesungskraft zu entfalten.

Anweisungen können direkt sein, zum Beispiel:

> »Wenn ich bis drei zähle, möchte ich, dass Sie die Blutung an Ihrem Handgelenk stoppen, während ich versuche, zu Ihnen ins Auto zu kommen, damit ich es verbinden kann.«

Oder sie können indirekt sein:

> »Während die Schnittwunde an Ihrem Arm aufhört zu bluten, was jetzt schon einsetzt, hole ich einen Verband aus dem Erste-Hilfe-Kasten.«

Indirekte Suggestionen können bei einem Patienten, der weniger erschrocken und angsterfüllt und daher vermutlich auch weniger empfänglich für direkte Suggestionen ist, besser funktionieren als bei jemandem, der mehr Angst hat und daher hochsuggestibel ist. Denken Sie daran, dass man davon ausgehen kann, dass sich alle Notfallpatienten in einem anderen Bewusstseinszustand befinden, der sie hochsuggestibel macht. Einige sind jedoch fokussierter als andere. Bei denjenigen, die sich offensichtlich in Spontanhypnose befinden, sind direkte Suggestionen sehr wirksam. Anzeichen für diesen tiefen Zustand unbewusster Aktivität sind:

- entspannte/glatte Gesichtsmuskulatur
- weit geöffnete Augen, leicht geöffneter Mund
- Katalepsie (in Extremfällen)
- Tränen
- ängstliche Reaktionen trotz guter Kommunikation
- fassungsloses Aussehen
- mechanische Bewegungen.

Bevor der Helfer Anweisungen geben kann, muss er natürlich wissen, was der Patient braucht, und das erfordert eine schnelle und effiziente Diagnose. Ist der Blutdruck gefährlich hoch? Liegt eine Entzündung vor? Sind die Schmerzen stark? Zirkuliert ausreichend Sauerstoff? Ist der Patient zu kalt oder zu heiß? etc. Wie korrekt sich solche Fragen beantworten lassen, hängt natürlich vom Kenntnis- und Ausbildungsstand des jeweiligen Helfers und seinen Fähigkeiten in Erste-Hilfe-Maßnahmen und Diagnostik ab. Sind die spezifischen psychologischen oder physiologischen Bedürfnisse des Patienten nicht bekannt, können die verbalen Anweisungen genereller ausfallen und allgemein auf die Genesung des Patienten ausgerichtet sein.

Jedenfalls ist es wichtig, in allen Fällen das Gespräch mit zuversichtlicher Stimme in eine positive Heilungsrichtung zu lenken, um gute Fortschritte mit dem Patienten zu erzielen, der sich durch den Notfall bereits in einem hypnotischen Zustand befindet. Das Wichtigste sind allgemeine Anweisungen, die positive Vorstellungen in Richtung Besserung fördern. Das detaillierte Fachwissen professioneller Ersthelfer hinsichtlich Heilungsmechanismen ermöglicht allerdings, heilsame innere Bilder spezifischer anzusprechen, und erweitert die Möglichkeit, solche Vorstellungen zu entwickeln. Unabhängig von den angebotenen Bildern lässt sich die körperliche Weisheit des Patienten dazu anstoßen, hinderliche Überzeugungen auszuräumen und so sein höchstes Heilungspotenzial zu entfalten. Wie bereits erwähnt können solche vorgefassten negativen Überzeugungen Emotionen hervorrufen, die die Amygdala aktivieren, was die

Ausschüttung von Stresshormonen wie Cortisol auslöst. Diese Hormone treiben unsere Herzfrequenz und den Blutdruck in die Höhe und bereiten uns damit auf Kampf oder Flucht vor – selbst wenn eine solche Entscheidung gar keine Option mehr ist.

Kann der Helfer nun positivere Emotionen initiieren, aktivieren diese das ventrale Striatum, wodurch der Stresshormonspiegel sinkt. Das Ergebnis sind Gefühle von Ruhe und Entspannung, was wiederum zu einer stabilen Homöostase führt. Darüber hinaus tragen positive Emotionen generell dazu bei, das Immunsystem zu stärken und Heilung zu fördern. So kann ein Ersthelfer, auch wenn er noch nicht alle Probleme des Patienten kennt, positive Botschaften vermitteln. Genau diese Art von Kommunikation des Rettungsteams ist es, die im Patienten optimale Heilungsreaktionen anregt.

Nun sind Anweisungen, die darauf beruhen, dass man genau weiß, was der Patient braucht, natürlich optimal für hypnotische Interventionen. Unbedingt nötig ist ein solches Wissen jedoch nicht. **Positive Botschaften leiten den Körper in Richtung Homöostase, Selbstheilung und Regeneration** – egal, wie sie formuliert sind. Nehmen wir beispielsweise an, ein Helfer weist den Patienten an, die Hirngefäße zu erweitern, damit seine Kopfschmerzen zurückgehen. Auch wenn die Kopfschmerzen durch eine zu starke Dilatation verursacht sind, spielt es keine Rolle, dass Sie dem Patienten gerade das technisch Falsche gesagt haben. Die Botschaft wird in den allermeisten Fällen automatisch von einer Instanz korrigiert, die Hypnoseforscher wie Ernest Hilgard als »inneren Beobachter« bezeichnen.[41] Dieser erkennt die positive Absicht der Anweisung und verändert das Bild so, dass es eine angemessene, dienliche Reaktion auslöst (Hilgard 1992). Bei negativ, pessimistisch oder ängstigend formulierten Anweisungen ist der innere Beobachter erfahrungsgemäß leider weniger effizient darin, die bestmögliche Reaktion zu finden.

Übungen

1) Was ist der innere Beobachter?
2) Nennen Sie Beispiele für direkte und indirekte Suggestionen oder Anweisungen.
3) Welche körperlichen Anzeichen gibt es dafür, dass jemand sich im Zustand einer Spontanhypnose befindet?
4) Welche Vorteile hat ein optimistisch ausgerichtetes Gespräch mit dem Patienten im Vergleich zu einem negativen Gespräch?

6 Innere Bilder *(Images)*

Dieses Kapitel stellt sieben Leitlinien vor, die dafür sorgen können, dass Ihre Worte im Unbewussten des Patienten positive innere Bilder erzeugen.

Das Ziel von Anweisungen an den Notfallpatienten ist, Bilder anzuregen, die schnell Heilungsprozesse programmieren und bewirken. Auch wenn es bei medizinischen Anweisungen, die auf der Diagnose des Ersthelfers beruhen, um Absicht und Wirkung geht, sind medizinisch exakte Details zu den biologischen Funktionen nicht nötig. Dem Patienten reicht die dahinterstehende generelle Absicht. Handelt es sich bei dem Notfall beispielsweise um einen Hitzschlag, kann man Bilder anregen, die kühlen Nebel suggerieren, erfrischend kühles Wasser, eine angenehme Meeresbrise oder *was immer der Patient mit Abkühlung assoziiert.* Ist die Notfallursache ein verletztes Organ, könnten die Bilder mit geschickten Änderungsschneidern zu tun haben, die in den Blutkreislauf eindringen, das Organ finden und es flicken. Das Bild kann eine kreative Idee des Helfers sein, er kann den Patienten aber auch bitten, ihm zu sagen, was für ein Bild ihm kommt, wenn er daran denkt, dass etwas repariert wird. Nennt der Patient in diesem Fall einen Schreiner, kann der Helfer auf diesem Bild aufbauen und eine passende Metapher verwenden, zum Beispiel:

> »So wie jemand einen kaputten Holzstuhl repariert, so können Sie sich vorstellen, wie Ihr Körper beginnt, Ihren verletzten Arm zu heilen.«

Welche Macht innere Bilder über unser Handeln und unsere übliche Denkweise haben, veranschaulicht folgendes Beispiel: Wenn ein zehn Zentimeter breites Brett vor Ihnen auf dem Boden liegt und man Sie bittet, die Länge des Brettes abzugehen, hätten Sie – die körperlichen Fähigkeiten vorausgesetzt – höchstwahrscheinlich keinerlei Probleme damit. Liegt dasselbe Brett jedoch zwischen den Dächern zweier hoher Gebäude, und Sie werden aufgefordert darüberzulaufen, hätte allein die *Vorstellung,* dass Sie abstürzen könnten, mehr Einfluss auf Ihr Gleichgewicht als selbst ein hoher finanzieller Anreiz kompensieren könnte. Die Folge: Wenn Sie es versuchten, würden Sie wahrscheinlich tatsächlich abstürzen.

Es ist der kreative Teil der Anleitung zu Bildern, der für den Ersthelfer die größte Herausforderung darstellen kann. Das liegt in erster Linie daran, dass wir Hemmungen haben, am Einsatzort eine solche vermeintlich »kindliche« Kommunikation zu verwenden. Unsere Kultur neigt dazu, kreativen Imaginationen eher entgegenzuwirken, als sie zu fördern, und hat die Fantasie auf die unproduktive Seite unserer Existenz verwiesen. Die Ironie bei dem Ganzen ist, dass die meisten der Milliarden von Hirnzellen, die wir besitzen, nicht mit logischem, linearem Denken, sondern mit fantasiegeleitetem Denken bzw. eben Bildern verknüpft sind. Die Hemmungen, solche bildlichen Vorstellungen zu geben, könnten in demselben Maße zurückgehen, in dem die Wirksamkeit einer solchen Kommunikation offensichtlicher wird. Die folgenden Leitlinien sowie die Bereitschaft, die eigene natürliche kreative Vorstellungskraft auch offen zum Ausdruck zu bringen, sind alles, was Sie brauchen, um einem Patienten zu helfen, dass er heilende innere Bilder entwickeln kann.

Nutzen Sie für innere Bilder alle fünf Sinne

Wenn wir an Bilder denken, denken wir oft nur an visuelle Bilder. Innere Bilder können jedoch auch den Tast-, Geschmacks-, Hör- und Geruchssinn miteinbeziehen. Tatsächlich werden Bilder lebendiger, wenn mehrere Sinne beteiligt sind. Eine Person wird zum Beispiel eher auf das Bild reagieren, dass sie sich am Meer entspannt, wenn sie auch den warmen Sand spüren, die Brandung hören, den Seetang riechen, den salzigen Nebel schmecken und auf den blauen Himmel und die grünen, schäumenden Wellen blicken kann.

Sprechen Sie eine für den Patienten verständliche Sprache

Je weniger Aktivität die linke Gehirnhälfte benötigt, um Anweisungen zu verstehen, desto mehr Energie steht der bilderzeugenden rechten Gehirnhälfte zur Verfügung. Deshalb ist es wichtig, klar, langsam und in Begriffen zu sprechen, die der Patient leicht verstehen kann, ohne über ihre Bedeutung nachdenken zu müssen. Indem Sie Zweideutigkeiten vermeiden, helfen Sie dem Patienten, rasch passende innere Bilder zu entwickeln.

Aus ähnlichen Gründen ist es hilfreich, sich der Sprache des Patienten zu bedienen. Das heißt, dass Sie, wenn irgend möglich, seine Muttersprache verwenden. Bei zweisprachigen Personen hat die Erstsprache Vorrang. Das liegt daran, dass diese Sprache der frühen Kindheit mit viel Fantasie verbunden war. Außerdem war es die Sprache, die Autoritätspersonen wie Mutter und Vater sprachen, was gewöhnlich den Beziehungsaufbau erleichtert. Die Sprache des Patienten zu sprechen bedeutet auch, einen Dialekt oder berufliche Fachausdrücke zu verwenden, sofern der Helfer damit vertraut ist. Selbstredend darf ein Patient nie das Gefühl bekommen, er würde parodiert oder nicht ernst genommen.

Nutzen Sie eigene Erfahrungen des Patienten

Imagination funktioniert am besten, wenn die Bilder des Patienten verwendet werden, nicht die des Helfers. Ein Ort, der für eine Person entspannend ist, muss es für jemand anderen nicht unbedingt auch sein. Ein Helfer kann den Patienten zum Beispiel bitten, sich vorzustellen, wie er am Strand in der Sonne liegt, weil das seine Vorstellung von Entspannung ist. Der Patient hat aber möglicherweise ungute Erinnerungen an eine solche Umgebung, die alles andere als entspannend waren. Deshalb ist es immer besser, den Patienten zu fragen, was für ihn ein erholsamer und entspannender, kurz ein Wohlfühl-Ort wäre. Dann kann man ihn anleiten, sich in Gedanken dorthin zu begeben, und ihn ermutigen, entsprechende innere Bilder zu entwickeln.

Der Autor hat mit folgenden Worten Hunderte von Notfallpatienten dazu gebracht, für sich einen angenehmen Ort zu beschreiben:

»Ich wette, Sie können sich einen Ort vorstellen, an dem Sie jetzt lieber wären als hier.«

Dann, nach ein paar nötigen Handgriffen am Patienten, kann man fragen:

»Welchen Ort haben Sie sich denn vorgestellt, als Sie überlegt haben, wo Sie denn lieber wären?«

So gut wie alle Patienten – egal, wie schlecht es ihnen ging – haben einen solchen Ort gefunden.

Verwenden Sie anschauliche, lebendige Wörter

Da Notfallpatienten normalerweise nicht sehr nach Reden zumute ist, liegt es an Ihnen, ein Bild möglichst detailreich zu beschreiben, um es bunt und kraftvoll erscheinen zu lassen. Das folgende Experiment zeigt, wie wichtig anschauliche, ausschmückende Adjektive sind, wenn es darum geht, innere Bilder anzuregen. Lesen Sie es durch, legen Sie das Buch beiseite und probieren Sie es aus.

Übung

Setzen oder legen Sie sich bequem hin, Ihr Arm liegt entspannt neben Ihnen. Stellen Sie sich nun vor, dass Ihr Arm sich nach oben hebt. Tun Sie dies ein paar Sekunden lang. Gleichgültig, ob er sich hebt oder nicht – merken Sie sich, welche Empfindungen Sie hatten und was Sie gedacht haben.

Nun konzentrieren Sie sich wieder auf Ihren Arm und die imaginäre Levitation, stellen Sie sich diesmal aber vor, dass ein ganzer Bund farbiger Helium-Luftballons – rote, blaue, grüne und viele weitere in Ihren Lieblingsfarben – an einer Schnur an Ihrem Handgelenk befestigt ist. Beobachten Sie, wie die Luftballons in den klaren, blauen Himmel aufsteigen. Glauben Sie dem Bild, ohne weiter darüber nachzudenken. Schauen Sie einfach zu, wie die Ballons aufsteigen, wenn eine sommerliche Brise sie nach oben trägt. Vielleicht mögen Sie sich auch vorstellen, wie die Ballons mit jedem Ihrer Atemzüge größer werden und Ihre Hand und Ihren Arm immer höher heben. Bleiben Sie dabei.

Vergleichen Sie nun diese zweite Erfahrung mit der ersten. In den meisten Fällen wird das zweite Bild eher ein Anheben des Arms bewirkt haben als das erste. Je farbenfroher und facettenreicher die Beschreibung, desto lebendiger ist das Bild. Einen unterkühlten Patienten sollten Sie also nicht lediglich einen »warmen Ort« imaginieren lassen, sondern Folgendes: dass er im warmen Sand liegt und die heißen Sonnenstrahlen spürt; oder dass er in eine kuschelige, weiche Decke gewickelt vor einem großen gemauerten Kamin sitzt, wo die orangeroten Flammen Wärme auf seinen ganzen Körper ausstrahlen und ihm der Geruch von brennendem Eichenholz in die Nase steigt. Laden Sie den Patienten ein, sich vorzustellen, wie er das Knistern des Feuers hört, die Funken der Glut sprühen sieht und wie sein Körper wärmer und wohliger wird.

Benutzen Sie eine fesselnde, gefühlsbetonte Ausdrucksweise

Nun sollten Ihre Worte nicht nur anschaulich sein, sondern auch eine emotionale Komponente haben und fesselnd klingen. Warum dies die Vorstellungskraft erhöht, ist nicht genau bekannt, aber es könnte mit frühkindlichen Erfahrungen zu tun haben. In dieser Zeit sprechen Eltern und andere Erwachsene mit Kindern typischerweise in einem emotional intensiven Tonfall, um positive Bilder zu fördern. Zum Beispiel: »Was für ein *großer* Junge! Du hast diese *große braune Schachtel ganz allein* hochgehoben!« oder »Was für ein *schönes* Bild du gemalt hast! Schau dir nur diese *hübschen roten* Blumen an!« Offensichtlich regt eine solche Sprache bei Stress latente Bilder an und erhöht zudem die Empfänglichkeit für Orientierungshilfen und Beistand.

Statt »Ihr Herz schlägt wieder regelmäßiger« sagen Sie also:

> »*Alle* Fasern Ihres Herzmuskels beginnen jetzt, als *Team* zusammenzuarbeiten, damit *frisches, sauerstoffreiches Blut* zu *allen* Zellen Ihres Körpers gepumpt wird.«

Der fesselnde und emotionale Tonfall Ihrer Stimme wird die entsprechenden Bilder verstärken und scheinbar bestätigen. (Falls Sie an der Macht emotionaler Rhetorik zweifeln, schauen Sie sich einmal einen amerikanischen Fernsehprediger an und beobachten Sie, wie er Menschen motiviert, seine Organisation zu unterstützen.)

Verwenden Sie ausschließlich positive Formulierungen

Eines der wichtigsten Dinge, die Sie sich merken sollten, wenn Sie mit Notfallpatienten sprechen, ist, dass Sie Ihre Aussagen *positiv formulieren.* Wörter wie »kein« oder »nicht« erzeugen keine mentalen Bilder. Bilder werden von Satzbeifügungen erzeugt, die Bilder verwenden. Anweisungen, die Verneinungen enthalten,[42] sollten daher immer umformuliert werden.

falsch	*richtig*
»Ihnen ist nicht mehr schwindlig.«	»Sie fühlen sich klar im Kopf.«
»Ganz bald ist Ihnen nicht mehr nach Weinen zumute.«	»Ganz bald werden Sie sich erleichtert fühlen.«
»Atmen Sie nicht so schnell.«	»Atmen Sie langsamer.«
»Sie werden nicht sterben.«	»Sie werden leben.«
»Ich gebe Ihnen etwas, damit Sie keine Schmerzen haben.«	»Ich gebe Ihnen etwas, damit es für Sie erträglich ist.«
»Sagen Sie mir, wo Sie Schmerzen haben.«	»Sagen Sie mir, wo Sie die meisten Beschwerden haben.«

Das folgende Beispiel verdeutlicht diesen Punkt: Die passionierte Golferin Susan will den Ball auf dem Fairway zwischen zwei Wasserhindernissen durchschlagen. Was passiert, wenn sie sich »Schlag den Ball ja nicht ins Wasser!« sagt oder »Ich werde den Ball nicht ins Wasser schlagen«? Die stark bildhaften Wörter *Ball, Wasser* und *schlagen* übertrumpfen das Wort »nicht«. Infolgedessen werden feinste Körperreaktionen dazu führen, dass der Ball – entsprechend der inneren Vorstellung – in Richtung Wasserhindernis geschlagen wird. Sagt sich die Golferin dagegen: »Ich werde den Ball auf das Fairway schlagen«, ist die Wahrscheinlichkeit, dass sie dies auch tut, deutlich größer.

Neben negativen Aussagen sollten auch Wörter mit negativer Konnotation vermieden werden.[43] Das diesbezüglich am häufigsten verwendete Wort in der Kommunikation mit Notfallpatienten ist *Schmerz*. Wenn ein Rettungssanitäter oder Notarzt den Patienten fragt, ob er Schmerzen hat oder wo die Schmerzen sind, vermittelt er damit dem Patienten das Bild von Schmerzen. Da jeder Satz, in dem das Wort Schmerz vorkommt, dieses Bild weiter nährt, sollte dieses Wort wann immer möglich vermieden bzw. angemessen umschrieben werden, beispielsweise mit dem Wort *Beschwerden* (s. Tabelle oben).

Sie können auch Anweisungen zur Schmerzlinderung geben, ohne das Wort zu verwenden, zum Beispiel:

»Achten Sie mal darauf, wie es beginnt, Ihnen viel besser zu gehen.«

Eine gute Möglichkeit, Schmerzen in den Griff zu bekommen, besteht darin, dass Sie den Patienten bitten, die gerade gefühlte Belastung auf einer Skala zwischen 1 und 10 einzuordnen.[44] Nutzen Sie dann die bereits erwähnten Strategien und die Beispiele aus Kapitel 10 (»Umgang mit Schmerzen«) und bitten den Patienten sich vorzustellen, wie es sich anfühlen würde, wenn es ihm ein, zwei oder drei Punkte besser ginge.

Sofern der Patient hört, was Sie sagen, sollten Sie das Wort Schmerzen auch bei der Übergabe an Kollegen oder die Klinik vermeiden.

Verknüpfen Sie, falls erforderlich, innere Bilder mit Signalreizen

Ein Signalreiz ist eine symbolische Handlung, die automatisch ein hilfreiches Bild wieder aufruft. So könnten Sie dem Patienten beispielsweise sagen, wann immer er Zeigefinger und Daumen aneinanderlegt, wird das angenehme Gefühl von Erleichterung schnell und automatisch zurückkehren. Auch ein Lockern der Schultern, ein Lächeln, ein tiefes Durchatmen, ein Augenblinzeln usw. können als Signalreiz dienen. Signalreize und auch -wörter geben dem Notfallpatienten ein Gefühl von Sicherheit und Kontrolle. Schon auf dem Transport ins Krankenhaus und auch ohne Ihre vertraute Anleitung kann er sie bei Bedarf ganz alleine einsetzen, damit Ihre hilfreichen Anweisungen weiterwirken können.

Fallbeispiel

Ein Patient mit einer zerquetschten Hand wurde vom Erstversorger behandelt und reagiert gut auf Suggestionen zum Schmerzmanagement. Der Krankenwagen ist eingetroffen, und der Patient wird gerade auf die Trage gehoben. Der Helfer sagt zu dem Patienten:

»Herr Brown, wenn Sie das Gefühl, sich relativ wohl zu fühlen, das Sie jetzt empfinden, später wieder benötigen, brauchen Sie nur tief einatmen, ausatmen und Ihren Zeigefinger und Daumen aneinanderlegen. Sobald Sie das tun, kommt dieses Gefühl automatisch zurück. Machen Sie das jetzt gleich einmal: Tief einatmen, ausatmen und Zeigefinger und Daumen aneinanderlegen. Merken Sie, wie viel besser Sie sich auch jetzt schon fühlen? Gut.«

Richtig oder falsch?

1) Bei der Entwicklung von Bildern sollte ausschließlich der Sehsinn angesprochen werden.
2) Ein Tag am Strand wäre für jeden ein entspannendes Bild.
3) »Ihnen ist jetzt nicht schwindelig« ist eine zieldienliche Anweisung.
4) Ein Signalreiz hilft dem Patienten, ein nützliches Bild wieder aufzurufen.

7 Glaubhaftigkeit *(Believability)*

Da der Patient Anweisungen sowohl auf der bewussten als auch auf der unbewussten Ebene wahrnimmt, müssen sie relativ schlüssig und glaubhaft klingen. Andernfalls funktionieren sie nicht. In diesem Kapitel finden Sie einige Regeln, die dem Patienten helfen, den Worten des Ersthelfers hinreichend Glauben zu schenken, selbst wenn das Gesagte über das bisherige Vorstellungsvermögen hinausgeht.

Hinlänglich glaubhafte Anweisungen

Die Wahl unseres Merkwortes CREDIBLE, also »glaubwürdig«, weist bereits auf die Bedeutsamkeit dieses Kapitels hin. Ein Ersthelfer muss Anweisungen geben, die der Patient für durchführbar hält. Denken Sie daran, dass in Spontantrance und in einem ängstigenden Umfeld die meisten Menschen nicht mit ihrem üblichen kritischen Verstand denken. Eine andere Rettungskraft würde vielleicht nicht glauben, dass die Vorstellung von Schnee, der auf eine verbrannte Hand fällt, irgendetwas bewirken kann. Aber für einen Patienten in Trance ist viel mehr möglich. Ihr Patient kann diese Vorstellung leicht aufgreifen, wenn Sie die hier genannten Leitlinien befolgen. Wenn Sie einen Patienten bitten, sich vorzustellen, wie kühler Schnee auf seine verbrannten Hautstellen fällt, können Entzündungsreaktionen tatsächlich zurückgehen, sofern Sie auf eine Art und Weise sprechen, die absolut glaubhaft klingt. Innere Bilder folgen Überzeugungen, und Überzeugungen werden durch ein Gefühl der Glaubhaftigkeit genährt.

Seien Sie bei Anweisungen möglichst präzise

Ein Patient muss sich nicht genau vorstellen, welche biologischen oder physiologischen Prozesse in Gang gesetzt werden bzw. ablaufen sollen. In Hypnose funktionieren gewöhnlich Metaphern gut. Bei medizinischen Notfallsituationen

> »verändern sich die kognitiven Prozesse, werden wortwörtlich und sprechen übermäßig sowohl auf direkte als auch versteckte Bedeutungen einer kommunizierten Botschaft an« (Karnatovskaia et al. 2020).

Klingen die Anweisungen jedoch übertrieben, kann der Patient die Glaubhaftigkeit sowohl auf bewusster als auch auf unbewusster Ebene infrage stellen. Wenn der Helfer, der das oben erwähnte Bild von frischgefallenem Schnee verwendet hat, um eine Entzündungsreaktion zu mildern, beispielsweise eine Minute später ergänzt: »In fünf Minuten wird Ihre Hand vollständig geheilt sein«, könnte dies dem Patienten einfach zu unglaubwürdig erscheinen.

Falsche Anweisungen, die die Glaubhaftigkeit untergraben, lassen sich vermeiden, wenn Sie die folgenden Punkte beachten:

1) Seien Sie ehrlich und so präzise wie möglich, *ohne* jedoch die Sorgen und Ängste des Patienten zu bestätigen. Diese Ehrlichkeit trägt dazu bei, die Ausstrahlung aufrechtzuerhalten, dass der Helfer vertrauenswürdig ist.

2) Beschränken Sie medizinische Informationen auf diejenigen Körperfunktionen, die Ihrer Diagnose nach am relevantesten sind. Das bedeutet nicht unbedingt, dass Sie ins Detail gehen müssen. Wenn Sie jemanden anregen, Bilder zu entwickeln, die das Immunsystem stärken, ist es nicht unbedingt erforderlich, einzelne biologische Prozesse zu beschreiben, die auf der Zellebene stattfinden. Es wäre hinreichend genau, von Immunzellen zu sprechen, die sich zusammentun, um den Körper von Infektionen zu befreien, während andere Zellen sich ausruhen.

3) Respektieren Sie die Intelligenz des Patienten, aber lassen Sie unnötige Informationen weg, die seine Konzentration auf die angesprochenen, relativ glaubwürdigen Möglichkeiten stören könnten. Oftmals ist es eine Gratwanderung, wenn Sie dem Patienten eine vermutlich erschreckende Nachricht übermitteln, also etwa dem Opfer eines Autounfalls mitteilen müssen, dass eines seiner Familienmitglieder schwerste Verletzungen erlitten hat.

Fallbeispiel

Es hat sich ein Autounfall mit mehreren Verletzten ereignet. Die Rettungskräfte behandeln den Fahrer, der möglicherweise Wirbelsäulenverletzungen und gebrochene Rippen hat. Das kleine 10-jährige Kind dieses Patienten ist tot. Der Helfer weiß dies. Der verletzte Fahrer weiß es nicht.

Patient: »Wo ist mein kleiner Junge? Wie geht es ihm? Oh mein Gott, ist er in Ordnung? Bitte, sag es mir doch jemand!«

Helfer: »Ich verstehe, wie besorgt Sie um Ihren Sohn sind. Ein Sanitäter ist gerade bei ihm, und er ist ein ausgezeichneter Sanitäter. Ich weiß, dass er gut für ihn sorgt. Das Beste, was *Sie* jetzt für ihn tun können, ist, mir zu helfen, dass wir auch für Sie alles tun, was wir können. Sie könnten gleich damit anfangen, indem Sie Ihren Kopf ruhig halten, wenn ich jetzt die Halskrause anlege. Während wir das tun, möchte ich, dass Sie …«

In dieser heiklen Situation gelingt es dem Helfer, präzise und ehrlich zu sein, ohne Informationen preiszugeben, die sich nachteilig auf die Überlebenschancen des Patienten auswirken könnten.

Fallbeispiel

Ein 34-jähriger Rechtshänder hat sich bei der Arbeit an einer Maschine die rechte Hand verstümmelt. Es ist unwahrscheinlich, dass er die Hand in Zukunft noch benutzen kann. Der Patient, der sich so weit im Griff zu haben scheint, betrachtet seine Hände.

Er fragt (nachdem er Schmerzmittel bekommen hat und die Wunde versorgt ist): »Werde ich meine Hand jemals wieder benutzen können?«

Ersthelfer: »Das weiß ich ehrlich gesagt nicht. Ich weiß nur, dass man heute mit Wiederherstellungschirurgie unglaubliche Dinge machen kann und dass Verletzungen fast immer viel schlimmer aussehen, als sie tatsächlich sind. Sie werden wahrscheinlich überrascht sein, wie viel Sie nach einiger Zeit wieder machen können.«

Dieses Beispiel zeigt, dass das Ausmaß an Informationen, das Sie dem Patienten mitteilen, nicht zuletzt davon abhängt, wie viel der Patient bereits weiß. Die Glaubhaftigkeit ist gefährdet, wenn Sie etwas verleugnen, was der Patient bereits mit Sicherheit weiß. Gleichzeitig ist darauf zu achten, negative Überzeugungen des Patienten nicht zu bestätigen. Eine weitere Möglichkeit, die Glaubhaftigkeit zu erhöhen, besteht darin, mit einer relativ einfachen Anweisung zu beginnen und sich dann zu weitergehenden Anweisungen vorzuarbeiten. Ein Grundprinzip der Psychologie besagt, dass bereits befolgte Suggestionen geringeren Widerstand gegen nachfolgende Suggestionen hervorrufen.

Formulieren Sie Anweisungen möglichst in der Verlaufsform

Die Verlaufsform ist eine grammatische Konstruktion, die ein länger andauerndes Ereignis bezeichnet, das zum betreffenden Zeitpunkt noch nicht abgeschlossen ist. Obwohl ein direkter Imperativ wie »Stoppen Sie *jetzt* die Blutung« funktionieren kann, sind Anweisungen meist wirksamer, wenn sie so formuliert sind, dass der Patient ein bisschen mehr Zeit und Spielraum hat, um die entsprechenden Bilder zu übernehmen. Zum Beispiel: »Ihr Arm fängt bereits an, sich taub anzufühlen« oder »Achten Sie einmal darauf, wie Ihr Arm beginnt, sich taub anzufühlen.« Diese Art der Formulierung legt nahe, dass der Patient sich etwas bewusst machen soll, was bereits geschieht, was er aber möglicherweise noch nicht bemerkt hat. Mit diesem Vorgehen ist die Wahrscheinlichkeit geringer, dass der Patient eine Anweisung ablehnt. Es ist auch weniger wahrscheinlich, dass die Beziehung verloren geht, weil nicht sofort eingetreten ist, was Sie gesagt haben. Vielmehr hat der Patient Zeit, das innere Bild für sich zu entwickeln.

Anweisungen in der Verlaufsform helfen auch, den Patienten davon abzuhalten, dass er sich zu sehr anstrengt, sie zu befolgen. Ein weiteres Grundprinzip der Psychologie ist das Gesetz der umgekehrten Wirkung, demzufolge man umso eher scheitert, je mehr man sich anstrengt. Eine Anweisung wie »Senken Sie Ihre Körpertemperatur« könnte die Aktivität in der linken Gehirnhälfte erhöhen, damit eine Art willentliche Entschlossenheit ausgelöst wird. Sofern nicht gleichzeitig starke positive Erfolgsbilder vorhanden sind, verstärkt diese Entschlossenheit in gewisser Weise eher Bilder, die auf Schwierigkeiten oder Unvermögen fokussieren und somit kontraproduktiv sind. Je mehr man sich zum Beispiel bemüht, nicht rot zu werden, desto wahrscheinlicher ist es, dass einem das Blut ins Gesicht steigt, usw. Die Verlaufsform scheint einen Erfolg eher *anzunehmen* als ihn zu fordern.

Beziehen Sie die Anweisungen auf den Patienten, nicht auf das Umfeld

Anweisungen sind glaubwürdig, wenn sie sich auf mögliche Veränderungen beim Patienten beziehen und nicht auf die Dinge außerhalb des Patienten. Das liegt daran, dass die inneren Bilder des Patienten nur dessen eigenen Geist-Körper-Komplex beeinflussen können, nicht aber externe Objekte, Personen oder Ereignisse.[vii] Die folgenden Beispiele veranschaulichen diesen Punkt:

vii Es gibt Hinweise darauf, dass innere Bilder einer Person auch die äußere Realität beeinflussen können. Entsprechende Theorien wurden in der Philosophie und in jüngerer Zeit auch in der Quantenphysik aufgestellt. Ob eine solche psychische Energie tatsächlich existiert, ist eine Frage, die vielleicht eines Tages beantwortet werden kann, wenn sich die verschiedenen Disziplinen – Psychologie, Philosophie, Medizin, Neurophysiologie und andere medizinische Wissenschaften – in ihren Anstrengungen zusammentun. Bis dahin können wir davon ausgehen, dass das, was wir uns vorstellen, zumindest indirekt die Welt außerhalb von uns beeinflussen kann.

falsch	*richtig*
»Merken Sie, wie viel kühler es draußen *ist*.«	»Nehmen Sie wahr, wie viel kühler Ihr Körper wird.«
»Stellen Sie sich vor, wie schnell Hilfe kommen wird.«	»Hilfe ist auf dem Weg. Sie werden überrascht sein, wie schnell die Zeit vergeht, bis sie eintrifft.«
»Die Fahrt ins Krankenhaus wird ruhig und entspannend sein.«	»Achten Sie während der Fahrt darauf, wie die Geräusche, die Sie hören, einschließlich der Sirene und des Verkehrslärms, dazu beitragen, dass Sie sich besser und entspannter fühlen.«

Wie bei den meisten Regeln gibt es auch bei dieser eine Ausnahme. Es ist in Ordnung, ein Bild anzuregen, das sich darauf bezieht, was ein Medikament bewirken wird, statt wie der Körper auf das Medikament reagieren wird. Wie beim Placebo-Effekt löst der Glaube an die äußere Kraft der Substanz innere Bilder aus. Letztlich ist es jedoch der Glaube an die Wirkung des Medikaments im eigenen Körper, der über Erfolg oder Misserfolg entscheidet (siehe auch den Versuch mit Ipecac/Brechwurzel in Kapitel 1 »Glaubhaftigkeit«).

Übung

Formulieren Sie fünf Anweisungen für fünf verschiedene Notfallsituationen in der Verlaufsform.

8 Wortwörtliche Auslegung *(Literal interpretation)*

Innerhalb der ersten Stunde nach einem medizinischen Notfall oder Trauma ist der Patient für Aussagen anderer besonders empfänglich. Seine psychische Verfassung bringt ihn in einen extrem suggestiblen Zustand, der ganz einer Hypnosesituation entspricht. Das bedeutet, dass alles, was in seiner Gegenwart gesprochen wird, weit größeren Einfluss auf ihn hat als unter normalen Umständen – schließlich ist der Patient bereits hypnotisiert! Daher gehen wir davon aus, dass eine Person, die sich in einer traumainduzierten Trance befindet, innerhalb der ersten Stunde verstärkt dazu neigt, alles Gehörte wortwörtlich zu nehmen. Dieses Kapitel soll helfen, sich darüber klar zu werden, wie man Worte und Ausdrücke vermeidet, die – wortwörtlich interpretiert – Schaden anrichten könnten.

Wortwörtliche Auslegung dessen, was der Patient im Hypnosezustand hört

Die meisten Behauptungen über Hypnose sind umstritten, da es sich um ein Phänomen handelt, das für wissenschaftliche Belege nach wie vor zu komplex ist. Es gibt jedoch Hinweise, dass Menschen im Zustand der Spontantrance alles, was sie hören, wortwörtlich nehmen.[45] Werden Sie zum Beispiel im Normalzustand gefragt: »Können Sie mir Ihren Namen sagen?«, würden Sie wahrscheinlich Ihren Namen nennen. In Trance ist es mehreren Berichten und den Erfahrungen der Autoren bei Notsituationen zufolge wahrscheinlicher, dass die Antwort lautet: »Ja, das kann ich.« Mit anderen Worten: Die Frage wird – eben wortwörtlich – so verstanden, dass jemand wissen will, *ob* man seinen Namen *sagen kann.* Adam Eason nennt ein weiteres Beispiel:

Um besser schlafen zu können, nutzte eine Frau Selbsthypnose mit den Worten: »Wenn ich aus dem Bett aufstehe, bin ich wach und voller Energie, bereit für den kommenden Tag.« Das klingt harmlos und geschah in bester Absicht. Sie gab jedoch an, sie sei mitten in der Nacht aufgestanden, um auf die Toilette zu gehen, und die Wirkung der Hypnosesuggestion sei dann gewesen, dass sie vollkommen wach und so munter war, dass sie nicht anders konnte, als ihr Tagewerk in Angriff zu nehmen – obwohl es gerade einmal drei Uhr früh war (Eason 2011).

Manche Autoren benennen wortwörtliche Auslegung als ein häufiges Merkmal von Hypnose, anderen zufolge trifft dies nur bei einer relativ kleinen Anzahl von Personen zu.[46] Da sich keine der Studien auf traumabedingte Spontanhypnose bezieht, denken wir, dass für Ersthelfer diejenigen der genannten Studien gelten, die eine wortwörtliche Auslegung für zentral halten.[47]

Um sicherzugehen, dass Anweisungen zum gewünschten Ergebnis führen, muss der Erstversorger immer damit rechnen, dass seine Worte vom Patienten wortwörtlich ausgelegt werden könnten. Analytische Hirnvorgänge, die andernfalls in der Lage wären, das Wort oder den Ausdruck kontextgemäß zu interpretieren, funktionieren unter Stress nicht.

Die folgenden Punkte können eine hilfreiche Anleitung sein.

Vermeiden Sie mehrdeutige Worte und Aussagen

Im Allgemeinen können Rettungskräfte wortwörtliche Fehlinterpretationen weitgehend vermeiden, indem sie das Gespräch einfach und patientenorientiert halten. Wenn umgangssprachliche Ausdrücke oder Redewendungen, die der Patient falsch interpretieren könnten, sowohl gegenüber dem Patienten als auch zwischen den Einsatzkräften vermieden werden, sinkt die Wahrscheinlichkeit für solche Probleme erheblich. Ein unter amerikanischen Feuerwehrleuten kursierender Witz (der wahrscheinlich wirklich einmal passiert ist) veranschaulicht diesen Punkt gut. Er geht in etwa so: »Haben Sie von dem Unfallpatienten gehört, der in seinem Auto eingeklemmt war? Der Patient hatte keinerlei Verletzungen, starb aber an einem Herzinfarkt, als er hörte, wie der Feuerwehrmann einen ›Hurst‹ anforderte.« Feuerwehrleute verstehen diesen Witz, weil sie mit dem Wort »Hurst« ein hydraulisches Rettungsgerät bezeichnen, das zum Öffnen von verklemmten Türen verwendet wird. Das Gerät wird von einer Firma namens Hurst hergestellt. Offensichtlich verstand der Patient jedoch, der Feuerwehrmann habe nach einem »hearse« gerufen [Anm. d. Übers.: *hearse* ist ein »Leichenwagen«; beide Worte werden sehr ähnlich ausgesprochen], und dachte, dieser Ruf bedeute, dass er so gut wie tot sei. Vermeiden Sie also Ausdrücke, die leicht missverstanden werden oder mehr als eine Bedeutung haben können. Auch die Ankündigung eines Anästhesisten »Wir schläfern Sie jetzt ein« ist nicht lustig, sondern erinnert an das Einschläfern eines kranken Hundes.[48]

Wenn man direkt mit dem Patienten spricht, ist es noch relativ einfach, bewusst darauf zu achten, was man sagt. Schwieriger wird es bei Gesprächen mit Dritten. Denken Sie daran, dass sich die gesamte Aufmerksamkeit des Patienten auf seine Notlage richtet. Folglich bezieht er alles, was er irgendwie mitbekommt, auf sich persönlich. Hört ein Patient beispielsweise, wie jemand sagt: »Er wird es dieses Jahr nicht schaffen« – eine Bemerkung, die der Sanitäter auf die Aussichten seines Sohnes bezieht, in die Fußballmannschaft aufgenommen zu werden –, geht er automatisch davon aus, dass er gemeint ist. Nicht zuletzt deshalb, weil er sich nicht vorstellen kann, dass irgendjemand über Fußball redet, während sein Leben auf dem Spiel steht. Selbst unbedacht dahingesagte, scheinbar harmlose Sätze wie »Er ist jetzt weg« können dem Patienten schaden. Während der Helfer einem Kollegen einfach mitteilen will, dass ein anderer zur Mittagspause weg ist, könnte der Patient diesen Satz so interpretieren, dass sein Zustand viel schlimmer ist, als er gemeint hat. Für eine effektive Kommunikation mit einem Patienten im Notfall ist es notwendig, dass man das im Hinterkopf behält und sich unbedingt kurz Zeit nimmt und sich seine Worte wohl überlegt, bevor man sie sagt.[49]

Betonen Sie die Aktivität, nicht die Fähigkeit

Dies ist ein zweiter Punkt, der sich darauf bezieht, dass der Patient das Gesagte wortwörtlich auslegt: Achten Sie darauf, bei Anweisungen die Aktivität selbst zu beschreiben, nicht die Fähigkeit dazu. Wenn Sie einem Patienten beispielsweise sagen »Denken Sie daran, dass Sie in der Lage sind, Ihre Blutung zu stoppen«, ist dies bei Weitem nicht so effektiv wie die Aussage:

> »Achten Sie darauf, wie Ihre Blutung bereits nachlässt.«

Auch wenn der Patient das Bild der erstgenannten Anweisung übernimmt, wird er vermutlich zwar glauben, dass er tatsächlich die Fähigkeit besitzt, die Blutung zu stoppen, aber sein Verstand wird den

Körper nicht automatisch anweisen, dies auch zu tun. **Auch das Wort »versuchen« sollten Sie wegen der wortwörtlichen Auslegung vermeiden.** Wenn Sie einen Patienten anweisen *zu versuchen*, gleichmäßig zu atmen oder sich zu entspannen, wird er dies auch *versuchen*. Nur wenn Ihre Anweisung lautet: »Sie atmen jetzt gleichmäßiger« (direkt) oder »Sie fangen an, gleichmäßiger zu atmen« (Verlaufsform), wird das Gewünschte auch eintreten.

Einfache Biofeedback-Übungen zeigen die Unwirksamkeit von »Versuchen« selbst bei Menschen, die nicht unter Stress stehen. Bei Teilnehmern, die an Biofeedback-Monitore angeschlossen sind und die nicht in Imagination, Selbsthypnose oder Entspannungstechniken geschult sind, steigt der Angstpegel, wenn sie aufgefordert werden, sie sollten versuchen, sich zu entspannen.

Viele Menschen zieht es zur Notfallmedizin, weil sie Freude daran haben, in der Arbeit jeden Tag etwas Neues und Aufregendes zu erleben. Irgendwann jedoch erreicht der Erfahrungslevel ein Niveau, bei dem manches zur Routine wird, das für andere alles andere als normal ist. So dürfte beispielsweise jede erfahrene Rettungskraft viele Patienten betreut oder begleitet haben, die mit dem Tod ringen oder bereits im Sterben liegen. Solch eine Situation ist für jeden belastend, insbesondere natürlich für den Patienten selbst und seine Angehörigen. Für eine langjährige Rettungskraft kann es sich jedoch fast wie ein Routinetag im Büro anfühlen. Gegen dieses Gefühl von Routine müssen Sie als Helfer ankämpfen, denn es hindert Sie daran, in dem Moment ganz bei dem Patienten zu sein und die hypnotische Trance nutzen zu können, die ihn befällt.

Bevor man wusste, welchen Einfluss Hypnose auf Notfallpatienten hat, war das Hauptaugenmerk von Rettungskräften darauf gerichtet herauszufinden, was körperlich mit dem Patienten los ist, und alle notwendigen Maßnahmen zu ergreifen. Jetzt, wo Sie dabei sind, die psychologischen Faktoren kennenzulernen, die dabei eine Rolle spielen, wird klar, dass Interventionen weit darüber hinausgehen können, Sauerstoff und iv-Medikamente zu verabreichen. Wenn Sie eine Kommunikation anstreben, die auf die hypnotische Trance eingeht, die der Patient erlebt, erfordert dies Ihre volle Aufmerksamkeit während der gesamten Zeit, die Sie mit dem Patienten zusammen sind. Dies kann den Patienten vor Aussagen schützen, die er wortwörtlich ausgelegen könnte. Das gleiche Maß an Achtsamkeit ist für Ihren eigenen Schutz angezeigt. Im nächsten Kapitel beschreiben wir, welche Rolle Motivation bei der Kommunikation mit Patienten spielt.

Übung

Finden Sie drei Beispiele für Wörter und Ausdrücke, die mehr als eine Bedeutung haben können.

9 Motivation *(Enthusiasm)*

Der letzte Buchstabe unseres Merkwortes CREDIBLE soll daran erinnern, welch wichtige Rolle Motivation *(Enthusiasm)* spielt, wenn Sie einem Notfallpatienten beistehen. Dieses Kapitel zeigt, wie das richtige Maß an Motivation und Begeisterung – nicht zu viel und nicht zu wenig – ganz entscheidend zu einer optimalen Kommunikation mit dem Patienten beitragen kann.

Die Rolle von Motivation in der Patientenkommunikation

Das richtige Maß an Motivation ist eine wichtige Voraussetzung, um erfolgreich Vertrauen zu vermitteln, Beziehung aufzubauen, positive Erwartungen zu wecken und Anweisungen so zu erteilen, dass sie befolgt werden. Sollten die bisher vorgestellten Strategien bei Ihnen nicht funktionieren, vergrößern oder vermindern Sie das Ausmaß an Motivation und beobachten Sie den Unterschied.

Was genau ist nun Motivation, wie entwickelt man sie, und wie kann sie der Kommunikation mit dem Notfallpatienten zugutekommen? Das Wort Motivation leitet sich vom lateinischen *movere* ab, was »bewegen« bedeutet. Synonyme von Motivation sind innerer Antrieb, Einsatzbereitschaft, Energie, Leidenschaft, Enthusiasmus, Tatkraft, Engagement und Begeisterung.

Beachten Sie, dass all diese Eigenschaften auch Merkmale effektiver Menschenführung sind und diese verstärken. Sie sorgen dafür, dass ein Patient Ihren Anweisungen mit der gleichen Motivation folgt. Wenn Sie am Notfallort kein inneres Engagement erkennen lassen und eine unbeteiligte Person in Nähe sagt etwas in mitreißendem Ton, kann es passieren, dass der Patient sich auf deren Worte konzentriert und nicht auf Ihre. Da diese Person die Grundsätze effektiver Kommunikation vermutlich nicht kennt, kann es gut sein, dass er etwas sagt, was die Genesung des Patienten erheblich behindern könnte.

Wie viel persönliche Motivation Sie mitbringen, insbesondere an einen Notfallort, hängt von Ihren emotionalen Reaktionen auf Menschen und Ereignisse ab. Unabhängig davon, ob und wie sehr Ihnen diese Reaktionen überhaupt bewusst sind, strahlen Sie eine Dynamik aus, die vom Notfallpatienten aufgenommen wird. Alles, was der eigenen Energie, der eigenen Hingabe, der eigenen Tatkraft zuwiderläuft, mindert die persönliche Motivation.

Um eine Vorstellung davon zu bekommen, wie eine Aussage ohne erkennbare Begeisterung im Vergleich zu verschiedenen Ausprägungen von Motivation wirkt, versuchen Sie es einmal mit dem Satz: »Das Schlimmste ist jetzt überstanden, und im Krankenhaus wird alles für Sie vorbereitet.« Beginnen Sie ohne jede Überzeugung, Betonung, Aufrichtigkeit oder das Gefühl von Bedeutsamkeit. Sagen Sie es einfach so, als wären Sie müde, gelangweilt und/oder völlig unbeteiligt. Wie würde das bei einem Patienten ankommen?

Nun wiederholen Sie den Satz, dieses Mal mit dem richtigen Maß an Motivation. Lassen Sie es überzeugend, fürsorglich und interessiert klingen. Seien Sie lebendig und authentisch, bringen Sie Ihre eigene Persönlichkeit und Ihren eigenen Stil ein. Wie würde der Patient jetzt reagieren? Probieren Sie verschiedene Ausprägungen aus, aber achten Sie darauf: Zu viel kann genauso schlecht sein wie zu wenig.

Motivation und Selbstwahrnehmung

Sich in Kommunikation zu üben bedeutet nicht, dass man sich angewöhnt, sein Engagement nur vorzutäuschen. Es geht um Selbsterfahrung und hat mit einem authentischen Maß an Begeisterung zu tun. Motivation hängt auch viel mit dem eigenen Stil und der eigenen Persönlichkeit zusammen. Bewerten Sie einmal anhand der nachfolgenden Liste, wie viel oder wie wenig von jeder der genannten psychologischen Eigenschaften Sie Ihrer Ansicht nach mitbringen. Denken Sie dabei daran, wie Sie sich am Einsatzort verhalten.

Einsatzbereitschaft	1	2	3	4	5
Durchsetzungsvermögen	1	2	3	4	5
Einfühlungsvermögen	1	2	3	4	5
Ausgangsspannung	1	2	3	4	5
Selbstvertrauen	1	2	3	4	5
persönliche Verantwortlichkeit	1	2	3	4	5
Selbstdisziplin	1	2	3	4	5

Nehmen wir zum Beispiel die Eigenschaft Durchsetzungsvermögen. Sie betrifft das Gefühl, dass Sie Einfluss auf den Verlauf des Prozesses nehmen können. Geben Sie sich hier eine niedrige Punktzahl, wenn Sie sich von Patienten, einer Situation oder anderen Helfern leicht einschüchtern lassen, und eine hohe Punktzahl, wenn dies nicht der Fall ist. Vergeben Sie auch eine niedrige Punktzahl, wenn Sie *zu* durchsetzungskräftig sind, möglicherweise bis hin zur Gefühllosigkeit. Ein zu ausgeprägtes Durchsetzungsvermögen kann ein größeres Problem darstellen als zu geringes, da es die Gefahr von Härte und Mangel an Sensitivität birgt. (Stellen Sie sich einen Rettungssanitäter vor, der am Unfallort eintrifft, die Ersthelfer ignoriert und direkt zum Patienten geht, keinerlei Fragen stellt und dem Patienten die Kleider vom Leib schneidet, während er im Befehlston Anweisungen erteilt.) Liegt Ihr Ergebnis im mittleren Bereich, dürfte sich Ihr emotionales Unbeteiligtsein in Zusammenhang mit Ihrem Durchsetzungsvermögen nicht negativ auf Ihre Motivation auswirken.

Emotionen und Motivation

Es ist wichtig, Ihre eigenen Emotionen und die des Patienten als Hinweis für das Ausmaß Ihrer Motivation und Begeisterung zu erkennen. Gefühle wie Angst, Wut, Eifersucht, Besorgnis, Unsicherheit, Scham und Peinlichkeit können bestimmen, wie viel Motivation bei den unterschiedlichen Anweisungen angebracht ist. Natürlich sollte jeder Rettungshelfer gelernt haben, seine Gefühle im Griff zu haben. Wenn man die eigene Begeisterung zum Wohle eines Patienten einsetzt, ist eine solche Selbstbeherrschung unerlässlich, um mit den Emotionen des Patienten umzugehen.

Im gegenwärtigen Moment bleiben

Unabhängig davon, ob Sie sich die Zeit nehmen, die Übungen zu machen – Ihre Motivation wird automatisch steigen, wenn Sie den Zusammenhang zwischen Begeisterung und Gelassenheit verstehen. Diese Beziehung wird am besten durch das sogenannte Gelassenheitsgebet beschrieben, das durch seine Verwendung bei den Anonymen Alkoholikern bekannt wurde:

> »Gott, gib mir die Gelassenheit, die Dinge hinzunehmen,
> die ich nicht ändern kann,
>
> den Mut, die Dinge zu ändern, die ich ändern kann,
>
> und die Weisheit, das eine vom anderen zu unterscheiden.«

In gewissem Sinne ist es Einsatzbereitschaft in höchster Vollendung, wenn man in der Lage ist, alle drei genannten Ziele zu erreichen. Dies gelingt am besten, wenn man lernt, sich ganz auf den gegenwärtigen Moment zu konzentrieren. Dies trifft zu, weil in unserem Fall die einzige Möglichkeit, ganz in der Gegenwart zu sein, bedeutet, umgehend das, was auch immer am Einsatzort geschieht, gefühlsmäßig zu akzeptieren.

Sehr schön veranschaulicht dies die Zen-Geschichte von einem Mönch, der von zwei Tigern gejagt wurde. Auf der Flucht kam er plötzlich an einen Abgrund. Er schaute sich um – die Tiger hatten ihn schon fast erreicht. Da bemerkte er eine Liane, die über den Abhang hinunterhing, kroch schnell über den Rand und begann sich daran hinabzulassen. Als er nach unten schaute, sah er in der Tiefe des Abgrunds zwei weitere Tiger, die dort auf ihn warteten. Beim Blick nach oben bemerkte er, dass zwei Mäuse an der Liane nagten. Im gleichen Moment sah er eine herrliche Erdbeere in Reichweite. Er pflückte sie und genoss die köstlichste Erdbeere seines Lebens!

Beachten Sie, dass der Mönch auf die physische Gefahr in der intelligentesten Weise reagierte. Seine emotionalen Reaktionen hatten jedoch nichts mit seinen vergangenen oder zukünftigen Ängsten oder Befürchtungen zu tun. Da er voll und ganz in der Gegenwart war, war das aufkommende Gefühl tatsächlich echte Begeisterung. Und genau das ist es, was der Notfallpatient am dringendsten braucht.

Wenn das Ganz-im-Jetzt-Sein die Motivation des Rettungsmediziners fördert, wäre dies dann nicht auch für den Patienten von Vorteil? Einiges deutet darauf hin, dass dies zu bejahen ist. Natürlich brauchen Patienten positive Erwartungen, was die *Zukunft* betrifft, um negative Erwartungen zu *ersetzen*. Sobald dies erreicht ist, geht es ihnen jedoch besser, wenn ihre Gedanken im Jetzt bleiben.

falsch	*richtig*
»Stellen Sie sich vor, wie schön es sein wird, später mit Ihrer Familie zusammenzusein, und wie viel besser Sie sich fühlen werden.«	(nachdem die auf die Zukunft gerichteten Ängste und Sorgen weitestmöglich ausgeräumt wurden): »Nehmen Sie wahr, was um Sie herum vor sich geht. Lassen Sie alles, was Sie hören, dazu beitragen, sich gut und geborgen zu fühlen.«

Einer der wirksamsten Ansätze, angemessene Einsatzbereitschaft zu entwickeln, besteht darin, **Probleme als Herausforderungen zu begreifen.** Dies gilt für Helfer ebenso wie für Patienten. Problemen mit großer Motivation zu begegnen ist naturgemäß schwierig. Herausforderungen hingegen lassen sich immer hochmotiviert angehen.

falsch	*richtig*
»Ich weiß, dass dies ein schreckliches Problem für Sie ist, aber wir tun unser Bestes, um Ihnen zu helfen.«	»Dies ist vielleicht eine der größten Herausforderungen, vor der Sie jemals stehen werden. Gleichzeitig ist es eine echte Gelegenheit zu zeigen, über welch starke innere Ressourcen Sie verfügen.«

Versetzen Sie sich in die Lage des Patienten und hören Sie sich beide Aussagen an. Welche der beiden fördert am ehesten eine lebensbejahende Einstellung und Motivation?

Richtig oder falsch?

1) Anweisungen sollten nur innere Bilder anregen, die sich auf die visuelle Wahrnehmung beziehen.
2) Die folgende Anweisung wäre zweckdienlich: »Gleich werden Sie keinen Schmerz mehr spüren.«
3) Wenn eine erste Anweisung befolgt wird, sinkt die Wahrscheinlichkeit, dass eine zweite Anweisung Erfolg hat.
4) Beim Formulieren von Anweisungen sollte immer das Futur verwendet werden.
5) Die folgende Anweisung wäre nützlich: »Sie haben jetzt die Möglichkeit, Ihren Blutdruck zu senken.«

Übung

Stellen Sie sich vor, Sie befinden sich an einem Einsatzort und beobachten etwas, das mit einer Charaktereigenschaft und einer entsprechenden Emotion zu tun hat. Welches Gefühl kommt auf? Wenn dieses Gefühl nicht angemessen erscheint, ersetzen Sie es durch eine angemessenere emotionale Reaktion und probieren Sie gedanklich aus, diese in derselben Notfallszene einzusetzen. Mit etwas Übung wird die automatische Reaktion umprogrammiert.

10 Umgang mit Schmerzen

In diesem Kapitel geht es um hilfreichen Sprachgebrauch bei Personen, die über starke Schmerzen klagen. Beachten Sie, dass wir in diesem Kapitel zwar das Wort »Schmerz« zu Anleitungszwecken verwenden, dass es aber in einer Notfallsituation am besten ganz vermieden werden sollte – zum Beispiel, indem man von »Beschwerden« spricht. Das ist wichtig, weil Menschen eher ein mehr oder weniger starkes Ausmaß an Beschwerden akzeptieren, das Wort »Schmerz« jedoch eher Beklommenheit auslöst und für einen Patienten schwerer zu verändern oder zu reduzieren ist. Als Alternativen bieten sich auch Worte wie »Stechen«, »Druck«, »Unwohlsein«, Belastung« bzw. »unangenehm«, »empfindlich« etc. an. (Beachten Sie, dass in Wörtern wie »Un-wohlsein« und »un-angenehm« bereits eine positive Alternative steckt.) Vermeiden Sie insgesamt das Wort »Schmerz« so weit als möglich, vor allem dann, wenn Sie etwas kommunizieren, was Heilung fördern soll.

Schmerzmanagement

Die Schmerztoleranz von Notfallpatienten wird durch biochemische Stoffe beeinflusst, die Endorphine genannt werden. Endorphine sind Substanzen, die dem Morphin sehr ähnlich sind, aber vom Gehirn produziert werden. Endorphine blockieren den Schmerz, indem sie sich an bestimmte Neurorezeptoren binden, sodass die Schmerzweiterleitung verhindert wird. Bekannt ist, dass Gefühle, Einstellungen, Gedanken und externe verbale sowie nonverbale Kommunikation die Ausschüttung von Endorphinen erheblich beeinflussen können.[50] Die Forschung zeigt, dass Schmerzen von »integrierten Netzwerken ausgehen, die Aktivitäten an mehreren kortikalen und subkortikalen Stellen betreffen«, die durch Hypnose beeinflussbar sind (Jensen 2008).

Da Methoden der Schmerzkontrolle experimentell relativ einfach zu messen sind, wurden dazu zahlreiche Studien durchgeführt.[51] In den meisten Fällen erwiesen sich die vom Gehirn produzierten opiatähnlichen Substanzen als wirksamer als schmerzstillende Medikamente. Dies bestätigte bereits 1977 eine Studie des US-amerikanischen National Institute of Health, in der Hypnose, Akupunktur, Morphium, Valium, Aspirin und Placebos bei der Behandlung von experimentell ausgelösten Schmerzen verglichen wurden. Die Schmerztoleranz wurde nach einem Kältereiz sowie bei ischämischen Schmerzen durch eine auf 300 mmHg eingestellte Blutdruckmanschette gemessen. Gegenüber beiden Schmerzarten bot die hypnotische Suggestion von Analgesie den größten Schutz. Am zweitwirksamsten war die Gabe von 10 Milligramm Morphin pro 70 Kilogramm Körpergewicht (Stern et al. 1977). Einer neueren Studie zufolge verringerte Hypnose den Bedarf an Morphium bei Elektroablation gegen Vorhofflimmern signifikant (Garcia et al. 2020).

Schmerzempfinden scheint also weitgehend subjektiv zu sein. Vielleicht erinnern Sie sich an Notfallpatienten mit relativ leichten Verletzungen, die unter extremen Schmerzen litten, und an andere mit weit schwereren, die kaum Schmerzen empfanden. Vielleicht erinnern Sie sich auch an den Notfallpatienten, der erst dann über Schmerzen klagte, als Sie ihn darauf ansprachen. In solchen Fällen wurde die schmerzhafte *Wahrnehmung* der Verletzung erst dann zu einer schmerzhaften Erfahrung von Leid, als die Kommunikation eine inadäquate subjektive Vorstellung über die Verletzung auslöste.

Wenn der Patient weder verbal noch nonverbal (etwa durch schmerzverzerrte Mimik, Muskelanspannung usw.) erkennbar Schmerzen zum Ausdruck bringt, sollte der Ersthelfer davon ausgehen, dass er keine Schmerzen hat. **Erzeugen Sie keine Schmerzerfahrung durch Schlussfolgerungen, dass Schmerzen vorhanden sein müssen! Das geht am einfachsten, indem Sie das Wort Schmerz ganz aus in Ihrer Kommunikation streichen.**

Müssen Sie dem Patienten im Rahmen der Untersuchung Fragen zu möglichen Schmerzen stellen, formulieren Sie dies eher wie im folgenden Beispiel.

Fallbeispiel

Ein 43-jähriger Mann ist von einer gut vier Meter hohen Leiter gestürzt. Als der Ersthelfer eintrifft, liegt er auf dem Rücken, ist bei Bewusstsein und ansprechbar und zeigt keinerlei Anzeichen von Schmerzen. Nachdem er den Patienten auf Blutungen untersucht und ihm eine Halskrause angelegt hat, beginnt der Rettungsmediziner mit seiner sekundären Untersuchung, um festzustellen, wo der Patient Verletzungen hat.

falsch	*richtig*
»Herr Bloom, bevor wir Ihnen helfen können, müssen wir wissen, wo es Ihnen wehtut oder wo Sie die schlimmsten Schmerzen haben.«	»Herr Bloom, damit wir wissen, wo wir ansetzen können, würde es uns helfen, wenn Sie uns genau beschreiben könnten, welche Stelle Ihres Körpers jetzt besondere Aufmerksamkeit braucht.« (Beachten Sie, dass auf »Schmerzen« kein Bezug genommen wird.)

Ähnlich vermeiden Sie auch bei der sekundären Untersuchung eines Patienten, der keine Schmerzen äußert, die Worte »wehtun« und »Schmerzen«, da diese wahrscheinlich subjektive Reaktionen auslösen, die das Schmerzempfinden verstärken. Verwenden Sie stattdessen das Wort »Beschwerden« oder Umschreibungen wie »unangenehm«, »empfindlich« etc.

falsch	*richtig*
»Sagen Sie mir, wenn ich eine Stelle berühre, wo Sie Schmerzen haben.«	»Sagen Sie mir, wenn ich eine Stelle berühre, wo es unangenehm ist.«
»Sagen Sie mir, wenn ich an eine Stelle komme, die wehtut.«	»Sagen Sie mir, wenn ich an eine Stelle komme, die besonders empfindlich ist.«

Wenn Sie bei einem Notfalleinsatz zu einer Person gerufen werden, die offensichtlich Schmerzen hat, gibt es eine Reihe von Anleitungen, aus denen Sie wählen können, um die Schmerzwahrnehmung des Patienten zu senken und gleichzeitig die Ausschüttung von Endorphinen zu fördern. Sie können eine oder mehrere der folgenden Techniken einsetzen, ohne dabei die Standardversorgung zu unterbrechen.

Den Schuld-Bestrafungs-Kreis durchbrechen

Viele Notfallpatienten, die unter akuten Schmerzen leiden, empfinden ein gewisses Maß an Schuldgefühlen wegen des Unfalls, der die Schmerzen verursacht hat. In vielen Fällen ist ihnen bewusst, dass eine Nachlässigkeit, Unverstand oder ein Versäumnis ihrerseits zu dem Unfall beigetragen hat. Ist dies der Fall, dienen die Schmerzen möglicherweise als »gerechte Strafe«.

Wenn Sie mit Ihren Aussagen dieses Schuldkonzept ans Licht bringen und dann zeigen können, dass schon genügend Bestrafung erfolgt ist, wird die daraus folgende Erleichterung die Schmerzwahrnehmung verringern.

Fallbeispiel

Eine 24-jährige Frau war in einen Autounfall verwickelt – sie hat Verletzungen und weint vor Schmerzen. Der Ersthelfer sagt zu ihr:

»Mary, vielleicht irre ich mich, aber ich habe das Gefühl, dass Sie sich selbst ein wenig die Schuld an dem Ganzen geben. Selbst wenn Sie etwas hätten tun können, um es zu verhindern, meinen Sie nicht, dass das, was passiert ist, bereits Strafe genug ist? Gut, dann können wir jetzt anfangen, Sie wieder auf die Beine zu bringen!«

Sehr häufige und auch nachvollziehbare Emotionen sind Angst und Wut.

»Das hat Ihnen einen echten Schreck eingejagt, nicht wahr? Aber Sie glauben doch nicht wirklich, dass der Fahrer die Absicht hatte, Sie von der Straße zu drängen. Wahrscheinlich hat er das Lenkrad rumgerissen, um einem Reh auszuweichen.«

Vergebung ist das beste Mittel gegen Wut.

Anweisung, dem Patienten ein Gefühl von Kontrolle wiederzugeben

Je hilfloser ein Notfallpatient sich fühlt, umso eher leidet er unter Schmerzen. Je mehr der Rettungshelfer also den Patienten stärken kann, statt ihn noch weiter in die Opferrolle zu drängen, desto mehr wird dieser auch über sein Wohlbefinden die Kontrolle gewinnen (Garra et al. 2013).

Leid auszudrücken ist eine Art Hilferuf. Wann immer es Ihnen gelingt, den Patienten in die Behandlung einzubeziehen, wird dies das Gefühl von Hilflosigkeit verringern. Und wenn Sie eine **Anleitung geben, die dem Patienten eine gewisse Kontrolle über seine Schmerzen gibt**, lässt sich eine deutliche Verbesserung erzielen. Eine solche Anweisung kann wie folgt aussehen.

Fallbeispiel

Eine 28-jährige Frau hat sich beim Wandern den Knöchel schwer verstaucht. Sie leidet unter starken Schmerzen.

»Susan, durch das, was Sie spüren, teilt Ihr Körper Ihnen mit, dass etwas nicht in Ordnung ist. Aber damit das bei Ihnen ankommt, muss das

Signal ja nicht sooo laut sein. Tatsächlich können Sie die Intensität des Signals steuern und uns gleichzeitig mitteilen, wann wir hilfreich sind und wann nicht. Stellen Sie sich einmal vor, dass farbige Elektrodrähte von Ihrem Knöchel zu einer Glühbirne in Ihrem Gehirn führen. Zwischen Ihrem Knöchel und der Lampe in Ihrem Hirn gibt es einen Dimmer, mit dem man die Helligkeit regulieren kann. Wenn Ihr Knöchel jetzt Nachrichten nach oben schickt, um das unangenehme Gefühl zu melden, dann können Sie dazwischengehen und die Intensität des Signals regulieren. Damit Sie sehen, wie leicht das geht, *fangen Sie jetzt an,* das Licht ein wenig *zu dimmen.* Gut. Jetzt können Sie mit dem Dimmer die Kontrolle darüber behalten, inwieweit Sie uns mitteilen müssen, was passiert.«

Weisen Sie den Patienten darauf hin, dass es Wichtigeres gibt als die Verletzung

In manchen medizinischen Notfällen ist es dringend angesagt, den Patienten so schnell wie möglich vom Unfallort wegzubringen. Dabei lässt sich die Schmerzwahrnehmung des Patienten verändern, wenn man ihn dazu bringt, die größere Gefahr zu erkennen. Boxkämpfer beispielsweise schaffen es häufig, die Schmerzen von den Schlägen zu einem Großteil zu ignorieren, bis der Kampf vorbei ist.

Fallbeispiel

Eine Wanderin hat sich auf einem steilen abgelegenen Bergpfad das Bein gebrochen. Eine Bergung per Hubschrauber ist nicht möglich, und die kalte Nacht steht bevor. Die Rettungshelfer müssen die Trage über Stock und Stein nach unten befördern. Nach Einbruch der Dunkelheit wird dies nahezu unmöglich sein.

»Joanne, ich weiß, wie furchtbar unangenehm das für Sie ist. Aber ich möchte, dass Sie uns so gut Sie können unterstützen, indem Sie sich so ruhig wie möglich halten. Wenn wir Sie nicht vor Einbruch der Dunkelheit von diesem Berg runterbringen, haben wir alle ein Problem.«

Achtung: *Diese Art Anweisung sollten Sie nur bei Schmerzpatienten anwenden, deren Verletzung nicht lebensbedrohlich ist.* Allerdings sollte ein guter Ausgang auch dann in Aussicht gestellt werden, wenn eine sichere Bergung davon abhängt, dass der Patient mit den Rettungsmedizinern kooperiert.

Leiten Sie zu heilenden, wohltuenden Bildern an

Sehr wirksam sind Anleitungen, die dem Patienten helfen, sich Umstände oder Dinge vorzustellen, die Schmerzen lindern. Was dies sein könnte, ist nur durch Ihre Fantasie (bzw. die des Patienten) begrenzt.

Fallbeispiel

Ein 16-jähriger Junge wird beim Reiten von einem anderen Pferd getreten und bricht sich das Schienbein. Der Junge hält Schmerz nicht gut aus und hört nicht auf, lautstark zu jammern. Er gibt den Schmerz als scharf und stechend an – so, als würde ihm ein Messer in den Knochen gerammt. Zwischen ihm und dem Helfer besteht jedoch bereits eine gute Beziehung, und eine positive Erwartungshaltung wurde aufgebaut.

»Danny, während ich diese Mullbinde um dein Bein und die Schiene wickle, möchte ich, dass du einen Moment lang die Augen schließt und dir vorstellst, dass der Mull so dick und so verfilzt ist, dass nichts, aber auch gar nichts durch ihn hindurchstechen kann. Wenn du dieses Bild siehst, dann stell dir als Nächstes ein scharfes Messer vor, das in den Bereich hineinsticht, aber nicht bis zu deinem Bein vordringen kann. Du spürst den Druck, wie es in den Mull sticht, aber du kannst dieses unangenehme Gefühl viel besser aushalten. Gut. Wenn deine Toleranzschwelle für diesen dumpfen Druck erreicht ist, dann stell dir vor, wie das Messer wieder herausgezogen wird, und achte darauf, welche Erleichterung das bringt. Gut. Schau, Danny, auf dem Weg ins Krankenhaus kannst du dir dieses Bild immer wieder aufrufen, falls es nötig ist. Stell dir einfach vor, dass immer mehr Mull um dein Bein gewickelt wird, und spür, wie der unangenehme Druck nachlässt und das Wohlbefinden zunimmt. Die extra Energie, die du dadurch hast, kannst du dazu nutzen, die Heilung zu beschleunigen. Und denk dran: Sei nicht mehr wütend auf das andere Pferd – es hatte es nicht auf dich abgesehen.«

Ein zweites Beispiel, wie derartige geführte Bildvorstellungen – sog. *guided imaginery* – das Schmerzempfinden verringern können, ist der Fall eines Patienten mit akutem Abdomen. Akute Bauchprobleme wie Appendizitis, Magengeschwüre, Niereninfektionen etc. können sehr starke Schmerzen verursachen. Die Behandlung vor Ort beschränkt sich oft auf die Vorbeugung eines Schocks und den schnellstmöglichen Transport in ein Krankenhaus. Da Patienten in der Regel weniger über die innere Anatomie wissen als über die äußere, sind sie oft extrem verunsichert und über die Vorgänge verängstigt. Mithilfe geführter Bilder lassen sich angstbesetzte, kontraproduktive Vorstellungen durch andere ersetzen, die den Heilungsprozess unterstützen.

Fallbeispiel

Ein 47-jähriger Mann mit bekannten Magengeschwüren klagt über extreme Schmerzen im rechten unteren Quadranten des Abdomens. Während der Fahrt zum Krankenhaus setzt der Rettungshelfer bei dem Patienten die Anleitung zu inneren Bildern ein. Sachlich erklärt er die Möglichkeiten von geführten Bildvorstellungen.

»Herr Vaughn, wissen Sie, wie man mit geistiger Vorstellungskraft bestimmte biochemische Prozesse im Körper verändern kann? Nun, es ist sehr effektiv. Wir werden in etwa zehn Minuten im Krankenhaus sein, und diese Zeit können wir nutzen, um es Ihnen nicht nur bequemer zu machen, sondern auch den Heilungsprozess zu fördern und Ihrem Körper zu helfen, später optimal auf die Behandlung durch den Arzt zu reagieren.

Ich möchte, dass Sie die Augen schließen und dabei darauf achten, wie Sie sich gleich wohler fühlen. Erlauben Sie sich, dieses Gefühl des Wohlbefindens noch weiter zu verstärken. Und dabei merken Sie, dass Sie *anfangen*, die Muskeln in Ihrer Bauchregion etwas mehr zu entspannen, und dass dies auch das Gefühl von Wohlbefinden verstärkt. Gut. Jetzt möchte ich, dass Sie sich vorstellen, dass ein Team aus winzigen hochspezialisierten Miniaturarbeitern in Ihren Bauch hinuntersteigt, um die Probleme zu beheben, die Ihnen Unbehagen bereiten. Schauen Sie, wie die da hinunterklettern, um eine Schutzschicht zu reparieren, die nicht mehr richtig funktioniert, wodurch Magensäure in die Magenschleimhaut eindringen kann. *Was für Werkzeug, meinen Sie, könnten die denn verwenden, um diese Schutzschicht wieder abzudichten?* (In den meisten Fällen hat der Patient hier eine Idee, beispielsweise einen bestimmten Klebstoff usw. Wenn nicht, dann bringen Sie Ihre eigenen kreativen Vorschläge ein.) Gut. Beobachten Sie nun, wie dieser Trupp von Miniaturarbeitern hocheffizient die undichte Stelle mit dem weichen, geleeartigen Dichtungsmittel abdichtet. Und während die das tun, schauen Sie, wie bereits weniger Magensäure in den beschädigten Bereich eindringen kann. Okay, es fängt schon an zu funktionieren. Machen Sie einfach so weiter. Bald sind wir im Krankenhaus, und was immer an Behandlung Sie dort bekommen, wird die Miniaturarbeiter bei ihrer Arbeit unterstützen!«

Geben Sie Anweisungen, die die Aufmerksamkeit des Patienten in eine andere Zeit und an einen anderen Ort lenken

Mit Anleitungen kann der Patient in eine Zeit und/oder an einen Ort entführt werden, wo der Schmerz nicht vorhanden ist.[52] **Wird die Auf-**

merksamkeit auf eine glückliche Erinnerung oder eine schöne Vorstellung gelenkt, kann der Verstand den Schmerzbotschaften nicht so viel Aufmerksamkeit schenken.

Fallbeispiel

Ein 30-jähriger Mann wollte mit einem Schneidbrenner ein altes Ölfass bezerschneiden, um daraus einen Grill zu bauen. Die noch im Fass befindlichen Dämpfe entzündeten sich, und es kam zu einer Explosion, bei der der Mann schwere Verbrennungen und Wunden erlitt. Während der Behandlung versucht der Ersthelfer, ihn in eine andere Zeit und an einen anderen Ort zu versetzen.

»Ich wette, Herr Smith, Sie können sich einen Ort vorstellen, an dem Sie lieber wären als hier. Wissen Sie was: Machen Sie das doch jetzt, während wir Sie verbinden. Denken Sie an Ihren Lieblingsort. Wenn Sie vor Ihrem geistigen Auge dort sind, schauen Sie sich um und achten auf alles, was es dort zu sehen gibt. Hören Sie auch auf die Geräusche. Spüren Sie die angenehmen Körperempfindungen, einen warmen Windhauch etwa. Vielleicht gibt es sogar einen besonderen Duft, den Sie riechen können. Wenn Sie ganz an diesem Ort sind, lassen Sie es mich wissen, indem Sie den Zeigefinger heben. Gut.«

Leiten Sie den Patienten zu Entspannung an

Während eines Notfalls sorgt das Nervensystem für eine beschleunigte Herzfrequenz und Atmung sowie eine bessere Blutzufuhr zu den Muskeln. Selbst wenn die eigentliche Gefahr schon vorüber ist, halten diese Reaktionen gewöhnlich an und bringen den Patienten dazu, das Gefühl der Gefahr und den Schmerz der Verletzung aufrechtzuerhalten. Gelingt es, eine Entspannung zu erreichen, kehren sich diese Reaktionen um. Und sobald Herzfrequenz, Muskeltonus und Kreislauf wieder entspannt sind, fühlt der Patient oft sogar inmitten der Notfallsituation keine Schmerzen mehr.

Da der Patient die Vorstellung von Entspannung während eines Notfalls wahrscheinlich als unrealistisch empfindet, lässt sich Entspannung am besten erreichen, wenn sie mit einem bestimmten realistischen Grund in Verbindung gebracht wird – zum Beispiel, wenn der Patient sich entspannen soll, damit sich mit der Blutdruckmanschette eine genaue Messung vornehmen lässt. Oder ein Patient mit Angina-pectoris-Beschwerden wird wahrscheinlich verstehen, dass er durch eine Verlangsamung der Herzfrequenz seine Koronararterien besser füllen kann. Ist eine realistische Assoziation hergestellt, werden auch Anleitungen zur Entspannung mit großer Wahrscheinlichkeit angenommen. Beachten Sie, dass direkte Entspannungs-Suggestionen mit den weiter oben beschriebenen Anleitungen verknüpft werden können.

Fallbeispiel

Ein 22-jähriger Bergwanderer hat sich bei einem Sturz auf dem Wanderweg die linke Schulter ausgekugelt. Er ist gut 15 Kilometer von der nächsten Bergrettungsstation entfernt. Einer seiner Begleiter macht sich auf den Weg, Hilfe zu holen. Der zweite bleibt bei ihm. Da er in diesen Kommunikationsverfahren geschult ist, hilft er seinem Freund:

»Pete, während wir darauf warten, dass John Hilfe holt, möchte ich dir sagen, dass ich etwas weiß, was dir helfen kann. Die schrecklichen Beschwerden, die du hast, kommen daher, dass deine Arm- und Schultermuskeln total angespannt sind und die überdehnten Sehnen und Bänder belasten. Wenn du den ganzen Arm und die Schulter jetzt lockerlässt, wäre die Belastung durch die entspannten Muskeln geringer. (In manchen Fällen entspannt sich die Muskulatur daraufhin sogar so stark, dass die Schulter leicht eingerenkt werden kann. Personen ohne entsprechende medizinische Ausbildung sollten dies allerdings nicht versuchen.) Wenn ich jetzt bis drei zähle, möchte ich, dass du einen tiefen Atemzug nimmst und die Luft dann wieder ganz herauslässt. Beim Ausatmen spüre, wie sich die Muskeln in deinem Arm und deiner Schulter entspannen. Und mit jedem Ausatmen entspannen sie sich mehr und mehr.«

Bieten Sie dem Patienten die Möglichkeit an, die Schmerzintensität zu regulieren

Kann das Schmerzempfinden nicht völlig beseitigt werden, ist es relativ leicht, dem Patienten zu helfen, es zumindest zu verändern. Eine einfache Möglichkeit besteht darin, eine Schmerzskala einzuführen und den Patienten bestimmen zu lassen, wo auf dieser Skala er den momentanen Schmerz einstuft. Dann kann man ihn ermutigen, sich auf der Skala nach unten zu bewegen.

Fallbeispiel

Eine 28-jährige Frau hat sich beim Marathonlauf am Knie verletzt. Das Knie ist sehr angeschwollen, und sie hat starke Schmerzen.

»Susan, ich möchte, dass Sie mir jetzt dann gleich den Grad der Beschwerden in Ihrem Knie beschreiben, und zwar auf einer Skala von 1 bis 10. 10 steht für die schlimmsten Beschwerden, die Sie sich vorstellen können, etwa ein Messer, das in Ihr Knie gerammt wird, oder ein glühend heißes Bügeleisen, und 1 steht für einen leichten Druck – so, wie wenn jemand Sie nur mit dem Finger berührt. Sie werden erstaunt sein, wie leicht Sie das Niveau von dem jetzigen Punkt aus nach oben oder unten verändern können. Ich zeige es Ihnen. Sagen Sie mir bitte, wo Sie mit Ihrem Knie jetzt auf dieser Skala sind. (Die Patientin sagt 8 oder 9.) Okay, jetzt regeln Sie es probeweise einmal kurz nach unten und sagen Sie mir, wohin Sie es gebracht haben. (Die Patientin sagt 6 oder 7.) Gut. Wären Sie bereit, nur für einen Augenblick auf 8 oder 9 zurückzugehen?« (Der Patient ist entweder damit einverstanden oder eher nicht. Es ist völlig in Ordnung, wenn er das nicht möchte. Stimmt ein Patient zu, verstärkt das sein Gefühl von Kontrolle, und er könnte als Nächstes noch weiter nach unten gehen, vielleicht sogar bis auf 3 oder 4.)

Bei Kindern kann man dieselbe Technik mithilfe der Wong-Baker-FACES®-Schmerzskala anwenden. Das Kind kann auf eine Farbe oder den Gesichtsausdruck bzw. Smiley deuten, was ihm hilft, den Schmerz zu kontrollieren. Diese visuelle Skala kann auch bei Erwachsenen hilfreich sein, denn wenn Erwachsene ihr Schmerzempfinden auf der Skala übertrieben bewerten, drücken sie dadurch möglicherweise ihre Angst aus. Der Blick auf eine Skala gibt dem Patienten die Möglichkeit, sich auf eine greifbare Darstellung seiner Schmerzen zu konzentrieren. Laut einer Studie an Kindern erwies sich die Wong-Baker FACES®-Skala als zuverlässig für die Messung von Schmerzen unabhängig von der Angst (Garra et al. 2013).

Geben Sie eine direkte Suggestion zur Beruhigung und Schmerzlinderung

Bei extrem angstvollen Notfallpatienten können direkte Suggestionen ausgesprochen schnell und effektiv wirken, beispielsweise:

»Die Beschwerden in deinem Kopf gehen jetzt weg.«

oder

»Wenn ich bis drei zähle, wird sich Ihr Kopf klar und leicht anfühlen.«

Allerdings besteht bei solchen Anweisungen die Gefahr, dass sie nicht funktionieren. Sie sind schließlich kein Magier, der Dinge herbei- oder wegzaubern kann. Wirksam sind ausschließlich Ihre Anregungen, die den Patienten zu einer inneren Haltung in Richtung Heilung leiten. Nun kann es natürlich vorkommen, dass der Patient für Ihre Weisungen noch nicht bereit ist. Ist das der Fall, geht es auf Kosten des guten Kontakts. Und möglicherweise büßen Sie auch etwas Selbstvertrauen ein. Nichtsdestotrotz gibt es Augenblicke, in denen solche Anweisungen angebracht sind.

Fallbeispiel

Eine 42-jährige Frau ist hinter dem Steuer ihres Autos eingeklemmt und hat multiple Verletzungen. An dem Unfall waren noch zwei weitere Autos beteiligt, und in jedem Fahrzeug gibt es drei Verletzte. Der Brustkorb der Fahrerin wird hart gegen das Lenkrad gedrückt, und sie schreit hysterisch, weil sie solche Schmerzen hat. Die Rettungssanitäterin und ihr Kollege sind damit beschäftigt, Prioritäten für die Triage festzulegen, während sie auf weitere Hilfe warten. Die Schreie der Frau jagen den anderen Unfallopfern Angst ein und hindern die Helfer daran, sie genauer zu untersuchen. Wenn man mit hysterischen Patienten redet, hilft es oft, ihnen mit entschiedenem, aber sanftem Druck eine Hand auf die Schulter zu legen und ihnen leise ins Ohr zu sprechen. In Notfallsituationen konzentrieren sich Patienten besser auf Worte, die ihnen ins Ohr geflüstert werden. Die Rettungssanitäterin sagt zu der Frau:

»Ich weiß, wie sehr Sie leiden, wie verängstigt und vielleicht sogar wütend Sie sind, aber das Schlimmste ist jetzt überstanden. Bald haben wir Sie und Ihre Freunde hier herausgeholt, aber wir brauchen Ihre Hilfe. Helfen Sie uns? Gut (egal, ob die Patientin tatsächlich zustimmt oder nicht). Als Erstes müssen Sie einmal tiefer durchatmen. Wenn ich bis drei zähle, werden Sie merken, wie viel leichter und entspannter Sie atmen können. Eins, zwei, drei. Gut.«

Eine Handschuhanästhesie anleiten

Eine andere Anleitung zur Schmerzlinderung ist die sogenannte Handschuhanästhesie (Cozzolino et al. 2020). Diese Technik wird in der medizinischen Hypnose verwendet, wenn man bei einer Operation auf die Lokalanästhesie verzichten will.[53] Obwohl es sich um eine eher direkte Suggestion[54] handelt, vermittelt sie dem Patienten in gewisser Hinsicht das Gefühl, seine Schmerzen selbstständig zu kontrollieren. Wenn es die Zeit erlaubt, kann man einem Notfallpatienten beibringen, seine Schmerzen mittels der Handschuhanästhesie nach Belieben zu steuern.

Fallbeispiel

Ein 24-jähriger Mann wurde überfallen. Er hat mehrere Prellungen. Er ist bei Bewusstsein. Jedes Mal, wenn die Sanitäter ihn bewegen wollen, wehrt er sich und klagt über Schmerzen. Keine seiner Verletzungen scheint lebensbedrohlich, und ein Sanitäter hat es geschafft, einen guten Kontakt zu ihm herzustellen. Der Sanitäter entscheidet sich für eine Handschuhanästhesie, weil dies dem Patienten das Gefühl von Selbstbestimmung zurückgeben kann.

»Arnold, ich werde Ihnen jetzt ein sehr wirkungsvolles Werkzeug an die Hand geben, das Sie so benutzen können, wie immer es für Sie am besten passt, um sich besser zu fühlen. Sie können damit Beschwerden verringern und die Heilung fördern, an jeder beliebigen Stelle Ihres Körpers, wo Sie es brauchen. Okay, schauen Sie sich jetzt einen Moment lang Ihre Fingerspitzen an und achten Sie darauf, wie Sie sie betäuben können – so, als hätte man sie mit Novocain besprüht. Berühren Sie mit dem Daumen nacheinander die einzelnen Fingerspitzen und achten dabei darauf, wie das Gespür nachlässt. So als würden Sie die Kunststofffinger einer Schaufensterpuppe berühren. Gut. Jetzt können Sie dieses Taubheitsgefühl auf die ganzen Finger und auf die Hand übergreifen lassen, bis sich Ihre ganze Hand taub anfühlt oder so kalt, als wäre sie in Eiswasser getaucht.

Nun können Sie, wann immer Sie bereit sind, diese Hand benutzen, um dieses Kälte- oder Taubheitsgefühl auf jeden beliebigen Teil Ihres Körpers zu übertragen, wo immer es Ihnen guttun würde. Berühren Sie jetzt einmal zum Beispiel die Beule an Ihrer Stirn und spüren Sie, wie auch sie kühl oder taub wird. Und schauen Sie, wie viel angenehmer sich das anfühlt. Arnold, wir werden Sie jetzt auf die Trage legen. Wann immer etwas unangenehm ist, berühren Sie einfach dasjenige Körperteil, an dem Sie es am meisten brauchen.«

Vollständig überdeckter Schmerz

Schmerz erfüllt einen Zweck. Er ist ein Warnsignal, dass etwas nicht in Ordnung ist. Sobald die Warnung angekommen ist, hat der Schmerz seine Aufgabe erfüllt und wird unnötig. Emotionen wie Angst und andere erlernte Wahrnehmungen halten Schmerzen in der Regel so lange aufrecht, bis sie keine konstruktive Funktion mehr haben. Da Ersthelfer und Notärzte jedoch wissen müssen, was mit dem Patienten los ist, ist es nicht wünschenswert, dass die Schmerzen des Patienten *gänzlich* verschwinden.

Die oben genannten Anleitungen führen in aller Regel nicht dazu, dass gar keine Schmerzen mehr da sind. Der Patient wird sich wohler fühlen und möglicherweise auch nicht mehr leiden. Aber er wird immer noch in der Lage sein anzugeben, wo der Schmerz herrührt. Bei Patienten, die besonders gut auf Hypnose ansprechen, kann der Schmerz jedoch vollständig überdeckt sein. Aus diesem Grund sollte jede Anleitung beinhalten, dass der Patient an der betroffenen Stelle gerade so viel an Schmerzempfindung beibehält, dass er Ihnen und später auch den Klinikärzten berichten kann, ob die Behandlung wirkt. Diese Suggestion hat den zusätzlichen Vorteil, dass sie dem Patienten Kontrolle über die Schmerzen zurückgibt.

Übung

Sie haben einen Patienten, der über starke Schmerzen in seinem gebrochenen Ellbogen klagt. Beschreiben Sie genau, was Sie sagen würden (und wie Sie es sagen würden), um die Schmerzen zu lindern. Denken Sie daran, das Wort »Schmerz« zu vermeiden und stattdessen Wörter wie »unangenehm«, »empfindlich« etc. zu verwenden bzw. das Schmerzempfinden als »Belastung«, »Druck«, »Beschwerden« u. Ä. zu umschreiben.

11 Blutungen stoppen

In diesem Kapitel geht es um die Fähigkeit des Patienten, nach entsprechender Anleitung die eigene Blutung selbst zu stoppen, natürlich in Ergänzung zu medizinischen Standardverfahren wie direktem Druck und Druckverband.

Seit 1975 verweisen Fallberichte darauf, dass Hypnose starke Blutungen eindämmen kann (Clawson a. Swade 1975; Kihlstrom 2004; Surman a. Baer 2008).[55] Dem *Journal of the American Medical Association* zufolge setzen Zahnärzte und Ärzte seit den 1960er-Jahren Hypnose bei Patienten mit Bluterkrankheit (Hämophilie) mit Erfolg ein und bilden auch Kollegen darin aus (Martin 1983).[56]

Neben konkreten Hinweisen über die Kontrolle von Blutungen lässt sich aus Studien über Angst- und Blutdruckreduktion durch Hypnose ableiten, dass sie signifikant gegen Blutungen wirksam wäre.[57] Ein weiteres Indiz für eine psychologische Komponente könnte sein, dass vergleichbare Wunden bei verschiedenen Notfallpatienten ganz unterschiedlich stark bluten. Bei einem Menschen blutet eine Verletzung stark, bei einem anderen so gut wie gar nicht. Häufig beginnt ein Patient erst dann zu bluten, wenn die Rettungshelfer eintreffen und anfangen, über Blut zu sprechen.

Die Fähigkeit mancher Menschen, Blutungen willentlich zu stoppen, ist gut dokumentiert. Zahlreiche chirurgische Eingriffe, bei denen hypnotische Suggestion oder Akupunktur zum Einsatz kamen, wurden bei ungewöhnlich geringen Blutungen durchgeführt. In dem BBC-Film *Can your mind control your body?* (Chertok 1982) wird eine Studie erwähnt, die bei 200 Blutern während Zahn-Operationen erheblich verminderte Blutungen zeigte: Ohne hypnotische Suggestion benötigten die Bluter zwischen fünf und fünfunddreißig Bluttransfusionen, mit hypnotischer Suggestion waren lediglich zwei bis drei erforderlich.[58]

Es ist nicht genau bekannt, wie Gedanken oder Anleitungen eine Blutung physiologisch verringern können. Es scheint mit der Verengung der Blutgefäße und der Blutgerinnung sowie mit einigen anderen biochemischen Veränderungen zusammenzuhängen.[59]

David Cheek, Gynäkologe und Pionier in der Anwendung medizinischer Hypnose, mutmaßte, dass das plötzliche Sistieren von arteriellen und venösen Blutungen auf eine hohe Ausschüttung von Adrenalin zurückzuführen sei, gefolgt von der Entspannung von Muskeln in der Umgebung der Verletzung. Außerdem erhöht Adrenalin die Blutgerinnung. Doch durch fibrinolytische Aktivität kommt es gewöhnlich sekundär erneut zu einer Blutung.

Möglicherweise führt die überzeugte Anweisung von Entspannung und Blutungsstopp zur Hemmung interner Signale, die Fibrinolysin in den verletzten Bereich senden würden, sodass die anfängliche Reaktion auf das Adrenalin aufrechterhalten bleibt. Da innere Blutungen – sei es ein blutendes Magengeschwür, eine gebrochene Rippe, eine geschlossene Fraktur oder eine schwere Prellung – vor Ort kaum behandelbar sind, könnten solche Anleitungen in Notfallhypnose bei entsprechenden Verletzungen tatsächlich Leben retten.

Unabhängig davon, welcher Wirkmechanismus dafür verantwortlich ist, können Anweisungen zum Stoppen von Blutungen am Notfallort ausgesprochen effektiv sein. Die folgenden Fallbeispiele enthalten Formulierungen, auf die Sie zurückgreifen können.

Fallbeispiel

Eine 34-jährige Frau wurde bei einem Unfall mit mehreren beteiligten Fahrzeugen aus ihrem Wagen geschleudert und blutet bei Eintreffen der Rettungskräfte aus einer kleinen Arterie in der Lippe und einer tiefen Platzwunde am Kopf. Nachdem er sich einen Moment Zeit genommen hat, um die Situation einzuschätzen und sich zu sammeln, legt der Sanitäter seinen Daumen auf die Stirn der Frau, um ihre Aufmerksamkeit zu gewinnen, und sagt:

»Hören Sie mir zu. Sie sind okay. Stoppen Sie jetzt die Blutung.«[60]

Die Frau hört auf zu bluten, und der Sanitäter geht zu einem anderen Patienten. Ein unbeteiligter Anwesender schreit:

»Bringen Sie die Leute vom Auto weg, bevor es in die Luft fliegt – da läuft Benzin aus!«

In diesem Moment fängt die Patientin an zu weinen, und ihre Blutung beginnt erneut. Der Sanitäter beruhigt die Umstehenden, versichert allen, dass keine Explosionsgefahr besteht, kehrt zu der Patientin zurück und legt ihr erneut den Daumen auf die Stirn.

»Hören Sie mir zu. Das Schlimmste ist überstanden. Jetzt stoppen Sie die Blutung. Sie haben es schon einmal getan und Sie können es wieder tun.«

Wieder hört die Blutung der Frau auf, und die eintreffenden Sanitäter beginnen mit dem Anlegen eines Druckverbands und Stabilisierungsmaßnahmen.

Fallbeispiel

Ein 22-jähriger Radfahrer, der keinen Helm trug, erlitt eine Platzwunde am Kopf, als er mit seinem Fahrrad einen steilen Abhang hinabstürzte. Als die Feuerwehr eintrifft, ist der Patient bei Bewusstsein und vollständig orientiert. Er ist jedoch stark aufgewühlt und verängstigt genug, um sich in einem veränderten Bewusstseinszustand zu befinden, was an seiner hypersuggestiven, glatten Mimik und seinem starren Blick zu erkennen ist. Die Blutung hat aufgehört, aber die Haare sind blutverklebt, und die Wunde ist voller Straßendreck.

»Bill, Sie können Ihre Blutung auslösen und stoppen, indem Sie sich einfach darauf konzentrieren, sie ein- oder auszuschalten. Wir müssen Ihre Wunde reinigen, und es würde uns helfen, wenn Sie die Wunde nur einen Moment lang wieder bluten lassen. Tun Sie das jetzt. Gut, das hilft.«

Während der Sanitäter den Schmutz mit einer sterilen Kompresse entfernt, fängt der Patient an zu bluten, was den Vorgang erleichtert. Nach etwa zehn Sekunden ist die Wunde bereit zum Verbinden. Ein direkter Druckverband wird angelegt, und Bill wird gebeten, die Blutung erneut zu stoppen:

»Okay, Bill, die Wunde ist sauber, und wir können sie jetzt verbinden. Wenn ich bis drei zähle, möchte ich, dass Sie die Blutung wieder stoppen.«

Fallbeispiel

Ein 54-jähriger Mann mit Magengeschwüren in der Vorgeschichte hat am Strand Blut erbrochen. Sein Puls ist schwach, seine Haut ist kaltschweißig, sein Blick trüb. Der Patient sagt, er habe Durst und Angst zu sterben. Während die beiden eintreffenden Bademeister Sauerstoff verabreichen, den Patienten in Schocklage bringen und auf den Krankenwagen warten, ist es einem von ihnen gelungen, Beziehung herzustellen und mittels der in den vorigen Kapiteln erläuterten Strategien positive Zukunftserwartungen aufzubauen. Nun ist der Bademeister so weit, den Patienten anzuleiten, die inneren Blutungen zu stoppen.

»Herr Edwards, wie Sie wissen, blutet wahrscheinlich Ihr Magen wieder. Sie können diese Blutung selbst stoppen, und ich werde Ihnen sagen, wie. Ich möchte, dass Sie sich vorstellen, dass Sie ein Team von Arbeitern in Ihren Magen schicken, um die blutenden Stellen zu flicken. Werden Sie das tun? Stellen Sie es sich einfach so vor, *wie Sie möchten,* aber schauen Sie, wie schnell und effizient die Ihren Magen flicken und die Blutung stoppen können. Gut. Das Bild wirkt bereits. Ihr Blutdruck stabilisiert sich. Jetzt möchte ich, dass Sie mit diesen Vorstellungen und Bildern weitermachen, bis Sie wohlbehalten im Krankenhaus angekommen sind.«

Beachten Sie, dass Studien darüber, wie Hypnose in Bezug auf die Kontrolle des autonomen Nervensystems über Funktionen wie Bluten wirkt, oft umstritten sind, da die Ergebnisse nicht einheitlich sind. Dies gilt auch für die Kontrolle der Durchblutung. Eine Studie beispielsweise untersuchte, ob Probanden, die unter Laborbedingungen angewiesen wurden, die Blutungszeit in einem Arm zu verkürzen und den anderen Arm bluten zu lassen, die Blutung kontrollieren konnten (Hopkins, Jordan a. Lunday 2008). Die Forscher fanden, dass sie das nicht konnten. Dafür kommen verschiedene Gründe infrage. Eine Ursache könnte eine unzureichende Beziehung zwischen Hypnotiseur und Hypnotisiertem sein, eine andere der psychologische innere Konflikt, einen Arm weiterhin bluten zu lassen, während der andere nicht mehr blutet. Möglicherweise waren die Probanden – das Ganze fand in einem Labor statt – auch einfach nicht tief genug in Trance usw. Es könnte sogar damit zusammenhängen, dass die Versuchsperson vor der Studie nicht daran geglaubt hat, etwas Derartiges schaffen zu können. Gleichwohl gibt es wissenschaftliche Indizien sowie Einzelberichte, die die Möglichkeit der Blutungskontrolle bei medizinischen Notfallpatienten belegen.

Übungen

1) Welche Strategie hat der Rettungssanitäter in der letztgenannten Situation angewendet?
2) Formulieren Sie anhand des Falles des 54-jährigen Mannes mit dem blutenden Magengeschwür Ihre eigene Anleitung. Verwenden Sie anschauliche Metaphern, um Bilder aufzurufen, die dazu beitragen könnten, die Blutung zu stoppen.

3) Stellen Sie sich vor und üben Sie, wie Sie Ihre Kommunikation gestalten, wenn Sie es entweder mit einem Patienten zu tun haben, der arteriell blutet, oder mit einem, der eine oberflächliche Blutung hat. Welche Unterschiede gilt es zu beachten?

4) Welche Arten von Vorstellungen und Bildern könnten generell hilfreich sein, wenn Sie einen Patienten anleiten, eine Blutung zu stoppen?

12 Kardiovaskuläre Notfälle

Die Fähigkeit des Ersthelfers, einen Herz- oder Schlaganfallpatienten zu beruhigen und zu bestärken, kann weitere Infarkte verhindern und die Vitalfunktionen stabilisieren. In diesem Kapitel beschreiben wir, wie hypnotische Kommunikation bei Herzpatienten mit unterschiedlich schwerer Erkrankung eingesetzt werden kann. Es folgen Ausführungen und ein Beispiel zur Kommunikation mit einem Schlaganfallpatienten.

Gedanken und Gefühle haben erheblichen Einfluss auf unser Herz. Angstzustände können den Blutdruck und die Herzfrequenz in die Höhe treiben, Entspannung kann sie senken. Obwohl diese Funktionen normalerweise als unwillkürliche Reaktionen des Nervensystems gelten, können Menschen lernen, sie in nicht unerheblichem Maße willentlich zu steuern. So haben beispielsweise Yoga-Meister die Fähigkeit bewiesen, ihren Puls und Blutdruck drastisch zu erhöhen oder zu senken, dasselbe gilt für Personen, die mit Biofeedback-Geräten trainieren. Auch Meditationskurse haben sich als äußerst wirksam erwiesen, um Bluthochdruckpatienten zu helfen, ihren Blutdruck ohne Medikamente in den Griff zu bekommen (Harvard Health Publishing 2020).[61]

Behandlung oder Vorbeugung von Schockreaktionen

Bei medizinischen Notfällen wird die Funktion des Herzens und der Blutgefäße durch eine Vielzahl von Faktoren beeinflusst. Diese können dazu führen, dass über das Nervensystem Arterien und Venen erweitert oder verengt werden, wodurch der Blutdruck steigt oder sinkt. Ist der Blutdruck zu hoch, können Gefäße rupturieren. Ist er zu niedrig, können lebenswichtige Organe ernsthaft geschädigt werden, und es kann zu einem lebensbedrohlichen Schock kommen. Da es eine Vielzahl von Umständen gibt – von Angst und Blutverlust bis hin zu Infektionen und Bienenstichen –, die einen Schock auslösen können, zählt die Schockbehandlung zu den wichtigsten Erste-Hilfe-Maßnahmen.

Um einem Schock vorzubeugen oder ihn zu behandeln, muss der Patient im Allgemeinen so gelagert werden, dass das Blut leichter zum Herzen zurückfließen kann (um einen weiteren Verlust von Blut und Körperwärme zu verhindern). Die Verabreichung von Sauerstoff bzw. die Atemwegssicherung sind natürlich ebenfalls vorrangig. Allerdings wird bei keinem dieser Verfahren die enorme Leistungsfähigkeit des autonomen Nervensystems der Patienten voll ausgeschöpft. Da die Anpassungsfähigkeit des Nervensystems häufig durch falsche oder überaktive Gedanken beeinträchtigt wird, kann eine neue Anleitung dazu beitragen, das Gleichgewicht wiederherzustellen – so, wie das Umkippen die normale Durchblutung einer Person wiederherstellen kann, die ohnmächtig geworden ist (psychogener Schock).

Einem Patienten Anweisungen zur Erhöhung oder Senkung von Herzfrequenz und Blutdruck zu geben, ist relativ einfach, sofern Vertrauen und Beziehung aufgebaut wurden und eine positive Erwartungshaltung besteht. Dabei ist zu beachten, dass ein Mensch jede Funktion unabhängig von der anderen steuern kann. Mit anderen Worten: Ein Patient kann seine Herzfrequenz senken, ohne den Blutdruck zu verändern, und umgekehrt. Der Sanitäter wird beide Funktionen kontrollieren wollen.

Fallbeispiel

Eine 53-jährige Frau zeigt Anzeichen und Symptome eines Schocks, mit einem schwachen und schnellen Puls von 120/min und einem niedrigen Blutdruck von 100/60 mmHg. Ihre Haut ist kaltschweißig und blass. Sie ist bei Bewusstsein und berichtet der Rettungskraft, dass sie seit mehreren Tagen unter starker Übelkeit und Durchfall leidet. Auf dem Weg ins Krankenhaus unterhält sich der Retter mit der Patientin.

»Frau Schneider, Sie haben viel Flüssigkeit verloren, und Ihr Herz hat Schwierigkeiten, sauerstoffreiches Blut in alle Teile Ihres Körpers zu pumpen. Stellen Sie sich einfach einen Gartenschlauch vor, durch den nur eine geringe Menge Wasser läuft. Schauen Sie, wie langsam das Wasser aus dem Schlauchende tropft. Wenn Sie aber die Öffnung verkleinern, kommt das Wasser stärker heraus. Ihr Körper kann die Weite Ihrer Blutgefäße anpassen, um den Flüssigkeitsverlust auszugleichen. Sehen Sie nun zu, dass Sie Ihren Körper das jetzt regulieren lassen, damit sauerstoffreiches Blut zu allen Teilen Ihres Körpers transportiert werden kann, die es brauchen, insbesondere Ihr Gehirn, Ihr Herz, Ihre Lunge und Ihre Nieren. Spüren Sie jetzt einfach, wie diese Organe gerade schon ausreichend mit Blut und Sauerstoff versorgt werden.«

Die Forschung hat gezeigt, dass Menschen lernen können, den Blutfluss zu bestimmten Stellen im Körper zu lenken. In einer Studie wurde beispielsweise nachgewiesen, dass eine

> »einzige 30-minütige Hypnosesitzung die Schmerzintensität verringerte«, weil Hypnose »bei Patienten mit Sichelzellanämie, die zu einer Dysfunktion des sympathischen Nervensystems führt, die periphere Vasodilatation sowohl während der Erwartung als auch während des Erlebens von Schmerzen erhöhte« (Bhatt et al. 2017).

Auch Elmer und Alice Green von der Menninger Foundation brachten in ihrem autogenen Feedback-Training, einer Form von Hypnose, Patienten bei, die Gefäße zu erweitern, und zwar so, dass die Hand, in der die Patienten die Temperatur erhöhten, um bis zu 4 °C wärmer wurde (Green a. Green 1977).[62] Indem Sie also Notfallpatienten, die möglicherweise einen Schock erleiden könnten, bitten, sich auf die Blutzufuhr zu denjenigen lebenswichtigen Organen zu konzentrieren, die auf gute Durchblutung angewiesen sind, könnten solche kardiovaskulären Reaktionen die Überlebenschancen verbessern, bis im Krankenhaus weitere medizinische Verfahren zum Einsatz kommen können.[63]

Akuter Myokardinfarkt (Herzinfarkt)

Die Verbindung zwischen Geist und Körper wird besonders offensichtlich, wenn es um eine Schädigung des Herzmuskels geht. Gängige Metaphern wie »Das hat mir das Herz gebrochen« weisen auf diesen Zusammenhang hin. Auch Theorien, denen zufolge bestimmte Persönlichkeitstypen anfälliger für akute Myokardinfarkte (AMI) bzw. Herzinfarkte sind, legen nahe, dass die Herzgesundheit mit mentalen Prozessen zusammenhängt. Und es besteht kaum ein Zweifel daran, dass emotionaler Stress und Angstzustände die Herzfunktion und den Blutdruck erheblich beeinflussen können.

Auch nach einem erlittenen Herzinfarkt ist es wahrscheinlich, dass psychische Bedenken die physiologischen Reaktionen beeinflussen. Einige Studien zeigen, dass der Tod nicht nur durch den ersten Herzinfarkt eintreten kann, sondern auch durch Folgeinfarkte, die mit der durch den ersten Infarkt ausgelösten Angst zusammenhängen. Die extrem beängstigende Erfahrung eines Herzinfarkts macht den Patienten äußerst empfänglich für die richtige Kommunikation durch Rettungskräfte. Das Nervensystem ist nach wie vor in der Lage, die Herzfasern zu koordinieren, die Herzfrequenz zu erhöhen oder zu senken und die Entzündungsreaktion im Herzgewebe zu reduzieren. Anleitungen, die entsprechende angemessene Reaktionen des Nervensystems bewirken, können lebensrettend sein.

Zeigt ein Patient bei einem kardialen Notfall Symptome wie Schmerzen in der Brust, die in Kiefer, Arm oder Rücken ausstrahlen können, Atembeschwerden, Schwitzen oder Schwindel, besteht die Standardbehandlung in der Regel in der Verabreichung von Acetylsalicylsäure (Aspirin®), Nitroglyzerin und Schmerzmitteln sowie dem Transport in ein Krankenhaus. Hypnotische Kommunikation kann dennoch zusätzlich sehr nützlich sein. Nachfolgend ein Ausschnitt aus einem 2020 veröffentlichten Artikel im *International Journal of Cardiology and Heart Vasculature:*

> »Aus pathophysiologischer Sicht ist die Wirkung von Hypnose auf Herzrhythmusstörungen noch wenig erforscht, wenngleich die Modulation des autonomen Nervensystems (ANS) eine Schlüsselrolle zu spielen scheint. [...] Hypnose ist wirksam bei der Verringerung von Angst und psychologischem Stress und in der Lage, sowohl die Hypothalamus-Hypophysen-Nebennieren-Achse zu beeinflussen als auch das ANS zu modulieren, indem der Parasympathikotonus erhöht und der Sympathikotonus gesenkt wird. [...] Hypnose wird in der klinischen Praxis immer noch zu wenig eingesetzt, da häufig Fehleinschätzungen und Missverständnisse im Wege stehen« (Berner et al. 2021).[64]

Fallbeispiel

Ein 46-jähriger Mann mit vorbekanntem milden Bluthochdruck hat einen Herzinfarkt erlitten. Als der Helfer am Unfallort eintrifft, ist der Patient bei Bewusstsein und gibt einen substernalen Schmerz an, den er als »drückend« bezeichnet und der zu Kiefer und linkem Arm ausstrahlt. Die Schmerzen halten bereits seit über einer Stunde an. Die Herzfrequenz beträgt 140/min. Das 12-Kanal-EKG zeigt ST-Hebungen in V3 und V4.

»Herr Davis, es scheint, dass Sie einen leichten Herzinfarkt erlitten haben, einen Vorderwandinfarkt. Das ist der vordere Teil Ihres Herzens *(berührt den Patienten)*. Ich weiß, wie beängstigend das jetzt für Sie erscheint, aber das Schlimmste ist überstanden. Ihr Körper versucht, jetzt durch Selbstregulation ein Gleichgewicht wiederherzustellen, und wenn Sie tun, was ich Ihnen sage, kann ich Ihnen helfen, diesen Zustand schneller wiederzuerlangen. Werden Sie das machen, was ich sage? (Der Patient bejaht dies.) Gut.«

Bis hierher hat der Rettungsmediziner Vertrauen ausgestrahlt, dem Patienten positive Erwartungen vermittelt und durch die direkte Vertragsstrategie Beziehung aufgebaut. Denken Sie daran, ruhig und professionell zu klingen.

Eine häufige Erscheinung bei einem akuten Myokardinfarkt ist das Gefühl, das Ende stehe unmittelbar bevor: Todesangst. Wenn diese Angst nicht unterbrochen wird, kann eine Arrhythmie zu unkoordinierter Aktivität des Ventrikels führen, gefolgt von Kammerflimmern und Tod.

Auch wenn die Botschaft an den Patienten, dass sein Körper jetzt versucht, die Homöostase bzw. das Gleichgewicht wiederherzustellen, an sich schon eine indirekte Anweisung darstellen könnte, um einen normalen Herzrhythmus wiederherzustellen, kann an diesem Punkt eine spezifischere Anweisung hilfreich sein.

»Okay, Herr Davis, ich möchte, dass Sie sich darauf konzentrieren, diesen frischen, reinen Sauerstoff aus der Maske einzuatmen und ihn zu Ihrem Herzen zu schicken, um den unverletzten Muskelfasern zu helfen, das sauerstoffhaltige Blut weiterhin effizient und geordnet durch Ihren Körper zu pumpen. Ich möchte wirklich, dass Sie sich jetzt vorstellen, in welchen Bildern auch immer es für Sie am besten passt, dass diese Herzmuskelfasern wieder zur Ruhe kommen und anfangen, wieder reibungslos zu arbeiten. Sie könnten sich beispielsweise da unten einen Teamleiter vorstellen, der eine Gruppe von Muskelfasern anleitet, effizient und koordiniert zu arbeiten und so das verletzte Gewebe zu kompensieren. Achten Sie dabei darauf, wie sich Ihre Herzfrequenz allmählich verlangsamt. Da das Team jetzt so effizient arbeitet, sind weniger Schläge erforderlich, um die Arbeit zu erledigen. Gut. Sie machen das richtig gut. Ich habe mit dem Arzt in der Klinik gesprochen, und Sie werden dort schon erwartet.«

Herzstillstand

Bei einem Teil der kardialen Notfälle handelt es sich um Patienten, bei denen ein Herzstillstand droht oder bereits eingetreten ist. Das bedeutet, dass das Herz entweder ganz aufgehört hat zu schlagen oder sich in einem Zustand völlig unkoordinierten Zitterns, dem sogenannten Kammerflimmern, befindet. In anderen Fällen kann es sich um Patienten mit extrem niedrigem Blutdruck oder pulsloser elektrischer Aktivität (PEA) handeln. Eine reelle Chance, solch einen

Patienten zu retten, besteht nur, wenn die Behandlung binnen kürzester Zeit erfolgt, im Regelfall innerhalb von drei oder vier Minuten. In vielen Fällen verdankt ein Herzstillstand-Patient sein Leben einer sofort eingeleiteten kardiopulmonalen Reanimation (CPR). Die CPR an sich ist jedoch vergleichsweise ineffizient, und die Erfolgsquote bei der Wiederbelebung von Patienten mit Herzstillstand nicht sehr hoch.[65] **Möglicherweise ließen sich bessere Ergebnisse erzielen, wenn während der CPR auch innere mentale Kräfte aktiviert werden könnten.**

Die oben erwähnte Arbeit enthält viele Verweise, die für hypnotische Interventionen bei Herzproblemen sprechen, doch für schwere Herzinfarkte, die eine CPR oder eine elektrische Defribrillation erfordern, gibt es bislang nur Einzelberichte. Diese stammen von Patienten, die überlebt haben und die Kontaktdaten von Rettungskräften erfragten, um sich für die Worte zu bedanken, die sie während des Einsatzes gehört hatten, obwohl sie offensichtlich bewusstlos waren. Bewusstlose Personen nehmen weiterhin wahr, was sie für bedeutungsvoll erachten.[66] Dabney Ewin hat bei chirurgischen Patienten unter Allgemeinanästhesie Reaktionen der Herzfrequenz und des Blutdrucks auf verbale Anweisungen festgestellt.[67] Wenn das Nervensystem bei einem Patienten, der bei Bewusstsein ist, angeregt werden kann, einen normalen Herzrhythmus wiederherzustellen, könnte es vielleicht auch in der Lage sein, Herzflimmern zu stoppen oder sogar bei einer Asystolie das Herz wieder schlagen zu lassen (Kotsovolis 2009).

Schlaganfall

Schlaganfallpatienten sind in der Notfallsituation möglicherweise nicht in der Lage, mit Ihnen zu sprechen. Andere hindert eine ausgeprägte motorische Aphasie, Worte wie beabsichtigt auszusprechen. Sie müssen also verstärkt auf Zeichen oder Gesten achten, die darauf hinweisen, dass der Patient auf Ihre Kommunikation reagiert. Derartige Anzeichen können fast unmerklich sein wie ein Wimpernschlag. Eine Möglichkeit, dann eine Kommunikationsstruktur aufzubauen, besteht darin, den Patienten aufzufordern, Ja- oder Nein-Fragen mit dem Anheben von Zeige- oder Mittelfinger einer Hand zu beantworten, wobei der eine Finger ja und der andere nein bedeutet. Dadurch werden gleichzeitig ideomotorische Reaktionen (weiter oben bereits beschrieben) aktiviert, was drei Funktionen dienen kann: Erstens ermöglicht es sofort eine wechselseitige Kommunikation, zweitens gibt es dem Schlaganfallpatienten trotz seinen Einschränkungen ein Gefühl von Kontrolle, und drittens trägt es dazu bei, zwischen Ihnen und dem Patienten eine sehr spezielle Beziehung herzustellen.

Bei einem ischämischen Schlaganfall wird durch eine Unterbrechung der Hirndurchblutung ein Teil des Gehirns geschädigt. Dies beeinträchtigt mehrere biochemische bzw. physiologische Funktionen in der verletzten Hirnregion. In vielen Fällen können wir Symptome eines Schlaganfalls feststellen, wissen ohne Gehirnscan aber nicht, welcher Teil des Gehirns betroffen bzw. in welcher Form er geschädigt ist. So werden manche Schlaganfälle beispielsweise durch eine intrazerebrale Blutung verursacht, andere durch ein Gerinnsel, das die Durchblutung eines Hirnareals verhindert. Wir haben bereits gesehen, wie Hypnose den Blutfluss beeinflussen kann.

Auch wenn wir noch längst nicht alles über das Gehirn wissen, so wissen wir doch, dass die meisten Gehirnzellen nicht ständig aktiviert sind. Wir wissen auch, dass bestimmte Teile des Gehirns lernen können, Funktionen zu übernehmen, die normalerweise von anderen Bereichen gesteuert werden (Li, Mukadam a. Kiran 2022). Entsprechende Patienten entwickelten neue interne sensorische Schaltkreise vom Gehirn zu den betroffenen Motoneuronen (Siegel, Shulman a. Corbetta 2022), woraufhin die normale Funktionsfähigkeit zurückkehrte.[68] Ob dies bei einem Schlaganfallpatienten in der ersten Stunde nach dem Trauma spontan geschehen kann, ist nicht bekannt, doch der Einsatz hypnotischer Sprache zur Beeinflussung der Gehirndurchblutung könnte helfen.

Fallbeispiel

Eine 68-jährige Frau hat Schwierigkeiten beim Sprechen und eine Linksseitenlähmung. Während die üblichen Erste-Hilfe-Maßnahmen eingeleitet werden, spricht die Rettungskraft ruhig und zuversichtlich mit der Patientin.

»Frau Bradley, ich weiß, dass Sie mich hören können, und ich weiß, dass Sie große Angst haben wegen dem, was Ihnen passiert ist. Es könnte sein, dass Blutgefäße in Ihrem Kopf beeinträchtigt sind, was dazu geführt hat, dass Sie jetzt zeitweilig einige Muskeln nicht bewegen können. Während Ihr Gehirn dabei ist herauszufinden, wie es das kompensieren kann, werden wir Ihnen helfen, indem wir ... (Beschreiben Sie die eingeleiteten Maßnahmen, etwa Infusion, Sauerstoff und EKG, sowie die Vorbereitungen, die im Krankenhaus getroffen werden für ein CT und ein neurologisches Konzil). In ein paar Minuten werde ich Ihnen zeigen, wie Sie die unbeeinträchtigten Teile Ihres Gehirns nutzen können, um Ihre Atmung und Ihren Schluckreflex zu unterstützen. Jetzt möchte ich erst einmal, dass Sie die Augen schließen und sich vorstellen, an einem Ihrer entspannenden Lieblingsplätze zu sein. Der Krankenwagen ist auf dem Weg, und im Krankenhaus wird alles für Sie vorbereitet. Wenn Sie verstehen können, was ich sage, heben Sie bitte den Zeigefinger Ihrer rechten Hand. Sie müssen ihn nicht sehr stark anheben, ein klein wenig reicht. Machen Sie das jetzt. (Die Patientin reagiert.) Gut. Begeben Sie sich jetzt an diesen ganz speziellen schönen, ruhigen Ort, während wir Sie auf die Trage legen und für die Fahrt ins Krankenhaus vorbereiten. Lassen Sie mich durch eine Fingerbewegung wissen, wenn Sie mental an diesem Ort sind. (Die Patientin reagiert erneut.) Gut.«

An diesem Punkt kann der Ersthelfer versuchen, eine tiefergehende Anweisung zu geben, die es der Patientin ermöglichen könnte, die Kontrolle über einige lebenswichtige Funktionen zurückzugewinnen, wie beispielsweise eine regelmäßige Atmung. Mit der Formulierung »während Ihr Gehirn dabei ist herauszufinden, wie es das kompensieren kann« hat der Helfer dafür Erwartungen aufgebaut.

»Okay, Frau Bradley, Ihr Körper beginnt bereits, sich auf seine eigene Weise von dem Schlaganfall zu erholen. Die Ärzte warten im Krankenhaus schon auf Sie. Bis wir dort sind, können Sie aber schon viel tun, damit andere Teile Ihres Gehirns Ihnen helfen, Ihre Atmung zu steuern. Es wird nicht ganz einfach sein, weil Sie es schon seit Langem auf immer dieselbe Art und Weise tun, aber wenn Sie möchten, versuchen Sie es, und ich bin mir sicher, dass es Ihnen hilft. Wollen Sie es versuchen? (Die Patientin antwortet bejahend.) Gut. Jetzt möchte ich nichts weiter, als dass Sie bewusst wahrnehmen, dass Sie verschiedene Möglichkeiten haben, Ihren Brustmuskeln zu signalisieren, dass sie sich bewegen sollen, und Ihrem Zwerchfell zu signalisieren, dass es sich bewegen soll. Probieren Sie es, bis Sie in der Lage sind, selbstständig Luft zu holen.«

Sofern keine lebenswichtigen Funktionen bedroht sind, wird die Rettungskraft den Patienten vermutlich nicht noch am Einsatzort dazu anleiten, wie man eine gelähmte Muskelgruppe aktiviert. Dies überlässt man dann besser einem Physiotherapeuten. Wenn es dem

Patienten schlecht geht, ist dieser Ansatz jedoch unbedingt einen Versuch wert. So können Sie die Zeit, die Sie auf den Krankenwagen warten, oder während des Transports zum Krankenhaus optimal nutzen.

Beachten Sie, dass sowohl beim Herzinfarkt als auch beim Schlaganfall eine adäquate Kommunikation mit den Angehörigen des Patienten oft genauso wichtig ist wie mit dem Patienten selbst. Leitlinien hierzu finden Sie in Kapitel 17 (»Psychische Notfälle«).

Richtig oder falsch?

1) Wenn es nicht gelingt, einen Herzinfarkt-Patienten zu beruhigen und zu bestärken, kann das für Reinfarkte verantwortlich sein.
2) Es ist möglich, dass ein bewusstloser Patient, bei dem Sie eine CPR durchführen, Ihre Worte hört und darauf reagiert.
3) Man kann Patienten anleiten, Funktionen des autonomen Nervensystems, also etwa Pulsfrequenz und Blutdruck, zu kontrollieren.
4) Patienten mit motorischer Aphasie sind nicht in der Lage, von hypnotischer Kommunikation zu profitieren.

13 Thermische und chemische Verletzungen

In diesem Kapitel wird beschrieben, wie die richtige Anleitung bei Verbrennungsopfern das Nervensystem so beeinflussen kann, dass Entzündungsprozesse eingedämmt werden. Es betrifft Hautverletzungen durch Hitze, Chemikalien oder Sonneneinstrahlung.

Verbrennungen und Verätzungen

Obwohl sich die meisten Studien zur Wirksamkeit hypnotischer Kommunikation bei Brandverletzungen weitgehend auf Fallberichte beziehen, belegen maßgebliche Studien, dass sie die Heilung beschleunigen und tiefergehende Schäden verhindern kann.[69]

> »Sowohl die Tatsache, dass Brandwunden rasch und entsprechend der Ursache behandelt werden, als auch die emotionale Verfassung von Patienten in einem traumatisierten Zustand machen derartige Interventionen außerordentlich wirksam« (Patterson, Goldberg a. Ehde 2011).

Eine Begründung, warum Hypnose funktionieren kann, folgt dieser Logik:

1) Hypnose kann Verbrennungsschmerzen verringern (Askay et al. 2007).
2) Schmerz wird durch eine Entzündungsreaktion verursacht (Omoigui (2007).
3) Hypnose kann die Entzündungsreaktion abschwächen (Mawdsley et al. 2008).

Brandverletzungen sind häufige medizinische Notfälle. Wenn Sie bei Verbrennungsopfern unser Merkwort CREDIBLE berücksichtigen, kann dies zu bemerkenswerten Erfolgen führen. So lassen sich durch richtige Kommunikation am Notfallort die Entzündungsreaktion einer Brandverletzung und damit einhergehend Schmerz, Fieber und Blasenbildung drastisch reduzieren.

Fallbeispiel

In einem Fall, bei dem Don beteiligt war, erholte sich ein Patient, der eine Verbrennung zweiten Grades erlitten hatte, nach zwölf Tagen – ohne Operation, ohne erhebliche Schmerzen und ohne entstellende Narbe zurückblieb. Derartige Verbrennungen benötigen zum Abheilen normalerweise sechs bis acht Wochen, und die Genesung ist mit massiven Schmerzen verbunden. Bei dem Patienten handelte es sich um einen 32-jährigen Mann, der sich mit einem Acetylen-Sauerstoff-Schweißbrenner verbrannt hatte, als der Schlauch riss (Acetylen brennt mit 3000°C). Der Patient wurde gebeten, sich vorzustellen, dass reiner weißer Schnee auf die Wunde fällt und die Kühle die Wunde heilen lässt, während Helfer kühlende Tücher auf die Wunde legten. Obwohl der Schweißbrenner heiß genug gewesen war, um das Hemd des Patienten vollständig zu verdampfen und seine Haut regelrecht zu versengen, waren keine Schmerzmittel nötig. Der Patient ging schon am nächsten Tag wieder zur Arbeit. Innerhalb von acht Tagen begann sich die verbrannte Hautschicht abzulösen, und darunter kam gesunde Haut zum Vorschein. Nach zwölf Tagen war die Wunde ohne bleibende Narbe verheilt.

Derartige Erfolge von Hypnose sind seit Langem bekannt und von Ärzten nachgewiesen. In einer alten Ausgabe des *Time Magazine* wird beispielsweise beschrieben, wie ein fünfköpfiges Team der University of Texas Southwestern Medical School Hypnose bei schwerstverbrannten Patienten einsetzte. Hier einige Zitate aus einem ausführlicheren Artikel (Crasilneck et al. 1955):

> »B. W., 24, mit Verbrennungen zweiten Grades auf 45 Prozent seiner Körperoberfläche hatte sich im Verlauf von 18 Monaten mehreren erfolglosen Hauttransplantationen unterzogen und war von gut 60 auf 40 Kilogramm abgemagert, weil er sich weigerte, richtig zu essen. Hautinfektionen und Kontrakturen durch Narbenbildung machten es ihm schwer, seine Gliedmaßen und seinen Hals zu bewegen. Schon wenige Tage nach Beginn der Hypnosebehandlung nahm er 4200 Kalorien pro Tag zu sich, seine Stimmung besserte sich, und er wurde kooperativ. Dank der besseren Ernährung begannen die Hauttransplantate anzuwachsen. Zwölf Wochen später ging B. W. geheilt aus dem Krankenhaus.
>
> J. C., 33, erlitt bei einer Kesselexplosion Verbrennungen an 45 Prozent seiner Körperoberfläche. Verbandwechsel konnten nur unter Narkose durchgeführt werden, und er hatte große Angst davor, seine schmerzhaft verbrannten Hände und Finger zu bewegen. Das Southwestern-Team begann mit täglichen Hypnosebehandlungen, woraufhin der Patient anfing, unter Verzicht auf Narkotika seine Hände wie angewiesen alle

30 Minuten zu bewegen – sogar im Schlaf, bis die Ärzte dem mit einem posthypnotischen Auftrag ein Ende setzten.

C. J., 32, der Verbrennungen auf 35 Prozent seiner Körperoberfläche erlitten hatte, erhielt nur vier Stunden nach dem Unfall die erste Hypnosebehandlung. Infolgedessen war keine Anästhesie zur Schmerzlinderung erforderlich, selbst bei Hauttransplantationen nicht. Bei gutem Appetit und mit viel Bewegung verbrachte C. J. nur 18 Tage im Krankenhaus.«

Auch das Phänomen des Feuerlaufens veranschaulicht die Fähigkeit des Körpers, auf Hitze so zu reagieren, dass Schmerzen und Entzündungsreaktionen vermindert sind. Studien über Feuerläufer auf den Fidschi-Inseln und in Indien zeigen, dass dafür ein starkes Glaubenssystem verantwortlich ist: In Indien geht dem Feuerlauf ein dreiwöchiges Meditationsritual voraus; auf den Fidschi-Inseln wird Feuerläufern von Geburt an gesagt, dass ihnen diese besondere Fähigkeit verliehen wurde. In den Vereinigten Staaten sind der Erstautor und andere mithilfe von Hypnose erfolgreich barfuß über 800 °C heiße Kohlen gelaufen. In allen Fällen wurde der Teil der Verbrennung, der die Schmerz- und Entzündungsreaktion auslöst, durch ein mentales Bild unterbunden. Der Co-Autor dieses Buches, Don Jacobs, absolvierte einen Feuerlauf während seiner Tätigkeit als Feuerwehrmann/Rettungskraft beim Marine County Fire Department. Der Nachrichtensender ABC berichtete darüber. Er lief zwei Mal über die Kohlen, in Berufskleidung und mit hochgekrempelten Hosenbeinen. Als er und seine Feuerwehrkameraden sich die Sendung ein paar Stunden später im Fernsehen ansahen, entwickelte er plötzlich eine Brandblase – vermutlich, weil er gebannt darauf schaute, wie seine Füße Kontakt mit der glühenden Kohle hatten, während er sich nicht mehr in einem hypnotischen Zustand befand!

Hypnotische Anweisungen, die innerhalb der ersten zwei Stunden nach der Brandverletzung erfolgen, fordern zur Gefäßverengung in der betroffenen Hautstelle auf, nicht zur Gefäßerweiterung, sodass eine Kühlung wie mit dem obigen Schneebild empfohlen wird. Bei vielen Brandopfern kann eine solche Modifizierung der normalen physiologischen und psychologischen Reaktion auf Verbrennungen nicht nur die Heilung beschleunigen und das Leiden verringern, sie kann tatsächlich zum Überleben beitragen. Wenn Verbrennungen lebenswichtige Gewebe betreffen oder einen Schock auslösen, können die hier vorgestellten relativ einfachen Kommunikationsstrategien in

Verbindung mit Anleitungen, die Bilder von Kühle und Wohlbefinden erzeugen, von großer Bedeutung sein. Aus naheliegenden Gründen wäre dieses Wissen besonders für Feuerwehrleute immens nützlich. Da für die Wirksamkeit eine Kommunikation unmittelbar nach der Verbrennung notwendig ist, haben gerade Ersthelfer die größte Chance, das Outcome günstig zu beeinflussen.

Fallbeispiel

Ein 48-jähriger Mann beschädigte mit seinem Traktor eine unterirdische Gasleitung, woraufhin ein Funke eine Stichflamme entzündete. Der Fahrer erlitt Verbrennungen zweiten Grades an 24 Prozent seiner Körperoberfläche. Innerhalb von 15 Minuten nach dem Anruf der Ehefrau sind die Rettungskräfte vor Ort. Sie nehmen eine Ersteinschätzung vor, versorgen die Hautverbrennungen mit sterilen Verbänden, verabreichen Sauerstoff, und mittels verschiedener Strategien gelingt es, binnen weniger Minuten Vertrauen, Beziehung und eine positive Erwartungshaltung aufzubauen. Während er den sterilen Verband anlegt, gibt der Ersthelfer die folgende Anweisung:

»Okay, Herr Braun. Wissen Sie, wie Sie diese Verbrennung versorgen können? (Der Patient gibt zu, dass er das nicht weiß.) Nun, ich weiß es. Und Sie können mir helfen, indem Sie an etwas Schönes denken, denn, ob Sie es glauben oder nicht, ich kann Sie besser behandeln, wenn Sie das tun. Jetzt ärgern Sie sich wahrscheinlich, dass Sie nicht an die Gasleitung gedacht haben, bevor Sie mit der Arbeit angefangen haben. Das sieht mir wie ein echtes Versehen aus. Außerdem denke ich, dass Sie mit diesem Unfall schon genug bestraft sind, oder etwa nicht?«

Denken Sie daran, dass Anweisungen zur Beseitigung von Schuldgefühlen gerade bei Verbrennungspatienten besonders nützlich sind, da die Verbrennung sehr oft das Ergebnis einer fahrlässigen Handlung ist. Die Rettungskraft fährt fort:

»Nun, während wir Sie für den Transport ins Krankenhaus vorbereiten, möchte ich, dass Sie für einen Moment die Augen schließen und sich vorstellen, dass, wenn ich jetzt die sterile Gaze auf Ihre Wunden lege, ich in Wirklichkeit den gesamten Bereich in weichen, sauberen Schnee einpacke. Bestimmt haben Sie eine Vorstellung davon, wie es sich anfühlt, Ihren Arm in eine Wand aus weichem, frisch gefallenem Schnee zu stecken. Nehmen Sie wahr, wie kühl und angenehm jeder Bereich wird, wenn Sie zusehen, wie der Schnee darauf aufgetragen wird. Gut.«

Der Helfer wiederholt diese Art von bildhaften Anleitungen mehrere Male. Denken Sie daran, dass Wiederholungen dem Unterbewusstsein beim Lernen helfen, allerdings nur bis zu einem gewissen Grad. Im Allgemeinen reicht es aus, die Anweisung drei bis vier Mal zu wiederholen. Danach könnte sich die wiederholte Aufforderung wie ein Bedrängen anfühlen, das das analytisches Denken aktiviert und damit letztlich auf Kosten des bildhaften Denkens geht. Nach mehrmaliger Wiederholung der kühlen und angenehmen Vorstellung wechselt der Retter also wie folgt den Fokus:

»Gut! Lassen Sie dieses kühle, angenehme Gefühl einfach ganz von alleine weitergehen, während wir Sie in den Krankenwagen bringen. Konzentrieren Sie sich auf Ihren rechten Wadenmuskel und achten Sie darauf, wie er sich entspannen kann, wenn Sie den Muskel erst anspannen und dann entspannen lassen. Versuchen Sie das jetzt. Gut. Und jetzt lassen Sie dieses Gefühl der Entspannung während der ganzen Fahrt zum Krankenhaus auf den Rest Ihres Körpers übergehen.«

Beachten Sie, dass der Wadenmuskel ein unverletzter Teil des Körpers ist. Indem die Aufmerksamkeit des Patienten auf die Entspannung eines unverletzten Körperteils gelenkt wird, werden zwei Dinge erreicht: Erstens wird die Anweisung, die Verbrennungsverletzung kühl und bequem zu halten, bis sie verheilt ist, im Unterbewusstsein verankert, während der Rettungshelfer ganz selbstverständlich zu einem anderen Thema übergeht. Und zweitens wird die Entspannungsreaktion, die sich aus dem Anspannen und anschließenden Entspannen eines nicht beteiligten Muskels ergibt, schon von selbst die psychologische Entspannung verstärken, die dazu beiträgt, den Patienten während des Transports zu beruhigen und zu stabilisieren.

Neben den angesprochenen Schnee-Bildern kann der Helfer auch Bilder von kühlem Nebel, einem klaren kalten Gebirgsbach, einer frischen Brise etc. verwenden. Vergessen Sie nicht, Ihre Kühl- und Wohlfühlanweisungen mit Adjektiven auszuschmücken, die Sauberkeit, Frische etc. implizieren. Verwenden Sie nach Möglichkeit die Bilder, von denen der Patient angibt, dass sie in ihm Gefühle der Kühle und des Wohlbefindens hervorrufen. Dies kann die natürliche Tendenz des Körpers unterstützen, Wunden ohne Infektionsrisiko zu heilen.

Diese Methode eignet sich bei thermischen Verbrennungen und Verbrühungen ebenso wie bei Verätzungen und Sonnenbrand. In dem Video *Emergency Hypnosis VOB*[viii] beschreibt Gerald Kaplan, wie er das Verfahren bei seinem Sohn anwandte, der am Strand eingeschlafen war. Er wies ihn an, sich vorzustellen, wie sein Gesicht kühl und beschwerdefrei bliebe. Am nächsten Tag war das Gesicht nicht verbrannt, die Ohren jedoch schon. Nachdem er darüber nachgedacht hatte, wie das passieren konnte, gelangte Kaplan zu dem Schluss, dass sein Sohn die Ohren wohl nicht als Teil seines Gesichts betrachtet hatte.

Andere durch Hitzeeinwirkung oder Sonnenexposition bedingte Notsituationen sind Hitzekrämpfe, Hitzeerschöpfung und Hitzschlag. In all diesen Fällen sind die Wärmeregulationsmechanismen so überfordert, dass es zu einem Kollaps kommt. für jedes dieser Probleme können während der Standardbehandlung vor Ort relativ simple Anleitungen den Kollapsprozess verlangsamen, aufhalten oder sogar ein Stück weit rückgängig machen.

Die Haut ist besonders beeinflussbar durch psychische Faktoren. Ausschlag, Erröten, Gänsehaut etc. sind häufige emotionale Reaktionen. Die Haut, das größte Einzelorgan des Körpers, dient auch der Temperaturregulierung des Körpers sowie zur Weiterleitung von Informationen aus der Umwelt an das Gehirn. In der Haut befindliche Nervenenden nehmen Informationen über Hitze, Kälte, Schmerz, Freude etc. wahr und leiten sie weiter. Wie bei jeder Krankheit oder Verletzung kann jedoch ein überreaktiver Teufelskreis beginnen, wenn dabei negative Bilder aus der Vergangenheit getriggert werden. Auch wenn natürlich physische Kühlung und Flüssigkeitszufuhr äußerst wichtig sind, sollte man gleichzeitig das Potenzial psychologischer Abkühlung nicht übersehen.

Fallbeispiel

Eine 25-jährige Frau war an einem heißen Tag in einem Nationalpark unterwegs. Das Parkpersonal wurde informiert, dass sie auf einem Wanderweg gestürzt war und über Schwindel und Übelkeit klagte. Der Rettungssanitäter ist rasch zur Stelle und kann einen guten Kontakt herstellen. Während die Patientin nach der Erstuntersuchung in Schocklage gebracht wird, werden positive Erwartungen geweckt. Die Verdachtsdiagnose lautet Hitzeerschöpfung. Der Helfer sagt zu ihr:

viii Verfügbar unter: https://www.youtube.com/watch?v=iVIMoE9scOA&list=PL4R7z5Il5QwDeZkQ45i73q-FVE5THXawC&index=2 [20.1.2025].

»Frau Donnely, Sie können die Blutgefäße Ihrer Haut bei Bedarf verengen oder erweitern. Das heißt, Sie können sie größer oder kleiner machen. Das ist ein unbewusster Vorgang, der Ihnen vielleicht gar nicht bekannt ist. Es wäre jedoch hilfreich, wenn Sie sich vorstellen würden, dass Ihr Nervensystem die Blutgefäße genau auf das richtige Maß erweitert, um Ihre Körpertemperatur in einem sicheren Bereich zu halten. Schauen und fühlen Sie jetzt einmal, auf welche Weise auch immer es sich für Sie richtig anfühlt, wie Ihr Körper bereits auf dieses Bedürfnis reagiert. Sie können merken, wie Ihre Blutgefäße genau das tun, was sie tun müssen, um Ihren Körper so kühl und beschwerdefrei wie nötig zu halten.«

Beachten Sie, dass diese Anleitung keine Metaphern wie Schnee oder kühles Wasser verwendet, wenngleich dies auch sinnvoll wäre.

Hypnotische Suggestionen zur Heilung setzen nicht unbedingt voraus, dass der Patient über ein detailliertes Verständnis seines medizinischen Zustands oder der damit verbundenen Vorgänge verfügt. **Ziel der hypnotischen Suggestion ist ein Zugang zum Unbewussten des Patienten, in dem Haltungen und Verhalten sich formen, sodass sich diese Überzeugungen und Verhaltensweisen positiv verändern lassen.**[70] Dies kann mittels allgemeiner Sprache und Bildern, die der Patient versteht und mit denen er sich identifizieren kann, besser gelingen als mit technischen oder medizinischen Fachtermini. In anderen Worten: Der Patient sollte in der Lage sein, die Absicht der hypnotischen Suggestion zu verstehen, muss aber keineswegs genau verstehen, in was für einem speziellen Zustand er sich befindet und was vor sich geht. Ob Sie eine direkte Anleitung oder eine bildhaftere Metapher verwenden, hängt davon ab, welche Lösung Sie für den jeweiligen Patienten als die beste ansehen.

Fallbeispiel

Ein Mann, dem auf einer Fahrt mitten in der Wüste das Benzin ausgegangen war, machte sich zu Fuß auf den Weg, eine Tankstelle zu suchen. Nach mehreren Stunden Fußmarsch bricht er am Straßenrand zusammen. Ein vorbeikommender Autofahrer hält an und stellt fest, dass die Haut des Mannes heiß und gerötet ist. Er stellt seinen Wagen so ab, dass der Mann im Schatten liegt, und ruft dann die Rettung. Wasser oder andere Getränke hat er nicht dabei. Der Autofahrer spricht mit dem Mann.

»Hören Sie mir zu. Hilfe ist unterwegs. Im Moment ist es sehr wichtig, dass Sie so weit abkühlen wie möglich. Sie können das jetzt tun, indem Sie genau das machen, was ich Ihnen sage. Machen Sie das? (Der Patient gibt zu erkennen, dass er dazu bereit ist.) Gut. Wenn ich jetzt bis drei zähle, möchte ich, dass Sie sich vor Ihrem geistigen Auge selbst sehen, wie Sie in einen sehr kalten See eintauchen. Sie tragen eine Schwimmweste und Sie brauchen nichts weiter zu tun als das kalte, angenehme und erfrischende Gefühl des Wassers zu genießen. Eins, zwei, drei. Spüren Sie jetzt – und beobachten Sie sich dabei –, wie Sie in diesen kalten See eintauchen. Merken Sie, wie Ihre Körpertemperatur bereits zu sinken beginnt? Gut. Behalten Sie diese Temperatur jetzt bei und bleiben Sie bei diesem Gefühl, während wir auf den Krankenwagen warten. Gut!«

Erfrierungen

Eine andere Art von Gefahr bei extremen Umweltbedingungen ist Hypothermie, in diesem Fall also die Reaktion auf Kälte. Wie schnell und in welchem Ausmaß ein Körper Wärme verliert, kann durch eine Reihe von Stoffwechselvorgängen vom Nervensystem gesteuert und dann durch entsprechende Anleitungen reguliert werden. Immer wieder berichten Mitarbeiter der Pistenrettung, dass aufgefundene Patienten eine frostkalte Nacht im Hochgebirge ohne irgendwelchen Schutz überlebt haben. In einigen Fällen gaben die Skifahrer an, dass sie sich warmhalten konnten, indem sie sich *vorstellten,* dass sie sich an einem warmen Ort befanden. Es gibt auch wissenschaftliche Studien, die zeigen, dass Hypnose die thermoregulatorische Reaktion auf Kälte verändern kann (Kissen, Reifler a. Thaler 1964).

Übung

Sie kommen am Einsatzort an und finden ein 10-jähriges Kind vor, das sich mit kochendem Wasser verbrüht hat. Schreiben Sie auf, was Sie zu dem Kind sagen würden. Verwenden Sie dabei eine Strategie zum Aufbau von Beziehung, eine Strategie zur Erzeugung positiver Erwartungen und auch einen geeigneten Leitfaden für eine wirksame Anleitung.

14 Atemwegsprobleme

In diesem Kapitel geht es um Kommunikationsansätze für Ersthelfer, die zu einem Einsatz gerufen werden, bei dem jemand ernstzunehmende Atemprobleme hat.

Atmen ist Leben. Kein Wunder also, dass Patienten mit akuten Atemwegsproblemen Angst und Panik empfinden. Abgesehen von der Ursache der Atemnot können sich diese Emotionen selbst negativ auf das Atemmuster auswirken (Whorwell et al. 1992). So ist beispielsweise Hyperventilation in Verbindung mit emotionalen Zuständen relativ häufig. Die Person, die unter Atemnot leidet, gerät so in einen Teufelskreis, der sich immer weiter verschlimmert. Mit geeigneten Kommunikationsstrategien lässt sich dieser Teufelskreis durchbrechen (Anllò et al. 2022). Darüber hinaus kann man Bronchospasmen, die für viele Atemprobleme typisch sind, mit passenden Anweisungen wirksam kontrollieren.

Trauma, Asthma, Hyperventilation, Pneumonie, drohendes Ersticken, allergische Reaktionen … die Liste der Gründe, warum ein Patient Schwierigkeiten beim Atmen haben kann, ist lang. Bei der Erstdiagnose ist wichtig, keine Vermutungen anzustellen, ohne zuvor eine vollständige körperliche Erstuntersuchung vorgenommen und alle verfügbaren diagnostischen Verfahren einschließlich Pulsoximetrie durchgeführt zu haben. Wie bereits mehrfach erwähnt kommuniziert der Ersthelfer mit einer Person, die aufgrund des natürlichen hypnotischen Zustands, von dem man in der ersten Stunde nach einem Trauma ausgehen kann, hypersuggestibel ist. Worte, die beruhigend wirken und Zuversicht vermitteln, können lebensrettend sein.

Ich hatte einmal einen Patienten, der eigenständig mit Todesangst im Blick in die Notaufnahme gelaufen kam und seinen Hals umklammerte, als würde er ersticken. Er war hochgradig verängstigt und aufgrund von Sauerstoffmangel verwirrt. Die diensthabende Krankenschwester ging selbstbewusst und bestimmt mit der Situation um, indem sie den Patienten motivierte, sich auf eine Liege zu legen und seine Atmung zu verlangsamen. Als er aggressiv wurde, verabreichte sie dennoch keinen Sauerstoff und versuchte vielmehr, ihn festzuhalten, um ihn zu schützen. Der Patient hörte auf zu atmen und wurde intubiert. Später stellte sich heraus, dass er sich nach einem HWS-Trauma erst kürzlich von einer Operation erholt hatte. Ich bin überzeugt, dass dieser Patient von einer Krankenschwester profitiert hätte, die ihn beruhigt, ihm Zuversicht vermittelt und Sauerstoff gegeben sowie ihm erlaubt hätte, sich aufzusetzen, anstatt ihn in der Liegeposition festzuhalten.

Wenn ein Patient akute Atemnot hat, ist es wichtig, dass Sie je nach Situation den für diesen Patienten richtigen Weg einschlagen. Manche Patienten müssen aufrecht sitzen, um leichter atmen zu können, andere kommen besser in stabiler Seitenlage zurecht. Alle Patienten mit Atemproblemen benötigen eine Notfallversorgung mit moderner lebenserhaltender Diagnostik. Manchmal können lebensbedrohliche Zustände wie Herzprobleme oder Sepsis zunächst als Atemnot imponieren.

Ich habe schon Patienten erlebt, die komplett aufgehört haben zu atmen – in solchen Fällen ist es wichtig, sich klar zu machen, wer alles mithört. Der Patient hört immer noch zu, Familienangehörige könnten anwesend sein und natürlich auch Ihre Kollegen. Alle, die in der Situation beteiligt sind, sind empfänglich und anfällig dafür, wie Sie nun reagieren. Wenn Sie unsicher oder hektisch wirken, kann sich diese negative Energie auf alle anderen übertragen, insbesondere deshalb, weil sie von einer Autoritätsperson wie einem Arzt oder Einsatzleiter ausgeht.

Asthma

Wenn eine Person einen Asthmaanfall erleidet, ist das für sie ein lebensbedrohender Notfall. Die Unfähigkeit, normal Luft zu holen, löst Angst aus, und diese Angst wiederum führt zum Vollbild eines Asthmaanfalls (Cannizzaro 2019).[71] Die gesamte Aufmerksamkeit des Patienten konzentriert sich auf den nächsten Atemzug. Aus diesem Grund ist es für den Ersthelfer oft schwierig, die Aufmerksamkeit des Patienten in dem Maße zu gewinnen, wie es zum Beziehungsaufbau und für geeignete Anweisungen nötig wäre. Eine Möglichkeit ist die »Mitmach«-Strategie.

Fallbeispiel

Eine 36-jährige Hausfrau ist mitten in einem Asthmaanfall, als der Sanitäter eintrifft. Sie sitzt auf einem Küchenstuhl und krallt sich verzweifelt an die Armlehnen, während sie um jeden Atemzug ringt. Der

Sanitäter nähert sich der Patientin so, dass sein Gesicht nahe an ihrem Gesicht ist. Dann beginnt er, die angestrengte Atmung der Patientin nachzuahmen, während er spricht.

»June, hören ... Sie ... mir ... zu. Es ist wirklich ... schwer, ... Luft zu bekommen, ... nicht wahr? Und ... ich weiß, ... wie beängstigend das sein kann. ... Aber achten Sie darauf ... achten Sie einfach darauf ... dass es jetzt langsam ... etwas leichter wird.«

An diesem Punkt beginnt die Atmung des Sanitäters, weniger angestrengt zu klingen. In vielen Fällen fängt die Atemfrequenz des Patienten an, sich der des Rettungssanitäters anzupassen.[72] Wenn nun die Atemfrequenz langsamer wird, honoriert die Rettungskraft diese Verbesserung mit Kommentaren wie »Gut«, »So ist es richtig« usw.

»June, ich habe hier reinen, frischen Sauerstoff für Sie dabei, der Ihnen noch mehr helfen wird. Wenn Sie jetzt den Sauerstoff einatmen, dann achten Sie einmal darauf, wie Ihre Bronchiolen viel entspannter werden, wenn Sie ausatmen.« (Bei der Verabreichung des Sauerstoffs sollte der Helfer vermeiden, die Maske direkt auf das Gesicht des Patienten zu drücken, da dies die Angst verstärken könnte.)

Die Standardbehandlung durch Rettungskräfte in der vorklinischen Versorgung umfasst vor allem die Gabe von Sauerstoff. Steht Sauerstoff zur Verfügung, können Sie die Mitmach-Strategie anwenden, während das vorbereitet wird. Oftmals wird der Patient wieder normal atmen, noch bevor der Sauerstoff zum Einsatz gekommen ist. In jedem Fall ist gute Kommunikation wichtig, um den Nutzen der Sauerstoffgabe zu erhöhen und weiteren Ängste vorzubeugen, die möglicherweise durch die Verabreichung von Sauerstoff entstehen. Sobald der Helfer die Aufmerksamkeit des Patienten erlangt und mittels der Mitmach-Strategie Beziehung aufgebaut hat, kann er – falls die Atemnot anhält – dem Asthmapatienten die konkrete Anweisung geben, bei jedem Ausatmen die Muskeln rings um die Bronchien zu entspannen.

Forschungen am Walter Reed Hospital in Washington, D.C., haben gezeigt, dass solche konkreten Anweisungen tatsächlich physiologische Auswirkungen auf die Bronchien haben. Die Teilnehmer der Studie inhalierten eine chemische Substanz, die einen Asthmaanfall auslöst. Anschließend wurde die forcierte Ausatmung gemessen, einmal begleitet von Anweisungen, einmal ohne solche. Die Anweisungen in Hypnose führten zu einer signifikanten Zunahme des Ausatmungsvolumens, was zeigt, dass sie einen direkten physiologischen Einfluss auf die spastischen Bronchiolen hatten.[73]

Um zu unserem Beispiel zurückzukehren: Wir können June bei der Bewältigung ihres Asthmaanfalls nun mit Worten weiterhelfen, die sie bei der Visualisierung und Entspannung unterstützen:

»June, ... Ihre Atmung ... wird ... jetzt ein wenig ... leichter, weil Sie dabei sind, ... die Muskeln rings um Ihre Bronchien ... beim Ausatmen ... sich entspannen zu lassen. Machen Sie weiter damit, ... diesen Muskeln einfach zu *erlauben*, ... sich zu entspannen. So ist es gut. Wissen Sie, die meisten Menschen denken, dass man keine Luft in die Lunge bekommt, wenn man keucht, aber Sie und ich wissen es besser. Wir wissen, dass genau das Gegenteil der Fall ist. Wenn Sie einen Anfall haben, können Sie die Luft nicht aus der Lunge herausbekommen, um frische Luft hineinzulassen, *bis* Sie den Bronchialmuskeln erlauben, sich zu entspannen, so wie Sie es jetzt tun. Genauso, wie Ihre Hand sich öffnet, wenn Sie eine heiße Kartoffel anfassen, anstatt sich zu schließen, so öffnen sich beim Einatmen von Sauerstoff Ihre Bronchiolen, sobald sie voller Sauerstoff sind.«

Um den Asthmaanfall vor Ort zu lindern, hat der Ersthelfer zudem die Möglichkeit, dem Patienten zu erklären, dass er sein Keuchen jederzeit »abstellen« kann. Sie können das so erklären, dass jeder, der an Asthma leidet, einfach eine hohe Empfindlichkeit gegenüber einem oder mehreren Auslösern entwickelt hat, darunter möglicherweise Botenstoffe, wie sie bei emotionalem Stress entstehen. Das Ergebnis ist eine erlernte Reaktion, die eine Kette von Prozessen in Gang setzt, die Schleimproduktion und Bronchospasmen auslösen. So wie das Nervensystem gelernt hat, auf diese Reize zu reagieren, kann es auch lernen, die Reaktion zu stoppen, wie es dies ja auch während des Notrufs getan hat. In vielen Fällen kann diese vergleichsweise einfache und kurze Erklärung sogar verhindern, dass jemals wieder schwere Asthmaanfälle auftreten. Dies gilt insbesondere dann, wenn es sich bei dem Patienten um ein Kind handelt.

Hyperventilation

Hyperventilierende Patienten haben ebenfalls Todesangst und das Gefühl, nicht genug Luft in die Lunge zu bekommen, obwohl sie genau genommen zu viel Sauerstoff eingeatmet haben. Das unmittelbare Ziel des Ersthelfers besteht darin, den Patienten zu beruhigen und den arteriellen Kohlendioxidgehalt zu erhöhen. Eine bewährte wirksame Methode ist, den Patienten die in eine Papiertüte ausgeatmete Luft wieder einatmen zu lassen. Doch auch effektive Kommunikation am Einsatzort kann wesentlich zum Behandlungserfolg beitragen.

Fallbeispiel

Eine 24-jährige Frau begann zu hyperventilieren, nachdem sie erfahren hatte, dass ihr Vater verstorben war. Beim Eintreffen am Einsatzort diagnostiziert der Rettungsmediziner, dass die Patientin eine Panikattacke hat und die Symptome auf Hyperventilation zurückzuführen sind.

»Joan, verlangsamen Sie jetzt Ihre Atmung. Atmen Sie nur auf mein Kommando aus! Eins, zwei, drei. So ist es besser. Joan, ich weiß, wie viel Angst Sie haben und wie verzweifelt Sie sein müssen, aber Sie werden sich bald besser fühlen. Im Moment haben Sie zu viel Sauerstoff eingeatmet, auch wenn es Ihnen so vorkommt, als bekämen Sie nicht genug davon. Wenn Sie in diese Maske ein- und wieder ausatmen, können Sie für die richtige Menge an Sauerstoff in Ihrem Körper sorgen und werden sich sofort besser fühlen. Atmen Sie jetzt in die Maske, und achten Sie darauf, wie viel entspannter Sie sich gleich fühlen.«

Beachten Sie, dass bei dieser Notfallpatientin anfangs ein autoritärer, befehlsmäßiger Ton angebracht ist, dem jedoch umgehend eine empathische, verständnisvolle Aussage folgt. Dies ist in der Regel der beste Weg, um Kontakt herzustellen und einer Person, die unter einer Panikattacke leidet, hilfreiche Anweisungen zu geben.

Erstickungsanfall

Viele Notfallsituationen entstehen, wenn die Atemwege durch einen Fremdkörper teilweise blockiert sind, etwa durch ein Stück Fleisch. Da Schläge auf den Rücken oder Heimlich-Manöver vermieden werden sollten, solange der Patient in der Lage ist, noch ein wenig zu atmen, ist die Kommunikation wichtig, damit sich die Atemnot nicht aus Angst noch verstärkt.

Fallbeispiel

Ein 49-jähriger Mann hat sich in einem Restaurant an einem Stück Fleisch verschluckt. Als der Rettungssanitäter eintrifft, ringt der Patient verzweifelt nach Luft, und jede Menge Schaulustige stehen um ihn herum. Während er die Atemwege in der effizientesten Position hält, vermittelt der Sanitäter Vertrauen und baut eine positive Erwartungshaltung auf, bevor er konkrete Anweisungen gibt. Er spricht langsam und ruhig:

»Okay, Herr Myers, ich bin Sanitäter, und wir kriegen das wieder hin. Es sieht so aus, als ob ein Stück Essen in die falsche Röhre geraten ist. Ich werde Ihnen jetzt reinen Sauerstoff geben (falls verfügbar), damit Sie sich besser fühlen, bis wir es herausholen können. In der Zwischenzeit möchte ich, dass Sie machen, was ich Ihnen sage. Werden Sie das tun? (Der Patient stimmt der Vereinbarung zu.) Gut. Ich möchte jetzt, dass Sie einfach so weitermachen wie bisher, denn im Moment bekommen Sie ja genug Sauerstoff. Wenn wir Sie ins Krankenhaus bringen, können die Ärzte dort den Essensrest leicht entfernen, und dann sind Sie wieder in Ordnung. Ich werde es hier nicht selbst versuchen, weil ich nicht möchte, dass es sich so festsetzt, dass es den Luftaustausch unterbricht, den Sie jetzt haben.«

Nun ist der Patient bereit für die folgende Anweisung:

»Stellen Sie sich jetzt vor, dass Sie Ihren Sauerstoff durch einen Strohhalm aufsaugen, gerade so viel, dass Sie die gute Luft genießen und Ihre lebenswichtigen Systeme aufrechterhalten können. Bleiben Sie in einer für Sie möglichst bequemen Position und schlürfen, eher als schlucken, Sie die Luft langsam ein, nicht zu schnell, und genießen jeden Tropfen. Gut. Merken Sie, wie effizient Ihr Körper in der Lage ist, solch kleine Mengen an Sauerstoff zu nutzen. Und merken Sie, wie viel einfacher Sie jetzt atmen können, selbst durch die im Augenblick nur kleine Öffnung, durch die Sie jetzt die nötige Luft einschlürfen. Gut.«

Übung

Beschreiben Sie mithilfe eigener kreativer Bilder, was Sie einem Asthmapatienten sagen könnten, damit er sich vorstellen kann, dass ihm das Atmen leichter fällt. Anschließend überlegen Sie, wie Sie mit einem Patienten kommunizieren würden, der hyperventiliert oder zu ersticken droht. Üben Sie so lange, bis Sie sich mit der Technik vertraut fühlen.

15 Anaphylaxie

In diesem Kapitel geht es darum, wie Worte und Gedanken allergische Reaktionen von Patienten beeinflussen können.

Anaphylaxie ist ein relativ häufiger Notfall, der lebensbedrohlich sein kann. Sie tritt auf, wenn eine Person irgendwann für eine Substanz sensibilisiert wurde und dann bei späteren Kontakten heftig überreagiert. Zu den auslösenden Stoffen gehören Arzneimittel (insbesondere Penicillin), bestimmte Lebensmittel, Medikamente, Chemikalien – und Insektenstiche. Im Wesentlichen ist die Ursache einer anaphylaktischen Reaktion eine Überreaktion des Immunsystems auf eine fremde Substanz. Das System hat irgendwie gelernt, den Körper übermäßig zu schützen, um ihn gegen künftige Angriffe eines früheren Eindringlings zu verteidigen. Das Immunsystem schüttet Mediatoren, seine eigenen biochemischen Substanzen, aus, die einen Schock auslösen – einen abrupten Blutdruckabfall und Atemnot. Warum der Geist-Körper-Komplex für eine bestimmte Substanz mehr Antikörper entwickelt als für andere, ist nicht genau bekannt. Emotionale Faktoren zum Zeitpunkt der Erstexposition könnten jedoch eine Rolle spielen. Im Jahr 2004 wurden mehr als 300 empirische Untersuchungen ausgewertet, in denen ein signifikanter Zusammenhang zwischen psychischem Stress und der Fehlfunktion des Immunsystems beschrieben wurde (Segerstrom a. Miller 2004).

Die moderne Behandlung der Anaphylaxie beinhaltet den Einsatz von Sauerstoff und Medikamenten wie Adrenalin, Antihistaminika und Steroiden, mit denen heutige Einsatzfahrzeuge ausgestattet sind. Wegen der Gefahr einer Verschlechterung erfordern alle Fälle von Anaphylaxie eine solche Ausrüstung. Seien Sie gleichzeitig bereit, hypnotische Kommunikation einzusetzen, um damit beruhigen zu können. Nutzen Sie als Ersthelfer beispielsweise die Zeit, in der Sie auf den Krankenwagen warten, für bildhafte Vorstellungen, die Beruhigung und Zuversicht vermitteln. Auch während der Gabe von Medikamenten kann man den Patienten bestärken.

Das Immunsystem des Patienten umlenken

Anweisungen, die ein sicher auftretender Rettungshelfer einem verängstigten Notfallpatienten (von dem man annehmen darf, dass er sich in einem hypnotischen Bewusstseinszustand befindet) gibt, beeinflussen Botschaften zum und vom autonomen Nervensystem. Das Kommunikationsziel des Helfers, der mit einer anaphylaktischen Reaktion umgehen muss, besteht darin, die Überreaktion des Immunsystems auf das spezifische Antigen umzulenken. Neben Anleitungen, die Bronchospasmen auflösen können, lassen sich auch folgende Symptome einer Anaphylaxie adressieren:

1) Entzündung und Juckreiz der Haut (Urtikaria)
2) Entzündungen und Ödeme des Kehlkopfes
3) Erweiterung der Blutgefäße und Kapillaren (mit Volumenmangel im Gefäßsystem)
4) kontinuierliche Freisetzung von Histamin, das den oben genannten Zustand verursacht.

Das Gedächtnis des Immunsystems

Das immunologische Gedächtnis bleibt noch lange nach einer ursprünglichen Infektion bestehen (Janeway a. Travers 2001). Es hilft dem Immunsystem, effektiver mit Krankheitserregern umzugehen, mit denen es schon einmal Kontakt hatte. Wie bereits erwähnt resultiert die anaphylaktische Reaktion aus einer zuvor erlernten Auseinandersetzung mit einer bestimmten Substanz oder einem Antigen. Mitunter ist das Antigen selbst relativ harmlos, aber der Körper greift die Substanz an. Manchmal kann eine Erinnerung an das ursprüngliche Ereignis eine unnötige Immunreaktion auslösen. Da das Gedächtnis innere Bilder beinhaltet, und sei es auf zellulärer Ebene, wird verständlich, warum Worte, die innere Bilder hervorrufen, ihrerseits Gedächtnisreaktionen beeinflussen können. Man mag sich quasi neue zelluläre »Programme« vorstellen, die ältere Programme ersetzen.[74]

Hypnose kann in anaphylaktischen Notfällen[75] die Standardbehandlung wirksam ergänzen und möglicherweise das Leben eines Menschen retten, wie es durch Einzelberichte unterstützt wird. Beispielsweise konnte der Verfasser (D. J.) sein eigenes Überleben durch

Selbsthypnose sichern, nachdem er in einem anaphylaktischen Schock einen Atmungsstillstand erlebt hatte. Auch Deepak Chopra bezieht sich in seinem Buch *Quantum Healing* auf solch eine Geschichte. Sein Vater, ein Kardiologe in Indien, war als Militärarzt längere Zeit in Jammu stationiert. Chopras Mutter litt dort an schwerem Asthma und anaphylaktischen Reaktionen auf die Pollen einer einheimischen Pflanze, die immer im Frühling blühte. Daher brachte sein Vater die Mutter jedes Frühjahr mit dem Auto nach Kaschmir in eine Landschaft, die sie liebte und wo diese spezielle Pflanze nicht vorkam. In einem Jahr hatten starke Regenfälle die Straße nach Jammu unpassierbar gemacht, und so charterten sie ein Flugzeug und kehrten vorzeitig nach Hause zurück. Sobald das Flugzeug landete, bildeten sich auf der Haut der Mutter Quaddeln und Bläschen, und sie bekam Schwierigkeiten beim Atmen. Als der Steward herbeieilte, sagte der Vater: »Da kann man nichts machen. Das liegt an den Pollen in Jammu.« Der Steward schaute etwas verwirrt und erklärte, dass sie noch gar nicht in Jammu gelandet waren, sondern in Udhampur, einem Zwischenstopp. Binnen Sekunden hörte Chopras Mutter auf, nach Atem zu ringen, und ihr Ausschlag ging umgehend zurück.

Fallbeispiel

Eine 22-jährige Frau mit Bienenstich-Allergie wurde bei der Gartenarbeit in den Nacken gestochen. Sie wählt sofort den Notruf. Innerhalb weniger Minuten trifft die Feuerwehr ein und findet die Patientin mit Schwellungen im Bereich von Lippen und Zunge, geröteter und juckender Haut sowie Magenkrämpfen vor. Die Frau ist stark verängstigt und befürchtet, dass die Reaktion noch sehr viel schlimmer werden wird. Der Ersthelfer entfernt den Stachel, verabreicht Sauerstoff und kann gleichzeitig Vertrauen, Beziehung und Erwartungsziele aufbauen. Während sie auf den Krankenwagen warten, gibt er ihr die folgende Anweisung:

»Frau Sauter, ich möchte, dass Sie mir jetzt genau zuhören. Haben Sie jemals Gänsehaut bekommen, wenn Sie an etwas Aufregendes oder Beängstigendes gedacht haben? Ist diese Gänsehaut geblieben und schlimmer geworden, oder ist sie wieder verschwunden, als Sie nicht mehr daran gedacht haben? (Die Patientin antwortet, dass sie wieder verschwunden ist.) Ihre Reaktion auf den Bienenstich ist ganz ähnlich wie diese Gänsehautreaktion. Der Stachel ist raus, und die Substanz hat sich in Ihrem Blutkreislauf längst verflüchtigt. Ihr Körper hat lediglich vergessen, wie er die Reaktion wieder abstellen kann. Aber das können Sie jetzt tun. Stellen Sie sich einfach vor, dass die Antikörper, die weiterhin noch die körpereigenen Stoffe in Gang setzen, die Ihre Haut reizen und anschwellen lassen, abgeschaltet worden sind. Sie haben dankenswerterweise ihr Bestes gegeben, um das Bienengift zu bekämpfen, waren dabei aber viel aggressiver, als sie hätten sein müssen. Jetzt, wo sich das Gift in Ihrem Blutkreislauf verflüchtigt hat, können Sie sich zurückziehen und Ihren Körper wieder in einen kühlen und angenehmen Zustand zurückkehren lassen. Fangen Sie einfach an zu spüren, wie Ihre Blutgefäße sich wieder verengen, und beobachten Sie vor Ihrem geistigen Auge, wie die chemischen Prozesse, die vor einigen Minuten eingesetzt haben, sich bereits wieder umkehren. Spüren Sie, wie sich Ihr Hals und Ihr Gesicht bereits kühler und angenehmer anzufühlen beginnen.«

Obwohl Reaktionen auf Giftefeu (»poison ivy« oder den Eichenblättrigen Giftsumach, »poison oak«) nur selten einen Notfall darstellen, kommt auch dies gelegentlich vor.[76] Selbst weniger schwerwiegende Fälle können sehr viel Leiden verursachen. In dem Buch *Clinical Hypnotherapy* (Cheek a. Lecron 1968) stellen die Autoren am Ende des Kapitels »Emergency uses and spontaneous trance« fest:

> »Die Einsatzmöglichkeiten von Hypnose in Notfällen sind zahlreich und offensichtlich wertvoll in Situationen wie Verkehrsunfällen, bei Verbrennungen, Herzstillstand, chirurgischem Schock, Status asthmaticus und generell bei jeder Krise, in der ein Patient den Weg zur Genesung verloren zu haben scheint. Wir haben noch längst nicht alle Möglichkeiten erforscht, wie ein Körper mit Krebs oder akuter Dermatitis nach Pflanzenkontaktallergie umgehen kann.«

Als ich (Don) während meiner Tätigkeit für die Feuerwehr im Marin County einmal vom Löschen eines Waldbrandes zurückkam, äußerte einer der freiwilligen Helfer mir gegenüber seine Besorgnis darüber, dass er den Rauch von Gifteiche eingeatmet hatte. Er wirkte verzweifelt, als er mir erzählte, dass er einmal fast gestorben wäre, weil er einen anaphylaktischen Schock erlitten hatte. Er war sich sicher, dass das Verlegen des Schlauches durch das Unterholz und das Einatmen des Rauchs dramatische und schwerwiegende Folgen für ihn haben würden. In sachlichem Ton versicherte ich ihm, dass die Reaktion auf Gifteiche eine Aktivität des autonomen Nervensystems sei, die sich mit einer neuen inneren Einstellung leicht verändern lasse. Er war verängstigt genug, um für meine Worte hochempfänglich zu sein, und es war daher nicht nötig, ihn formell zu hypnotisieren. Ich bat ihn, es sich auf einem Stuhl bequem zu machen und seinem Körper zu sagen, dass er *dieses Mal* nur einen leichten Ausschlag entwickeln würde. Ich sagte ihm, dass er den Ausschlag zwar sehen könne, er aber so harmlos sein würde, dass er nicht zu spüren wäre. Am nächsten Morgen kam er überglücklich zu mir. An seinen Armen, seinem Bauch und seinem Hals zeigte sich eine leichte Rötung. Er gab an, keinen Juckreiz zu verspüren. Was für ein Unterschied zu dem anaphylaktischen Schock!

Übung

Sie haben einen Patienten, der gegen Insektenstiche allergisch ist und von einer Wespe in den Fuß gestochen wurde. Zehn Minuten sind vergangen, und die Schwellung nimmt stetig zu. Sie begleiten den Patienten auf dem Transport zum Krankenhaus. Was würden Sie in dieser Situation zu jemandem sagen, der kurz davor ist, einen anaphylaktischen Schock zu erleiden? Nehmen Sie sich bei dieser Übung wenn möglich auf Band auf. Das Üben wird Ihnen helfen herauszufinden, wie Sie unser Merkwort CREDIBLE am besten und mit zunehmender Souveränität umsetzen können.

16 Entbindung und pädiatrische Notfälle

In diesem Kapitel werden Kommunikationsstrategien für die Situation einer Notfallgeburt erläutert – wenn also eine Geburt an einem unerwarteten Ort oder zu einem unerwarteten Zeitpunkt bevorsteht und ein Notruf getätigt wurde. Das Kapitel befasst sich auch mit den Möglichkeiten der hypnotischen Kommunikation im Umgang mit Kleinkindern.

Notfallgeburt

Professionelle Ersthelfer sind in der Regel in den Grundlagen der Geburtshilfe ausgebildet. Dazu gehören:

- Feststellen der Wehenfrequenz
- Fragen über den Verlauf der Schwangerschaft
- Blutdruckmessen und auf vaginale Blutungen achten
- Prüfen der Lage des Babys
- Sicherstellen ausreichender Sauerstoffzufuhr
- auf die Nabelschnur achten
- Beobachten, wie das Köpfchen des Babys herauskommt.

Wenn hier irgendwo ein Problem auftritt, können Sie die in den früheren Kapiteln genannten Anweisungen bezüglich Blutdruck, Schmerzen, Blutungen usw. verwenden. Sind keine Komplikationen erkennbar und die Mutter wirkt zuversichtlich, kann die Natur ihren Lauf nehmen. Abgesehen von genereller Ermutigung und dem Aufbau von Zuversicht braucht es in diesem Fall keine weiteren hypnotischen Anweisungen. Insbesondere junge und unzureichend vorbereitete werdende Mütter sind jedoch häufig durch Schmerzen erheblich gestresst oder verunsichert, wenn die medizinische Unterstützung fehlt, die sie sich vorgestellt haben. Schmerzen, Blutungen, Schwangerschaftsvergiftung (Präeklampsie) und selbst Infektionen können mit übermäßigem Stress und Angst während der Entbindung zusammenhängen.

Ein gewisses Maß an Angst während der Geburtswehen darf durchaus als normal gelten. Übermäßige Angst ist jedoch ein emotionaler Faktor, der zu starken Schmerzen führen kann, wenn infolge erhöhter Katecholaminausschüttung die Muskelspannung steigt und die Durchblutung des Beckens abnimmt (Lowe 1996).

Hier kommt die hypnotische Sprache ins Spiel.[77] Als Ersthelfer bei einer Entbindung besteht Ihre Hauptaufgabe darin, Vertrauen zu vermitteln, mit der Mutter Beziehung herzustellen und positive Erwartungen zu wecken. Für diese drei Ziele lässt sich jede der in früheren Kapiteln vorgestellten Strategien verwenden. Die folgenden Anweisungen, die eine problemfreie Entbindung fördern, sollten Sorgen und Ängste noch weiter zerstreuen.

Fallbeispiel

Eine 24-jährige Frau befindet sich in der ersten Phase der Geburtswehen. Die Fruchtblase ist kurz nach Eintreffen des Ersthelfers geplatzt. Der Ambulanzdienst ist zu weit entfernt, also benutzt man den Kombi der Familie, um die werdende Mutter ins 30 Minuten entfernte Krankenhaus zu bringen. Es handelt sich um die zweite Schwangerschaft der Frau; beim ersten Mal hatte sie im sechsten Monat eine Fehlgeburt erlitten. Der Ersthelfer hat Kontakt zur Mutter aufgebaut, und die sterilen Utensilien für die Entbindung liegen bereit, falls das Kind vor Erreichen des Krankenhauses kommen sollte. Er unterstützt sie mit ermutigenden Worten:

»Maria, bald wird Ihr Kind geboren und wird Sie zum ersten Mal richtig sehen. Sie können sich jetzt voll und ganz auf die wunderbare Erfahrung der Geburt konzentrieren – egal, wie viel Wehen dazu nötig sind. Sie werden Ihr Baby mit einem breiten Lächeln zur Welt bringen, egal ob vor oder nach der Ankunft im Krankenhaus. Es kann sein, dass Sie vorübergehend abgelenkt werden von der *guten Konzentration, die Sie beide für die Wehen und die Arbeit für die Geburt einsetzen*. Das ist völlig in Ordnung, denn sobald ich ›Konzentration‹ sage, werden Sie sich wieder auf die anstrengungsfreie Arbeit konzentrieren, die wir Wehen nennen. Das können Sie tun, denn das Einzige, woran Sie wirklich denken müssen, ist die Tatsache, dass Sie ganz bald das wunderbare Baby sehen, auf das Sie gewartet haben. Es gibt nichts, worüber Sie sich Gedanken machen müssten. Nichts, was Sie daran hindern könnte, Ihr Baby so schnell und so leicht wie möglich zur Welt zu bringen.«

Sehr häufig zeigen Frauen, die von einer vorzeitigen Geburt überrascht werden, von sich aus eine relativ optimistische Einstellung. Die oben genannten Anleitungen haben das Ziel, diesen Optimismus trotz möglicher Sorgen und Unannehmlichkeiten, die während der Geburtswehen auftreten können, aufrechtzuerhalten. In einigen Fällen fehlt dieser Optimismus jedoch, stattdessen herrschen Beklemmung, Angst und bisweilen sogar Schuldgefühle vor. Frauen, die unglücklich über ihre Schwangerschaft sind und/oder Angst vor den Schmerzen und möglichen Komplikationen haben, von denen sie *glauben*, dass sie as wahrscheinlich eintreten, entwickeln gerade dadurch das eine oder andere der genannten Probleme. Obwohl die oben beschriebene Anleitung ausreichen kann, um solche Befürchtungen zu zerstreuen, kann ein direkteres Vorgehen effektiver sein, wenn Sie im Voraus wissen, worin genau diese Befürchtungen bestehen.

Um herauszufinden, um welche Ängste es sich handelt, könnten Sie die Frau natürlich einfach fragen: »Haben Sie irgendwelche Sorgen, Bedenken oder Ängste in Bezug auf Ihre Entbindung?« Laut dem verstorbenen David Cheek, bekannter Hypnotherapeut und Diplomat des American Board of Obstetrics and Gynecology, der einen Großteil der Forschungsarbeit geleistet hat, die psychologische Zustände während Schwangerschaft und Geburtswehen mit einer Vielzahl körperlicher und mentaler Reaktionen in Verbindung bringt, ist eine solche Frage jedoch kontraindiziert: Sie könnten die Person dadurch erst dazu bringen, an Ängste zu denken, die ihr sonst gar nicht in den Sinn kämen. Nach Cheek lässt sich am besten anhand ideomotorischer Signale herausfinden, ob eine schwangere Frau eine ausreichend gesunde Einstellung zur Geburt hat (Cheek 1994). Er schlägt vor, mit einer neutralen Frage zu beginnen, etwa:

»Wissen Sie, ob es ein Junge oder ein Mädchen wird?«

Legt sich die Frau fest, ist es seiner Erfahrung nach wahrscheinlich, dass ihre Einstellung positiv ist. Eine Ja-oder-Nein-Antwort ist im Allgemeinen ein Hinweis darauf, dass keine Ängste vorhanden sind. Lautet die Antwort: »Ich weiß es nicht« oder »Ich möchte nicht antworten«, kann sein, dass erhebliche Befürchtungen bestehen.

Ideomotorische Reaktionen zu erhalten (Shenefelt 2011), ist bei einer Frau, die kurz vor der Entbindung steht, relativ einfach. Hier ein Beispiel:

»Maria, ich möchte, dass Sie sich weiter auf diese tiefen, entspannenden Atemzüge konzentrieren. Währenddessen möchte ich Ihnen ein paar

Fragen stellen und dabei eine Technik anwenden, die Ihre Konzentration nicht unterbricht. Die einzigen Antworten, die Sie mir geben müssen, sind ›Ja‹, ›Nein‹ oder »Ich weiß es nicht«, was auch ›Ich möchte nicht antworten‹ bedeuten kann. Erlauben Sie Ihrem Unterbewusstsein, für ›Ja‹ Ihren Zeigefinger (rechte oder linke Hand festlegen), für ›Nein‹ Ihren Mittelfinger und für ›Ich weiß nicht‹ oder ›Ich möchte nicht antworten‹ Ihren Daumen leicht anzuheben. Wenn Sie das verstanden haben, lassen Sie es mich wissen, indem Sie den entsprechenden Finger heben. Gut.«

Nun kann der Ersthelfer einige einfache Fragen zur Vorgeschichte oder andere Fragen stellen. Zum Beispiel:

- »Ist dies Ihre erste Schwangerschaft?«
- »Fühlt sich das feuchte Handtuch auf Ihrer Stirn noch kühl an?«
- »Würden Sie sich freuen, wenn Sie im Krankenhaus viel Besuch bekommen?«

Wenn sich der Daumen hebt, weist dies auf eine (noch) fehlende Bereitschaft hin, sich festzulegen, was wiederum wahrscheinlich auf irgendeine Art von Bedenken zurückzuführen ist. Quelle möglicher Ängste sind häufig Medienberichte oder Gespräche mit »wohlmeinenden« Freundinnen und Verwandten, die die Geburt als eine einzige Tortur beschrieben haben. Es könnten auch finanzielle Sorgen, Beziehungsprobleme etc. sein. In jedem Fall können Sie, wenn der Daumen reagiert, mit direkteren Fragen fortfahren, beispielsweise:

»Gibt es irgendwelche Sorgen, Ängste oder Bedenken, die Sie jetzt beunruhigen?«

Lautet die Antwort »Nein«, akzeptieren Sie dies einfach und fahren mit den bereits begonnenen Anweisungen fort. Kommt als Antwort »Ja« oder »Ich weiß nicht«, ist es in der Regel recht einfach, das Problem aufzudecken und die Angst mit ein paar beruhigenden Sätzen aufzulösen bzw. die Bedenken zu zerstreuen. Kehren Sie anschließend zur ursprünglichen Anleitung zurück und wiederholen Sie sie.

Pädiatrische Notfälle

Ersthelfern, die sich um ein Kleinkind kümmern, das in einen medizinischen Notfall verwickelt ist, bietet sich eine ganz besondere Chance. Ihre Handlungen und Worte können nämlich nicht nur dazu beitragen, das Kind vor möglicherweise bleibenden Schäden zu bewahren. Sie haben auch erheblichen Einfluss darauf, wie das Kind auf künftige Verletzungen oder Krankheiten sowie bevorstehende ärztliche Eingriffe reagieren wird. Darüber hinaus haben Kleinkinder von allen Altersgruppen die größte Fähigkeit zu inneren Bildern und entsprechenden hypnotischen Vorgängen.[78]

Ist einmal Beziehung zu einem Kind aufgebaut, braucht es wenig bis gar keine weitere Vorbereitung, um direkt in Anweisungen einzusteigen, die man manchmal als regelrecht drastisch bezeichnen könnte.

Wegen dieser extremen Empfänglichkeit für Worte und daraus erwachsende Bilder ist es besonders wichtig, auf gut gemeinte, aber potenziell schädliche Bemerkungen von besorgten Verwandten zu achten bzw. diese zu unterbinden. Wenn das Kind dennoch solche Bemerkungen hört, kann eine einfache Umformulierung, die eine positive Interpretation erlaubt, negative Auswirkungen rasch umkehren. Dies trägt auch dazu bei, den Eltern beizubringen, dass sie die Kommunikation Ihnen als »Profi« überlassen. Beim Aufbau von Beziehung zu einem Kind sollten Sie bedenken, dass ein Fremder, auch einer in Unform, beängstigend wirken kann. (In manchen Kulturen oder Gemeinschaften kann allein schon eine Uniform oder Berufskleidung generelles Misstrauen oder Angst auslösen.) In jedem Fall ist es in der Regel einfach, eine positive Beziehung aufzubauen, wenn Sie von Anfang an die Mitmach-Strategie anwenden.

Diese Strategie funktioniert bei Kindern und Jugendlichen deshalb so gut, weil die meisten Erwachsenen dazu neigen, mit ihrer Sprache bei Kindern Befremden auszulösen. Kinder reagieren am besten, wenn das, was sie von einem Erwachsenen hören, anerkennt, was sie wirklich fühlen und denken. Aussagen wie

> »Hey, ich wette, es ist ganz schön doof, hier draußen zu sein, wo all diese Leute um dich rumstehen«

kann einem Helfer erleichtern, ganz schnell Beziehung aufzubauen.

Eine Vorgehensweise, wie wir sie ganz ähnlich bereits beim Stoppen von Blutungen benutzt haben, eignet sich gut als Beispiel, wie man mit einem Kind ins Gespräch kommt:

Fallbeispiel

Ein 3-jähriges Mädchen war ein paar Minuten lang unbeaufsichtigt. Sie ging zu einem Zwinger, in dem sich sechs für Hundeschlittenrennen gezüchtete Huskys befanden. Einer der Hunde warf das Kind um, die anderen sprangen auf sie und fügten ihr (offenbar im Spiel) Biss- und Kratzwunden zu. Der Vater hörte die Schreie des Mädchens und holte sie aus dem Zwinger. Allerdings hatte sie bereits Verletzungen an der Hornhaut, ein eingerissenes Ohrläppchen, mehrere Wunden an Beinen, Armen und im Gesicht sowie eine Ablederung am Handrücken. Die Feuerwehr wird gerufen und ist innerhalb weniger Minuten vor Ort. Das kleine Mädchen schreit zu diesem Zeitpunkt hysterisch. Der Helfer greift nach der Hand des Mädchens und schaut genau und ausschließlich auf die Ablederung – so kann sich das kleine Mädchen von Anfang an ganz und gar auf diese eine Stelle konzentrieren:

»Oh, die Hand tut bestimmt verdammt weh. Und schau mal, wie deine Haut da zusammengeschoben ist. Ich wette, du wusstest vorher nicht, wie es unter der Haut aussieht. Weißt du, dass es sich bestimmt angenehmer anfühlt, wenn du die Haut wieder dahin zurückschiebst, wo sie vorher war? (Zu diesem Zeitpunkt weint das Kind immer noch, ist aber aufmerksam genug, um sich für das zu interessieren, worüber der Feuerwehrmann spricht.)

Warum schiebst du die Haut nicht einfach zurück, und dann kannst du mir helfen, deine anderen Wunden zu versorgen. Okay. Hier, nimm einfach diesen sterilen Tupfer und schiebe die Haut dahin zurück, wo sie vorher war. (Er drückt ihr eine Kompresse in die unverletzte Hand.) Gut, jetzt hebe das Hautstück hier an und lege es wieder zurück.« (Das Kind hört auf zu weinen und befolgt die Anweisungen.)

Von diesem Zeitpunkt an beteiligt sich das Kind an der Behandlung aller Wunden, die es erreichen kann. Über jede Wunde wird gesprochen, als sei sie eine ganz besondere, wichtige Sache. Da der Schwerpunkt darauf liegen sollte, das Kind relativ schmerzfrei zu halten, initiiert der Helfer ein Spiel: Er behauptet, er könne die Wunde finden, die sich »am besten anfühlt«. Kommt er an eine schmerzhaftere Wunde, wird diese rasch versorgt, und die Suche nach der »besten« Wunde geht weiter. Inzwischen, keine fünf Minuten nach Beginn der Behandlung, lächelt das Kind bereits und plappert unbeschwert. Sobald die Wunden oberflächlich versorgt sind, fängt der Feuerwehrmann an, über die Hunde zu sprechen.

»Weißt du, ich wette, diesen Hunden tut es wirklich leid, was sie da gemacht haben. Sie sind einfach gewohnt, so grob miteinander zu spielen. Sie wussten nur nicht, wie sie mit einem kleinen Mädchen spielen sollen. Ich wette, wenn du einmal deine eigenen Hunde hast, kannst du ihnen beibringen, wie sie mit dir spielen sollen, oder? (Die Antwort ist positiv.) Gut. Und ich wette, du kannst ihnen sogar beibringen, wie sie mit anderen kleinen Jungen und Mädchen spielen können, wenn du größer bist und einen eigenen Hund bekommst.«

Diese einfache Kommunikation wird höchstwahrscheinlich die Gefahr verringern, dass das Kind in späteren Jahren eine Hundephobie entwickelt. Wenn der Krankenwagen eintrifft, sollte der Ersthelfer das Kind mit den Sanitätern bekanntmachen und ihnen genau erklären, was passiert ist. Wird das Kind dabei gelobt, weil es die Situation so toll gemeistert hat, wird sie das noch mehr aufbauen.

Fallbeispiel

Ein 12-jähriger Junge wurde von seinem Vater heftigst verprügelt. Nachdem der Vater das Haus verlassen hatte, brachten Nachbarn das Kind zur Notaufnahme. Das Kind scheint an zahlreichen Stellen erhebliche Schmerzen zu haben. Nachdem Vertrauen, Beziehung und Erwartungshaltung gemäß der CREDIBLE-Leitlinie aufgebaut und die nötigen Schritte zur medizinischen Erstbehandlung erfolgt sind (vermutlich wurde der Vorfall mittlerweile auch der Polizei gemeldet), bekommt der Junge die folgenden Anweisungen zur Schmerzkontrolle:

»Louis, ich möchte, dass du für einen kleinen Moment die Augen schließt, denn ich will dir etwas zeigen, das dir helfen wird, dich besser zu fühlen. Während du jetzt die Augen schließt, kannst du deinen ganzen Körper schlaff werden lassen, so wie ein nasses Handtuch, das man auf den Boden fallen lässt.«

Diese spezielle Anweisung dient dazu sicherzustellen, dass sich das Kind in einem Bewusstseinszustand befindet, der es tatsächlich empfänglich macht für die Anweisungen zur Schmerzkontrolle, die jetzt folgen. Dies ist in diesem Fall angesagt, da zwischen den Schlägen und der Versorgung in der Notaufnahme bereits einige Zeit verstrichen ist. Obwohl das Kind noch immer verängstigt ist, könnte es sein, dass die spontane Hypersuggestibilität bereits zurückgegangen ist und die Denkvorgänge der linken Gehirnhälfte das Ruder übernommen haben. Weil sich Kinder allein mit der einfachen Aufforderung, sich entspannende Gefühle vorzustellen, sehr schnell wieder in diesen aufnahmefähigen Bewusstseinszustand bringen lassen, kann eine solche Anweisung immens hilfreich sein und sollte immer vor den dann folgenden spezifischeren gegeben werden.

»Gut. Jetzt möchte ich, dass du dir eine lange Reihe von Lichtschaltern vorstellst. Über jedem Schalter befindet sich eine farbige Glühbirne, die alle eingeschaltet sind, und jede hat eine andere Farbe. Es gibt eine blaue, eine gelbe und eine grüne. Welche anderen Farben siehst du noch? (Das Kind antwortet ›gelb und rot‹.) Gut.

Diese Schalter haben alle runde Knöpfe, mit denen du das Licht herunterdimmen kannst. Oder du kannst sie ganz herunterdrehen, bis das Licht aus ist. Dies ist deinem eigenen Nervensystem sehr ähnlich. Das sendet Nachrichten von und zu deinem Gehirn an alle Teile deines Körpers. Und es kann verschiedene Gefühle im Körper runterfahren oder abschalten. Jetzt lass dir zeigen, wie das funktioniert. (Nun ordnet der Retter einen der Lichtschalter einem *unverletzten* Körperteil zu, in diesem Fall der linken Hand des Kindes.) Jetzt stell dir vor, dass deine Hand mit dem blauen Lichtschalter verbunden ist. Dreh einmal den Dimmer herunter, bis das Licht fast aus ist. Merkst du, dass deine Hand anfängt, taub zu werden? Ich kann dich kneifen und du wirst es kaum spüren. (Der Helfer kneift in die Haut zwischen Finger und Daumen und fragt das Kind, ob es weh tut. Wenn das Kind angibt, dass es nicht wehgetan hat, was in der Regel der Fall ist, dann sagt der Helfer:) So, jetzt schalte das blaue Licht wieder ein, sodass du diese Hand wieder normal spürst, und wir weisen jetzt gemeinsam ein paar Lichtschalter den Stellen an deinem Körper zu, die sich besser anfühlen sollen.«

Mit dieser Technik konnte das Kind seine Schmerzen überall dort, wo es wollte, sehr rasch reduzieren oder ganz abstellen. Was den emotionalen Schmerz betrifft, der wahrscheinlich damit zusammenhängt, dass der Junge von seinem eigenen Vater verletzt wurde, so wurde dieser hoffentlich andernorts von entsprechend qualifizierten Menschen behandelt.

Richtig oder falsch?

1) Frauen, die kurz vor der Entbindung stehen, haben nur selten Ängste oder Befürchtungen, die die Geburt erschweren können.
2) Kinder, die in einen medizinischen Notfall verwickelt sind, sind für Anweisungen weniger empfänglich als Erwachsene.
3) Die Mitmach-Strategie ist bei Kindern ausgesprochen wirkungsvoll.
4) Eine effektive Notfallbehandlung von Kleinkindern kann Einfluss darauf haben, wie sie später auf traumatische Ereignisse reagieren.

17 Psychische Notfälle

Ersthelfer werden häufig zu Situationen gerufen, in denen eine psychische Krise vorliegt, die keine körperliche Verletzung oder Erkrankung beinhaltet, aber den Patienten oder möglicherweise andere Menschen in die Gefahr bringt, körperlichen Schaden zu nehmen. In diesem Kapitel erörtern wir mehrere Beispiele und stellen wirksame Kommunikationsstrategien für die einzelnen Situationen vor.

Obwohl viele Notfallpatienten eine psychische Krise im Rahmen ihrer körperlichen Verletzung oder Krankheit entwickeln, geht es in diesem Kapitel um Fälle, in denen der Gefühlszustand die Grundlage für das Risiko darstellt. Beispiele sind eine unvermittelt auftretende Depression, Selbstmordversuch oder -drohung, Vergewaltigung, sexueller Übergriff, fremdschädigendes Verhalten, eine akute Psychose sowie Wahnvorstellungen. Wie wir wissen, ist Beziehungsaufbau Voraussetzung für jede wirksame Intervention, doch für die Arbeit mit einer psychisch gestörten Person gilt das ganz besonders. Dies stellt für den Rettungshelfer eine besondere Herausforderung dar, da die Betroffenen in diesen Notfällen häufig nur begrenzt offen reagieren und es infolgedessen schwieriger zu erkennen ist, ob tatsächlich Beziehung entstanden ist. Mit fortlaufendem Bemühen um eine Kommunikation entsprechend unserer Merkhilfe CREDIBLE verbessern sich die Chancen für den Helfer, den Patienten darin zu unterstützen, dass er die Kontrolle über sein Denken und Verhalten zurückerlangt. Nachfolgend einige Beispiele für Situationen, mit denen Ersthelfer relativ häufig konfrontiert sind.

Plötzlicher Tod eines nahestehenden Menschen

Jeder Mensch reagiert auf den Tod eines geliebten Menschen so einzigartig, und jede Situation ist so anders, dass es schwierig ist, allgemein gültige Kommunikationsstrategien zu benennen. Die folgenden Leitlinien und Fallberichte beschreiben jedoch einige durchwegs wirksame Taktiken.

Zunächst einmal muss sich jeder Ersthelfer darüber im Klaren sein, dass gewisse emotionale und/oder körperliche Reaktionen ganz normaler Teil des Trauerprozesses sind. Respektieren Sie das Bedürfnis der trauernden Person nach Mitgefühl und leisten Sie ihren Wünschen Folge, sofern dies unbedenklich erscheint. Allerdings kann es schwierig sein zu entscheiden, wann man einer vollkommen aufgelösten Person ihren Willen lassen sollte und wann nicht. Ist es beispielsweise ratsam, einer hysterischen Frau, deren Mann gerade erschossen wurde, zu erlauben, sich längere Zeit an den Leichnam zu klammern? Und was, wenn es sich um ein schwerverletztes Kind handelt?

In jedem Fall ist es wichtig, mit dem Hinterbliebenen, den wir im Folgenden als »Patient« bezeichnen, ehrlich zu sein. Er ist sehr wahrscheinlich hyperintuitiv und ganz auf die Fakten fokussiert, weshalb es leicht passieren kann, dass ungenaue Angaben oder Teilwahrheiten die Beziehung und das Vertrauen stören. Will der Patient beispielsweise wissen, ob die Person, die er mit aufgeschnittenen Pulsadern im Badezimmer entdeckt hat, »wirklich tot« ist, und Sie wissen, dass dem so ist, ist es im Allgemeinen besser, die Wahrheit zu sagen. Ausnahmen von dieser Regel sind Situationen, in denen die Nachricht den vielleicht ohnehin labilen Zustand des Patienten erheblich verschlimmern könnte.

Eine gute und wirkungsvolle Methode kann darin bestehen, gemeinsam mit dem Patienten Strategien zu entwickeln. Auf diese Weise gehen Ersthelfer und Patient ein Art Bündnis ein. Im folgenden Fallbeispiel stimmt der Retter erst einmal in die überwältigende Trauer des Patienten ein, bestärkt sie und leitet dann ganz sanft zu einer Beruhigung über. Tränen zuzulassen ist wichtig, bisweilen sollten Sie sogar dazu ermutigen. Weinen dient als Katharsis für Schmerz und Anspannung. Beim Weinen steigt der Blutdruck zunächst an, sinkt dann aber gewöhnlich wieder ab. Weinen fördert auch eine effizientere Atmung, da es das parasympathische Nervensystem aktiviert und sich Atem- und Herzfrequenz somit verlangsamen (Leamey 2022).[79] »Forscher konnten nachweisen, dass beim Weinen Oxytocin und endogene Opioide, auch bekannt als Endorphine, freigesetzt werden. Diese biochemischen Wohlfühlsubstanzen tragen dazu bei, sowohl körperliche als auch emotionale Schmerzen zu lindern« (Newhouse 2021).

Fallbeispiel

Eine 34-jährige Frau und ihr 7-jähriger Sohn prallten mit dem Auto auf einer kurvenreichen Straße gegen eine Felswand, als sie einem Reh ausweichen wollte. Der Wagen fing Feuer. Die Frau kam unverletzt davon, konnte aber ihren Sohn durch die Flammen nicht aus dem Auto befreien. Mehrere Passanten hielten an, um zu helfen. Eine Person hielt die Frau davon ab, sich dem brennenden Fahrzeug zu nähern, während andere sich bemühten, die Autotür zu öffnen. Als die Feuerwehr eintrifft, zeigt der Junge schwere Verbrennungen und ist offensichtlich tot. Die Mutter ist vollkommen hysterisch und ruft nach ihrem Jungen. Immer wieder schreit sie: »Mein Gott, er ist im Feuer umgekommen!« Der Rettungshelfer geht ruhig und professionell auf die Frau zu, nimmt sie fest am Arm und führt sie einige Schritte von der Menge weg.

»Ja, es ist gut, jetzt zu weinen. Ihr Sohn ist von uns gegangen, und wir können jetzt nichts weiter für ihn tun, als den Verlust zu beweinen und zuzulassen, dass Ihre Trauer und Ihre Liebe seiner Seele helfen zu gehen. Sollen die anderen Feuerwehrleute ihre Arbeit machen. Ich werde bei Ihnen bleiben und Ihnen beistehen. Das Schlimmste ist vorüber.«

Während des ganzen Gesprächs gibt der Helfer der Frau aufrichtige Unterstützung, indem er in ihre Trauer einstimmt. Ein solches Teilen der Trauer erhöht noch die Wirksamkeit der Mitmach-Strategie. Das Mittrauern bewirkt, dass der Schmerz und die Verzweiflung des Augenblicks so weit zurückgehen, dass die Frau die Kontrolle wiedererlangen kann. Als sie beginnt, auf die Fragen des Sanitäters zu antworten, steigt auch ihre Bereitschaft, auf die Anweisungen zu hören, die sie zum Krankenwagen und weg vom Unfallort führen sollen. In vielen Fällen erleiden Angehörige am Notfallort eine psychische Krise, wenn ein geliebter Mensch in einer medizinischen Krise steckt und der Tod zwar zu befürchten, aber noch nicht eingetreten ist. Während sich die Ersthelfer um den Patienten kümmern, kann das Verhalten dieser Person bei ihr selbst und auch bei dem Notfallopfer Schaden anrichten. Wieder ist es sehr wirksam, sich auf die schlimmen Gefühle dieser Person einzulassen, sie zu begleiten und dann allmählich in eine heilsame Richtung zu lenken. Allein die verzweifelten Gefühle der Person anzuerkennen kann spürbar beruhigende Wirkung haben. Statt also zu sagen: »Es ist alles in Ordnung, er wird schon wieder. Beruhigen Sie sich einfach«, sagen Sie:

»Sie haben große Angst, aber wir werden uns gut um ihn kümmern.«

Schon diese einfache Aussage schafft normalerweise bereits Beziehung. Sobald eine solche besteht, können Sie dann anfangen, Anweisungen zu geben, die für die Person Relevanz haben und sie ein Stück weit von dem emotionalen Trauma ablenken. Sie könnten zum Beispiel sagen: »Sie müssen mir helfen, mich um Ihren Mann zu kümmern. Das machen Sie am besten, indem Sie etwas zur Ruhe kommen, zur Seite gehen und dort auf den Krankenwagen warten.«

Suizidversuch

Wenn Sie mit einem Patienten zu tun haben, bei dem der Verdacht auf eine Depression oder Selbstmordgedanken besteht, ist es wichtig, ihn zum Reden zu bringen. Als Erstes müssen Sie herausfinden, ob der Patient eine Gefahr für sich selbst oder andere darstellt. Manche Patienten haben vielleicht schon einen Selbstmordversuch unternommen, andere haben es vor. In jedem Fall muss der Patient Ihnen so viel Vertrauen entgegenbringen, dass Sie herausfinden können, was bereits geschehen ist oder noch geschehen könnte. Bei manchen Menschen, insbesondere solchen, die mit dem Gesundheitswesen vertraut sind, kann es schwierig sein, eine ehrliche Antwort zu bekommen, weil sie um jeden Preis die Einweisung in eine psychiatrische Klinik vermeiden wollen. Daher ist es wichtig, das Umfeld Ihres Patienten zu betrachten und auch die anderen Personen zu befragen.

Es ist auch in Ordnung, unverblümte Fragen zu stellen, wenn Sie dabei einfühlsam vorgehen und empathisch sind:

- »Gibt es momentan Dinge in Ihrem Leben, die alles düster und schwarz aussehen lassen?«
- »Haben Sie schon einmal daran gedacht – oder denken jetzt darüber nach –, sich das Leben zu nehmen?«
- »Wie gehen Sie momentan mit belastenden Lebensereignissen um?«
- »Haben Sie irgendeine Vorstellung, was Sie tun könnten, um das alles hinter sich zu lassen?«

Achten Sie darauf, ob Ihr Patient sich so verhält, als ob sein Leben ihn nicht kümmere. Einmal kam ich mit dem Rettungswagen zu einem

Auto, das in den Graben gefahren war. Mir fiel auf, dass es keinerlei Bremsspuren gab, und ich schloss daraus, dass das Ganze kein Unfall war, sondern ein Selbstmordversuch. Andere Hinweise, auf die man achten sollte, sind ein Patient, der ohne Grund »seine Sachen geordnet« hat oder der ganz nüchtern sagt: »Ich wünschte, ich wäre tot.« Solche Verhaltensweisen und Aussagen sollten ernst genommen und gründlich hinterfragt werden – selbst wenn sie scheinbar im Scherz geäußert werden.

Im folgenden Fall unternahm die trauernde Ehefrau eines Mannes, der an einer Überdosis Kokain gestorben war, einen Selbstmordversuch, während die Rettungskräfte noch vor Ort waren. Auch wenn der Mann bereits tot war, wurden Wiederbelebungsmaßnahmen eingeleitet, die (rechtlich gesehen) nicht abgebrochen werden durften, bevor er nicht von den Sanitätern ins Krankenhaus gebracht worden war und ein Arzt offiziell der Tod festgestellt hatte.

Fallbeispiel

Nachdem seine Kollegen in Richtung Krankenhaus abgefahren sind, geht ein Feuerwehrmann zurück zum Haus, um nach der Frau des Patienten zu sehen und seinen Bericht fertigzustellen. Er betritt das Haus und findet die Frau zusammengebrochen auf dem Boden liegen, eine leere Packung Phenobarbital-Tabletten neben sich. Ihre Atmung setzt aus, ihr Puls sinkt. Nachdem er einen weiteren Krankenwagen angefordert hat, beginnt er, der bewusstlosen Frau Anweisungen zu geben, während er ihr Sauerstoff verabreicht:

»Frau Davis, hören Sie mir zu. Das Schlimmste ist jetzt überstanden. Was auch immer mit Ihrem Mann geschehen ist, für Sie gibt es noch viel zu tun. Wenn Sie an irgendetwas Schuld haben, weicht diese Schuld jetzt von Ihnen. Wenn Sie wegen irgendetwas wütend sind, schwindet auch diese Wut. Sie werden jetzt wiedergeboren, in Ihr eigenes neues Leben. Mit jedem Atemzug, der durch Ihre Lunge geht, wird Ihr Körper die Medikamente ausscheiden, die Sie eingenommen haben, um sich von Ihrem Kummer zu befreien. In demselben Maße, in dem diese Stoffe nun ausgeschieden werden, werden Sie spüren, wie Ihre Gesundheit wiederkehrt. Bald werden Sie eine Leichtigkeit in sich spüren, während Sie sich auf dem Weg der Wiedergeburt und der Rückkehr ins Leben befinden. Lassen Sie jeden einzelnen Teil Ihres Körpers auf diese Leichtigkeit reagieren – oder ist es eher eine Helligkeit? Mit jedem Atemzug, der durch Ihre Lunge geht, merken Sie, wie das Medikament aus Ihrem Körper weicht. Nehmen Sie das neue Gefühl von

Harmonie mit Freunden und Familie wahr. Lassen Sie sich von dieser hellen Leichtigkeit in Ihre Wiedergeburt und zurück ins Leben tragen.«

Der Feuerwehrmann wiederholte diese Aussagen fast eine Dreiviertelstunde lang – so lange, wie es brauchte, bis das nächste Rettungsteam eintraf.

Vergewaltigungsopfer

Bei der präklinischen Notfallversorgung ist es nicht Ihre Aufgabe, alle Einzelheiten der Vergewaltigung zu erfahren. Der Schwerpunkt Ihrer Interaktion sollte darauf liegen, lebensbedrohliche Verletzungen zu versorgen, Beweise zu sichern und das Vergewaltigungsopfer mit Ihren Worten zu beruhigen. Die Befragung, in der die Einzelheiten des Ereignisses aufgedeckt werden, sollte Sie den Strafverfolgungsbehörden überlassen.

Opfer von Vergewaltigungen benötigen erhebliche emotionale Unterstützung, die man mit den richtigen Kommunikationsstrategien rasch geben kann. Unabhängig davon, ob die betroffene Person verschlossen oder hysterisch ist, sollte sie mit äußerster Behutsamkeit und Respekt behandelt werden. Vermeiden Sie Aussagen, die Wut, Abscheu, Ekel oder Schuldzuweisungen ausdrücken. Auch Kritik am Patienten, etwa Kommentare wie »Sie hätten wirklich nicht in dieser Gegend herumlaufen sollen«, sollten unterbleiben. Alles, was gesprochen wird, sollte die Tatsache betonen, dass *das Schlimmste überstanden* ist. In solchen Fällen kann diese Aussage eine so beruhigende Wirkung auf das Opfer haben, dass man die Person bitten sollte, sich das immer wieder selbst vorzusagen. Dadurch, dass Sie diesen Menschen zur Mitarbeit auffordern, indem er vorgegebene Worte wiederholen oder bei der eventuell nötigen Ersten Hilfe mitwirken soll, gewinnt er ein Stück weit das Gefühl von Selbstbestimmung und Kontrolle zurück, das er dringend benötigt.

Fallbeispiel

Das Ambulanzteam wird zu einem Kinderheim gerufen. Ein 9-jähriger Junge war anal vergewaltigt worden. Er wird umringt von einem Polizisten und Betreuungspersonen aus dem Heim. Der Bub sitzt da und starrt stumm vor sich hin. Er will mit niemandem sprechen, und der

Krankenwagen wurde gerufen, weil man befürchtet, er könnte einen Schock erleiden.

Einer der Sanitäter geht langsam zu dem Jungen hin. Bevor er seine Vitalwerte erfasst oder ihn berührt, fragt er, ob es in Ordnung ist, wenn er dem Jungen den Schuh zubindet, dessen Schnürsenkel lose herabhängen. Damit baut er Beziehung auf. Obwohl der Junge nicht antwortet, tut der Sanitäter so, als ob er zugestimmt hätte, und sagt:

»Gut, dann mache ich das. Und jetzt werde ich dir eine Blutdruckmanschette anlegen. Ist das in Ordnung? Wenn es okay ist, dann zeigt mir das, indem du blinzelst.« Der Junge blinzelt. Der Sanitäter berührt seinen linken Arm und sagt: »An diesem Arm möchte ich die Blutdruckmanschette anlegen, okay?«

Nachdem er festgestellt hat, dass bei dem Jungen keine Schockgefahr besteht, sagt der Sanitäter:

»Ich weiß, dass das, was dir passiert ist, dir jetzt in vielerlei Hinsicht wehtut, aber ich verspreche dir, dass alles wieder gut wird. Du bist ein starker junger Mann, und vieles wird für dich bald besser. Möchtest du eine Runde mit uns im Krankenwagen fahren? Du kannst vorne bei uns sitzen, während wir dich an einen Ort bringen, wo du untersucht wirst, damit wir sichergehen können, dass bei dir alles so weit in Ordnung ist.«

Die beiden Sanitäter fragen ihn, ob er vielleicht nicht doch lieber auf der Rettungstrage liegen möchte, aber der Junge steht auf und schüttelt den Kopf, was andeutet, dass er lieber vorne im Krankenwagen sitzen möchte. Seine Heilung hat bereits begonnen.

Aggressives, gefährdendes Verhalten

Gelegentlich treffen Ersthelfer auf eine Person mit extrem aggressivem Verhalten, das sie selbst oder andere, einschließlich Ersthelfer, gefährden könnte. Die Ursachen für ein solches Verhalten sind vielfältig, zu den häufigsten gehören Alkohol- und Drogenkonsum. Allerdings können auch bestimmte physische und psychische Umstände, von Gehirnerschütterung bis hin zum diabetischen Schock, dafür verantwortlich sein. Bei manchen Menschen ist es ihre Reaktion auf Stress. In jedem Fall ist es für den Helfer die sicherste

Möglichkeit, gemäß CREDIBLE vorzugehen: Vermitteln Sie zugewandtes Vertrauen, stellen Sie zügig Beziehung her, ermutigen Sie zu positiven Erwartungen und bieten Sie einen Vorschlag für ein passendes inneres Bild an, das hinreichend glaubwürdig ist und wortwörtlich genommen werden kann. Und seien Sie dabei nicht übertrieben engagiert. Vermeiden Sie während der ganzen Zeit, eigene Wut oder Angst zu zeigen. Lassen Sie sich nicht dazu verleiten, Ausdrücke wie »verrückt« oder »betrunken« zu benutzen, und behalten Sie eine nichtaggressive Körperhaltung bei. Selbst wenn Sie sich vielleicht Sorgen um Ihre eigene Sicherheit machen, vermeiden Sie generell jede Handlung oder Äußerung, die auch Sie zu einem »Feind«, zu einer Zielscheibe für die Aggression des Patienten machen könnte.

Die Beziehungsstrategie der Wahl bei dieser Art von Notfall ist *Rückkopplung*, gefolgt von einer Variante der Mitmach-Strategie. Der Ersthelfer sollte sehr darauf achten, was gesagt wird, während er ruhig, langsam und direkt mit dem Opfer spricht. Wenn der Patient nicht redet, kann man ihm eine Frage stellen, um ihm eine Aussage zu entlocken. Unabhängig davon, was der Patient sagt, sollte der Helfer einige Augenblicke warten und dann dieselbe Äußerung rückmelden.[80] Anschließend sollte er die Aussage abermals wiederholen, wobei sie diesmal so klingt, als ob die Idee, der Gedanke oder das Gefühl vom Helfer stamme. Auch wenn solche Aussagen häufig abfällige Bemerkungen über Dritte enthalten, sollte der Helfer damit so lange weitermachen, bis eine positive Beziehung zum Patienten hergestellt ist. Danach können folgende Anweisungen die Aggressivität und die Streitlust zerstreuen.

Fallbeispiel

Ein 32-jähriger Mann schoss nach dem Verlassen einer Bar mit einem Revolver in die Luft und drohte, jemanden namens Fred zu töten. Der Mann stand offensichtlich unter Alkoholeinfluss. Als das Magazin leergeschossen war, warf er die Waffe auf den Boden und zog ein Messer. Dann forderte er jeden auf, es ihm aus der Hand zu nehmen, und drohte zwischendurch immer wieder, Fred umzubringen. Der Mann schien völlig durchgedreht, brach zeitweise auch in Tränen aus. Mehrere seiner Freunde hatten erfolglos versucht, sich ihm zu nähern, als ein Polizeibeamter außer Dienst, der sich mit Kommunikationsstrategien auskennt, mit ein paar Meter Abstand vor den aggressiven Patienten hintritt.

Polizist: »Wie ist Ihr Name?«

Patient: »Das geht Sie einen Scheißdreck an!«

Polizist: »Es ist heiß heute Abend. Hören Sie, Sie denken wahrscheinlich, dass es mich nichts angeht, wie Sie heißen. Richtig?«

Patient: »Stimmt. Und wer sind Sie?«

Polizist: »Wissen Sie, es geht mich nichts an, wer Sie sind, und ich weiß nicht einmal, was ich hier draußen eigentlich mache. Außerdem kenne ich diese Person nicht, die Sie Fred nennen. Aber was auch immer er Ihnen angetan hat oder was Sie glauben, dass er es Ihnen angetan hat, was Sie derart aufregt, ich bin hier, um Ihnen zu helfen, es irgendwie wieder in Ordnung zu bringen, okay?«

An diesem Punkt wird der Helfer merken, dass er Beziehung zu dem Patienten aufgebaut hat, wenn sich die Körpersprache, der Blick oder die Worte des Patienten positiv verändert haben. Aggressive Patienten erinnern sich häufig nicht an das, was sie noch vor einem Moment gesagt haben, aber das Gefühl hinter den Worten hält an. Die Rückkopplung der Aussagen und Einbindung in eine Übereinstimmung sind daher wirksame Taktiken, um sich mit der Person »anzufreunden«, insbesondere dann, wenn das aggressive Verhalten auf Alkohol oder Drogen zurückgeht.

Sobald Beziehung besteht und die beiden miteinander im Gespräch sind, bittet der Beamte den Mann, mit ihm ein paar Schritte von der Menge wegzugehen, damit sie sich weiter unterhalten können. Es dauert nicht lange, und der Patient erzählt dem Polizeibeamten unter Tränen, dass seine Frau ihn für seinen Freund Fred verlassen hat.

Übung

Ein 18-Jähriger hat gerade das Auto seines Vaters zu Schrott gefahren. Er scheint nicht verletzt zu sein und steht neben dem Auto, tritt dagegen und schleudert Gegenstände aus dem Wageninneren auf die Straße, wo sie für Vorbeikommende eine Gefahr darstellen. Wütend bedroht er alle Umstehenden. Sie sind ein Rettungshelfer in Dienstkleidung und treffen am Unfallort ein. Überlegen Sie, mit welchen Worten Sie das Vertrauen des jungen Mannes gewinnen und ihm wirksame Vorschläge für ein anderes Verhalten machen könnten.

18 Selbsthypnose zur Selbstfürsorge der Helfer

Jeder, der im Bereich Rettungsmedizin tätig ist, weiß, dass diese Tätigkeit eine zwar überaus lohnende, zeitweise aber auch extrem anstrengende und fordernde Aufgabe ist, die Körper, Geist und Seele belasten kann. Selbsthypnose ist von entscheidender Bedeutung, um eine positive Grundeinstellung zu behalten und die eigene Gesundheit zu schützen. In diesem Kapitel wird kurz beschrieben, wie man das effektiv macht.

Trancebasiertes Lernen, darunter Selbstlernen mit konkreten Zielen, war jahrtausendelang natürlicher Bestandteil des menschlichen Lebens und ist es noch immer für traditionelle indigene Kulturen, die es geschafft haben, an dieser spirituellen, rituellen autonomen Lebensweise festzuhalten. Das Konzept der »Hypnose« war natürlich nicht bekannt. Sie gehörte ganz einfach dazu. Sie wurde bei Tieren beobachtet. Und wenn ein Mensch souveräner, großzügiger, ein besserer Jäger oder Korbflechter, mehr im Einklang mit der Gemeinschaft etc. sein wollte, so wusste er gewöhnlich, dass willentliche Entschlossenheit dazu nicht ausreichte. Trancearbeit, seien es Meditation, Visualisierung oder spezielle Zeremonien und Rituale, waren Bestandteil des täglichen Lebens.

Heute bestätigt die Wissenschaft den **Wert von Selbsthypnose als hochwirksames Instrument zur Angstkontrolle und Stressbewältigung.** Sie lässt sich auch einsetzen, um den Geist darauf zu trainieren, dass er anders auf Stressoren reagiert und positivere Gewohnheiten entwickelt, die größere Kontrolle und Widerstandsfähigkeit gegenüber Stress fördern. Dazu gehört auch, hypnotisch induzierte negative Überzeugungen zu verändern und loszulassen. Genau wie bei der Patientenkommunikation ist keine tiefe Trance nötig, um den Geist in Richtung Krisenbewältigung zu lenken. Da Sie inzwischen ja über ein tiefergehendes Verständnis von natürlichen Trancevorgängen verfügen und Vertrauen in deren Anwendung bei anderen gewonnen haben mögen, werden Sie es auch selbst als Lernstrategie nutzen können.

Die bekannteste Art, sich selbst zu hypnotisieren, besteht darin, zunächst einmal eine bequeme Position einzunehmen. Es spielt keine Rolle, ob Sie liegen oder sitzen, solange Sie es bequem haben. Sie brauchen nichts laut auszusprechen, denken Sie einfach an Ihre Suggestionen. Die Augen sollten geschlossen sein, und die Entspannung verstärkt sich, wenn Sie zwei oder drei tiefe Atemzüge nehmen. Und dann denken Sie:

»Jetzt gehe ich in den hypnotischen Bewusstseinszustand.«

Dies ist bereits Ihre erste Suggestion. Wiederholen Sie diese Suggestion im Geiste langsam drei Mal, und Sie werden anfangen, in hypnotische Trance zu gleiten. Um eine etwas größere Tiefe zu erreichen, sagen Sie sich einfach:

»Ich gehe immer tiefer, mehr und mehr entspannt.«

Sie könnten sich vorstellen, wie Sie eine Rolltreppe hinunterfahren, während Sie rückwärts von zehn bis null zählen. Bei jeder Zahl sehen Sie sich weiter hinunterfahren. Wenn Sie bei null angekommen sind, stellen Sie sich vor, dass Sie die Rolltreppe unten verlassen und für Anleitungen bereit sind.

Eine andere Induktion, die Sie effektiv für die Selbsthypnose nutzen können, ist Augenrollen. Dabei blickt man so weit wie möglich nach oben, atmet gleichzeitig tief ein und schließt die Augen. Dann atmen Sie aus und lassen dabei den Blick wieder abwärts wandern, dabei stellen Sie sich ein herabfallendes Blatt vor. Sobald das Blatt am Boden angekommen ist, gehen Sie davon aus, dass Sie in ausreichend tiefer Hypnose sind, um Suggestionen zu empfangen. Im Internet finden Sie zahlreiche Techniken zur Selbsthypnose.[81]

Auch wenn Sie es als selbstverständlich annehmen dürfen, dass Sie nach diesen Induktionen in Hypnose gehen (sich also nicht durch skeptische oder analytische Gedanken stören lassen), kann es hilfreich sein, dies mittels einer »Fingerlevitation« zu bestätigen. Stellen Sie sich dazu nach der Trance-Induktion einfach vor, Ihr Zeigefinger sei absolut schwerelos, und beobachten Sie, wie er sich leicht nach oben hebt – so, als ob ein Heliumballon daran gebunden wäre. Wenn Sie diese leichte ideomotorische Bewegung bemerken, können Sie davon ausgehen, dass Sie für das sogenannte zustandsabhängige Lernen *(state-dependent learning)* bereit sind. Auch mit einem Pendel lässt sich überprüfen, ob Sie sich in Hypnose befinden. Wenn Sie es zwischen Daumen und Finger halten und sich vorstellen, dass es anfängt zu kreisen, werden Sie schnell lernen, es – ohne Muskelbewegungen des Handgelenks, der Hand oder der Finger – dazu zu bringen, allein über die ideomotorische in leichter Trance ablaufende Neuronenreaktion auf eine bildliche Vorstellung.

> »Ideomotorische Bewegungen sind die Ursache für die unwillkürlichen Bewegungen des Pendels, das Sie in der Hand halten. Die Absicht oder der Gedanke wird auf unbewusster Ebene an den motorischen Kortex übermittelt, vom Kleinhirn koordiniert und über die Spinalnerven an die entsprechenden Muskeln weitergeleitet, wodurch Mikrobewegungen ausgelöst werden, die für das bloße Auge nicht sichtbar sind, aber durch das Pendel oder die langsamen, ruckartigen, allmählich stärker werdenden Bewegungen eines Fingers oder eines anderen Körperteils verstärkt werden« (Shenefelt 2011).

Sobald diese subtile Bewusstseinsveränderung eingetreten ist, fangen Sie mit einer einzelnen Suggestion an. Diese sollte vorher festgelegt sein, und es ist am besten, ein Ziel nach dem anderen in Angriff zu nehmen. Die Suggestion kann in Form von ein oder zwei Sätzen erfolgen, kann aber auch ein visualisiertes Bild des gewünschten Ergebnisses sein. Die spezifischen Ziele selbsthypnotischer Vorbereitung auf medizinische Notfälle können von Person zu Person unterschiedlich sein, abhängig von den jeweiligen individuellen Bedürfnissen. Einer reagiert vielleicht besonders negativ, wenn er sein eigenes Blut sieht. Ein anderer mag schon beim geringsten Schmerzgefühl aus der Fassung geraten. Wieder andere haben möglicherweise Probleme, wenn Schuldgefühle oder Wut und Ärger im Spiel sind. Generell sollte jeder Reaktionen einüben, die ihm auch in Notlagen einen souveränen und automatischen Zugriff auf die folgenden Punkte ermöglichen:

1) Eine sofortige, objektive Einschätzung der Lage und der Verletzungen (d. h. primäre und sekundäre Bestandsaufnahme)
2) Die hoffnungsvolle Sichtweise, dass das Schlimmste vorüber und man in der Lage ist, die Situation positiv zu bewältigen
3) Die Überzeugung, dass Sie sich selbst hypnotische Anweisungen geben können und werden, um unwillkürliche Funktionen des Nervensystems kontrollieren zu können und so Ihre Überlebenschancen zu erhöhen.

Eine Überlebensmentalität entwickeln

Neben den oben genannten spezifischen Zielen kann die Vorbereitung auf den Selbstschutz bei persönlichen Notfällen auch in der Entwicklung und Stärkung einer generellen Überlebensmentalität liegen. Dies ist die Denkweise jener Opfer, denen man gelegentlich begegnet, die – unabhängig davon, wie schwer sie verletzt sind, und auch unabhängig von möglichen Kriseninterventionen eines Ersthelfers – selbst in Notfallsituationen offenbar Herr der Lage sind. Eine solche Denkweise ist nicht nur nützlich, wenn es darum geht, Verletzungen oder Krankheiten zu überleben, sondern jegliche Art von Gefahr zu bestehen.

Die folgende Auflistung nennt sechs der wichtigsten Überzeugungen für optimales Durchhaltevermögen und persönliches Wachstum angesichts einer Gefahr. Schauen Sie sich jede dieser Überzeugungen an und vergleichen Sie sie mit Ihrer derzeitigen Einstellung. Wenn sie abweicht, stellen Sie sich vor (oder erinnern Sie sich daran), welchen Verlust an Kontrolle Ihre derzeitige Überzeugung in einer Situation mit sich bringen könnte, in der es um Leben oder Tod geht. Machen Sie dies so lange, bis offensichtlich wird, wie unangemessen eine solche Einstellung ist. Ersetzen Sie als Nächstes diesen Blick auf die Realität durch die hier genannte Sichtweise und visualisieren Sie mittels Selbsthypnose den Kontrollgewinn, der sich aus der neuen Einstellung ergibt.

Mit dieser Art von mentalen Übungen wird die neue Denkweise Ihnen automatisch helfen, den Überblick und die Kontrolle zu behalten, wenn beim nächsten Mal Angst oder sonstige Umstände es erfordern.

- *Wenn das Gefühl der Angst auftaucht, ist es besser, sich auf die gegenwärtige Aufgabe zu konzentrieren als auf die Vergangenheit oder die Zukunft.* »Die Kraft liegt in der Gegenwart.« Mit dieser Einstellung haben Sie Zugriff auf einen schier unerschöpflichen Fundus an Fähigkeiten. Wenn die Gedanken auf eine unmittelbare Aufgabe gerichtet sind und nicht auf Ereignisse in der Vergangenheit oder in einer vorgestellten Zukunft, werden Sie sich unbewusst vieler Facetten Ihrer Umgebung bewusst.[82] Sind Ihre Gedanken in der Vergangenheit oder in der Zukunft, werden Sie in der Gegenwart nur Ihre Angst spüren. Kommt die Angst, beschränken Sie ihren Einfluss darauf, das Adrenalin für Ihr Handeln zu liefern. Konzentrieren Sie sich nicht auf die Angst, sondern auf Ihre Fähigkeiten, auf die anstehenden Aufgaben und die jetzt in diesem Moment möglichen Handlungen. Neue, positive Emotionen werden dann Ihrer Konzentration folgen, und Ihre Furcht wird verschwinden.

- *Alles hat eine humorvolle Seite, und es lohnt sich immer, nach ihr zu suchen.* Ein mögliches positives Gefühl, das entstehen kann, wenn Sie sich ganz auf die Gegenwart konzentrieren, ist Lachen. Der Sinn für Humor hat wahrscheinlich mehr Menschen durch schwierige Zeiten gebracht als jede andere mentale Einstellung. Mindestens ein humorvoller Blickwinkel ist in allen Schwierigkeiten des Lebens enthalten. Sich selbst ernst zu nehmen und gleichzeitig über sich selbst zu lachen ist eine schwer fassbare Fähigkeit. Aber mit etwas Übung wird sich der Sinn für Humor ganz von selbst einstellen.
- *Die Vorstellungskraft ist immer stärker als bewusstes Wollen.* Auch wenn Sie sicher keine Probleme hätten, ein auf dem Boden liegendes zehn Zentimeter breites Brett der Länge nach abzulaufen, könnten Sie dies wahrscheinlich nicht tun, wenn dasselbe Brett einen 30 Meter tiefen Abgrund überspannt – nicht einmal dann, wenn man Ihnen viel Geld dafür böte. Ungeachtet des Wissens, dass Sie die Fähigkeit und den Willen haben, Geld zu verdienen, wäre der entscheidende Faktor vermutlich eher die Vorstellung, dass Sie abstürzen könnten. Überleben ist selten eine Frage der Willenskraft. Weit entscheidender ist die innere Vorstellungskraft – zu wissen, in welche Richtung wir unseren Willen lenken sollen.
- *Im Normalfall gibt es immer mehr als zwei Alternativen.* In der üblichen Vorstellung gehen die allermeisten Menschen automatisch davon aus, dass es nur zwei Möglichkeiten gibt, ein Problem zu lösen. Damit beschränkt man sich allerdings auf lediglich zwei Möglichkeiten, auf ein Problem zu reagieren. Dies unterscheidet sich von der Denkweise, der zufolge es normalerweise mehrere Möglichkeiten gibt, mit einer bestimmten Situation umzugehen.
- *Differenzierung ist ebenso wichtig wie Verallgemeinerung.* Verallgemeinerung ist eine Lernstrategie, die zum Überleben notwendig ist. Lässt Ihr Überzeugungssystem jedoch nicht auch Differenzierung zu, so wird eine optimale Anpassung an Stress unwahrscheinlich. Hierzu ein Beispiel:

Nehmen wir an, Sie haben sich in einer entlegenen Gegend verirrt und sind verletzt. Die Landschaft ist heiß und trocken, und Sie haben gehört, dass vor Waldbränden gewarnt wird. Sie riechen Rauch, und wenn Sie jetzt nur in Verallgemeinerungen denken, glauben Sie nun, dass zu all Ihren anderen Problemen nun auch noch hinzukommt, dass Sie in einen Waldbrand eingeschlossen werden. Also laufen Sie in die entgegengesetzte Richtung und verirren sich vollends. Hätten Sie differenziert gedacht, hätten Sie vielleicht die Möglichkeit in Betracht gezogen, dass der Rauch von einem großen Lagerfeuer stammt, also von Menschen, die Ihnen helfen könnten. Sie hätten nach Hinweisen gesucht, um die wahre Herkunft des Feuers herauszufinden, und als Folge hätten sie überlebt.

- *Wie wir Dinge bezeichnen, beeinflusst unsere Reaktion auf sie.* Das Benennen von Dingen ist ein wichtiger Teil der menschlichen Kommunikation, kann uns in Notfallsituationen aber auch in Schwierigkeiten bringen. Mit jeder Etikettierung nehmen wir automatisch eine Bewertung vor und stellen eine Prognose auf, beides oft fälschlich. Die meisten Menschen sind sich nicht bewusst, wie sehr die zufällige Etikettierung bzw. Bezeichnung von Situationen – sei es in Form von Selbstaussagen oder Aussagen gegenüber anderen – das Ergebnis beeinflussen kann. Mit dieser neuen Überzeugung im Kopf können Sie Probleme in Herausforderungen verwandeln, Verantwortlichkeiten in Aktivposten, Schwierigkeiten in Chancen und ein halb leeres Glas in ein halb volles.

Übung

Nehmen Sie ein Stück Zahnseide mit einer Büroklammer am Ende oder eine Halskette mit Anhänger, die als Pendel dienen kann. Üben Sie, dieses Pendel durch Selbsthypnose in Bewegung zu setzen, indem Sie sich vorstellen, wie es zu kreisen beginnt. Wenn dies gelingt, sind Sie in leichter Trance. Sofern Sie eine positive Affirmation parat haben und das Pendel in Bewegung halten, während Sie sich vorstellen, dass Sie souveräner auftreten (oder wie immer die Affirmation lautet), praktizieren Sie Selbsthypnose. Wenn das Pendel zum Stillstand kommt, beginnen Sie von vorne.

Anhang

Das Kansas-Experiment (Wright 1976)

Die Ersthelfer sollten:

1) das Unfallopfer von der lärmenden Menge isolieren
2) (am Unfallort und während des Transports) negative oder belanglose Unterhaltungen unterlassen
3) ruhig folgenden Text aufsagen (egal, ob der Patient bei Bewusstsein war oder nicht):

»Das Schlimmste ist überstanden. Wir bringen Sie jetzt ins Krankenhaus. Alles Notwendige wird getan. Lassen Sie Ihren Körper sich ganz auf Selbstheilung konzentrieren und sich ganz geborgen fühlen. Lassen Sie Ihr Herz, Ihre Blutgefäße, alles, sich selbst in einen Zustand versetzen, der Ihr Überleben sichert. Bluten Sie gerade so viel wie nötig, um die Wunden zu reinigen, und lassen Sie dann Ihre Gefäße sich so weit schließen, dass Ihr Leben gesichert ist. Ihre Körperfunktionen, Ihre Körpertemperatur, alles, wird optimal stabil gehalten. Im Krankenhaus wird schon alles für Sie vorbereitet. Wir bringen Sie so schnell und sicher wie möglich dorthin. Sie sind jetzt in Sicherheit. Das Schlimmste ist überstanden.«

Im Original:

»The worst is over. We are taking you to the hospital. Everything is being made ready. Let your body concentrate on repairing itself and feeling secure. Let your heart, your blood vessels, everything, bring themselves into a state of preserving your life. Bleed just enough so as to cleanse the wound, and let the blood vessels close down so that your life is preserved. Your body weight, your body heat, everything, is being maintained. Things are being made ready at the hospital for you. We're getting there as quickly and safely as possible. You are now in a safe position. The worst is over.«

Merksätze

Kommunikation ergänzend zur medizinischen Versorgung

- Richtige Kommunikation erhöht die Wirksamkeit der medizinischen Standardbehandlung.
- Worte, die wir im Bewusstsein ihrer hypnotischen Wirkung aussprechen, sollten lediglich als Ergänzung zur medizinischen Standardversorgung eingesetzt werden.
- Die Worte sollen die erlernten Standardmaßnahmen der medizinischen Erstversorgung verstärken und ergänzen. Sie können diese Versorgung nicht ersetzen und dürfen sie auch nicht stören.
- Es ist nicht verboten, mit einem Patienten selbstbewusst mit Zuversicht zu sprechen, ihm durch wirksame Kommunikation Zuversicht zu vermitteln oder die Wirkung natürlicher Heilungsmechanismen anzuregen, solange die Standardbehandlungsverfahren nicht behindert werden.

Negative Einflüsse vermeiden

- Psychischer Stress trägt wesentlich zu den meisten medizinischen Problemen bei.
- Neben negativen Aussagen sollten Sie auch Wörter mit negativer Konnotation vermeiden.
- Posttraumatische Belastungsstörungen lassen sich auch auf suboptimale Kommunikation am Notfallort zurückführen.
- Erzeugen Sie keine Schmerzerfahrung durch Schlussfolgerungen, dass Schmerzen vorhanden sein müssen. Das geht am einfachsten, indem Sie das Wort »Schmerz« ganz aus in Ihrer Kommunikation streichen.
- Kleinkinder haben von allen Altersgruppen die größte Fähigkeit zu inneren Bildern und entsprechenden hypnotischen Vorgängen. Wegen dieser extremen Empfänglichkeit für Worte und daraus erwachsende Bilder ist es besonders wichtig, auf gut gemeinte, aber potenziell schädliche Bemerkungen von besorgten Verwandten zu achten bzw. diese zu unterbinden.
- Das Wort »versuchen« sollten Sie (wegen der wortwörtlichen Auslegung) vermeiden.
- Sehen Sie zu, dass der Patient möglichst von der umstehenden Menge ferngehalten wird, bis Sie selbst eine Beziehung herstellen konnten.

Spontan-Trance im Notfall

- Innerhalb der ersten Stunde nach einem medizinischen Notfall oder Trauma ist der Patient für Aussagen anderer besonders empfänglich. Der veränderte Bewusstseinszustand eines angstbesetzten Notfallpatienten führt zu einer erhöhten Aufmerksamkeit.
- Wichtig ist das Bewusstsein, dass Menschen sich in medizinischen Notfällen oft in einem spontanen Hypnosezustand befinden, der sie für die Anweisungen einer Person, der sie Vertrauen entgegenbringen, extrem empfänglich macht.
- Die meisten Menschen befinden sich in der ersten Stunde nach einem Trauma in einem hypersuggestiblen Bewusstseinszustand – praktisch in einem Zustand der Spontantrance.
- Notfallopfer befinden sich automatisch in einem Zustand der Hypnose und bedürfen somit keiner eigenen formellen Trance-Induktion.
- Diese erhöhte Empfänglichkeit und die fokussierte Aufmerksamkeit, die mit dem Hypnosezustand einhergehen, sind ein natürlicher Schutzmechanismus.
- Bewusstlose Patienten können bis zu einem gewissen Grad alle Worte hören, die in ihrer Gegenwart gesprochen werden.

Positive Kommunikation

- Erklären Sie, wer Sie sind und was Sie vorhaben, bevor Sie mit der medizinischen Behandlung beginnen.
- Positive Botschaften leiten den Körper in Richtung Homöostase, Selbstheilung und Regeneration.
- Bestimmte Arten der verbalen und nonverbalen Kommunikation mit Menschen, die unter Stress stehen, können praktisch jede Funktion des Nervensystems und ihre Folgen beeinflussen – von Blutungen und Blutdruck bis hin zu Entzündungen und Immunreaktionen.
- Positive Sprache soll beim Patienten Reaktionen des Nervensystems hervorrufen, die zum Überleben, zur Schmerzlinderung und zur Heilung beitragen können.
- Ziel der hypnotischen Suggestion ist ein Zugang zum Unbewussten des Patienten, in dem Haltungen und Verhalten sich formen, sodass sich diese Überzeugungen und Verhaltensweisen positiv verändern lassen.

- Untersuchungen haben gezeigt, dass innere Bilder praktisch jede Zelle des Körpers beeinflussen können.
- Die Bedeutung nonverbaler Kommunikation können wir gar nicht hoch genug einschätzen.
- Mittels einiger Fragen und Anweisungen können wir den Patienten dazu bringen, seine Aufmerksamkeit auf etwas anderes als auf seine Hauptbeschwerden zu lenken.
- Wird die Aufmerksamkeit auf eine glückliche Erinnerung oder eine schöne Vorstellung gelenkt, kann der Verstand den Schmerzbotschaften nicht so viel Aufmerksamkeit schenken.
- Geben Sie Anleitungen, die dem Patienten eine gewisse Kontrolle über seine Schmerzen gibt.
- Möglicherweise ließen sich bessere Ergebnisse erzielen, wenn während der CPR (Reanimation) auch innere mentale Kräfte aktiviert werden könnten.
- Begreifen Sie Probleme als Herausforderungen.
- Die Wissenschaft bestätigt den Wert von Selbsthypnose als hochwirksames Instrument zur Angstkontrolle und Stressbewältigung.

Hypnosetechniken

- Vertrag schließen: »Werden Sie tun, was ich sage, damit es Ihnen besser geht?«
- Dissoziation an Wohlfühlort: »Ich wette, Sie können sich einen Ort vorstellen, wo Sie jetzt lieber wären.«
- Imagination funktioniert am besten, wenn Sie die Bilder des Patienten verwenden.
- Sinneseindrücke verstärken das Erleben am Wohlfühlort. Deshalb ist es günstig, **v**isuelle, **a**kustische, **k**inästhetische und **o**lfaktorische Eindrücke abzufragen (VAKO-Regel).
- Pseudoalternativen: »Ist es angenehmer für Sie mit dem Arm an der Seite oder auf Ihrem Bauch?«
- Direkte Suggestionen: »Wenn ich bis drei zähle, möchte ich, dass Sie die Blutung an Ihrem Handgelenk stoppen, während ich ...«
- Indirekte Suggestionen: »Während die Schnittwunde an Ihrem Arm aufhört zu bluten, was jetzt schon einsetzt, hole ich einen Verband aus dem Erste-Hilfe-Kasten.«

- »Mitmach«-Strategie: Nach Einschwingen in die Aussagen des Patienten lassen sich in kleinen Schritten, aus dem Gleichtakt heraus, kleine Veränderungen induzieren, die der Patient zwanglos mitgeht. Dieses »Pacing and Leading« ist sehr effektiv, um Beziehung aufzubauen sowie Einstellungen und Verhalten zu verändern.

Weiterführende deutschsprachige Bücher

Kapitel 1

Bingel, U., M. Schedlowski u. H. Kessler (2019): Placebo 2.0: Die Macht der Erwartung. Zürich (Rüffer & Rub).

Lown, B. (2004): Die verlorene Kunst des Heilens. Anleitung zum Umdenken. Frankfurt/M. (Suhrkamp).

Kapitel 2

Argyle, M. u. K. Petersen (2013): Körpersprache & Kommunikation: Nonverbaler Ausdruck und soziale Interaktion. Paderborn (Junfermann), 10. Aufl.

Jacobson, E. (2021): Entspannung als Therapie. Progressive Relaxation in Theorie und Praxis. Stuttgart (Klett-Cotta), 10. Aufl.

Molcho, S. (2013): Körpersprache. München (Goldmann).

Kapitel 3

Jünger, J. (2018): Ärztliche Kommunikation: Praxisbuch zum Masterplan Medizinstudium 2020. Stuttgart (Schattauer).

Preuß-Scheuerle, B. (2016): Praxishandbuch Kommunikation: Überzeugend auftreten, zielgerichtet argumentieren, souverän reagieren. Berlin/Heidelberg (Springer), 2. Aufl.

Kapitel 4

Peter, B., D. Revenstorf u. B. Rasch (2023): Hypnose in Psychotherapie, Psychosomatik und Medizin – Manual für die Praxis. Berlin/Heidelberg (Springer), 4. Aufl.

Kaiser Rekkas, A. (2016): Der Bär fängt wieder Lachse: Ideomotorische Arbeit in klinischer Hypnose und Hypnotherapie. Heidelberg (Carl-Auer).

Kapitel 5

Grinder, J. u. R. Bandler (2007): Therapie in Trance. NLP und die Struktur hypnotischer Kommunikation. Stuttgart (Klett-Cotta), 13. Aufl.

Ziegenfuß, T. (2022): Notfallmedizin. Berlin/Heidelberg (Springer), 8. Aufl.

Kapitel 6

Ebell, H. u. H. Schuckall (2024): Therapeutische Hypnose: Fallgeschichten aus Medizin und Psychotherapie. Heidelberg (Carl-Auer), 2. Aufl.

Fruth, S. (2023): Imaginäre Körperreisen. Heidelberg (Carl-Auer).

Kapitel 7

Nikendei, A. (2022): Rettungsdienst-Praxisbuch Kommunikation: Verstehen und verständigen. Edewecht (Stumpf & Kossendey).

Kapitel 8

Erickson, M. H. u. El L. Rossi (2016): Hypnotherapie: Aufbau – Beispiele – Forschungen. Stuttgart (Klett-Cotta).

Kapitel 9

Deffner, T., U. Janssens u. B. Strauß (2022): Praxisbuch Psychologie in der Intensiv- und Notfallmedizin. Berlin (Wiss. Med. Verlagsgesellschaft).

Harrer, M. E. (2018): Hypnose und Achtsamkeit: Zwei Schwestern auf dem Tandem. Heidelberg (Carl-Auer).

Schulz von Thun, F. (2023): Miteinander reden 3: Das »Innere Team« und situationsgerechte Kommunikation: Kommunikation, Person, Situation. Reinbek (Rowohlt), 31. Aufl.

Kapitel 10

Jensen, M. P. (2015): Hypnose bei chronischem Schmerz: Ein Behandlungsmanual. Heidelberg (Carl-Auer).

Seemann, H. (2018): Schmerzen – Notrufe aus dem Körper. Heidelberg (Carl-Auer).

Kapitel 12

Rüegg, J. (2012): Die Herz-Hirn-Connection: Wie Emotionen, Denken und Stress unser Herz beeinflussen. Stuttgart (Schattauer).

Schubmann, R., S. Eckelt, S. Hermes u. B. Leithäuser (2018): Psycho-Kardiologie KOMPAKT: Verständlich auf den Punkt gebracht. Balingen (Spitta).

Kapitel 13

Sauer, D., S. Herdtle u. D. Kiefl (2023): Klinikleitfaden Klinische Akut- und Notfallmedizin. Frankfurt/M. (Urban & Fischer).

Kapitel 14

Kaiser Rekkas, A. (2022): Wie man ein Krokodil fängt, ohne es zu verletzen: Innovative Hypnotherapie. Heidelberg (Carl-Auer).

Literatur

Acosta, J. a. S. Prager (2002): The Worst is over: What to say when every moment counts. San Diego (Jodere).

American Academy of Orthopedic Surgeons (AAOS) (2021): Emergency Care and Transportation of the Sick and Injured. Burlington, MA (Jones & Barlett), 12th ed.

Anlló, H., B. Herer, A. Delignières, A. Ghergan, Y. Bocahu, I. Segundo, C. Moulin a. F. Larue (2022): Hypnosis for the management of COPD-related anxiety and dyspnoea in pulmonary rehabilitation. *ERJ Open Research* 8(1):00565-2021. DOI: 10.1183/23120541.00565-2021.

Aramideh, J., D. Ogez, T. Mizrahi, M. C. Charest, C. Plante, M. Duval a. S. Sultan (2020): Do professionals change their communication behaviours following a training in hypnosis-derived communication? *Complementary Therapies in Medicine* 52: 102426. DOI: 10.1016/j.ctim.2020.102426.

Askay, S. W., D. R. Patterson, M. P. Jensen a. S. R. Sharar (2007): A randomized controlled trial of hypnosis for burn wound care. *Rehabilitation Psychology* 52 (3): 247–253. DOI:10.1037/0090-5550.52.3.247.

Barabasz, A. F. a. M. R. Barbasz (2015): The new APA definition of hypnosis: Spontaneous hypnosis MIA. *American Journal of Clinical Hypnosis* 57 (4): 459–463. DOI:10.1080/00029157.2015.1011507.

Beahrs, J. O. (1989): Spontaneous hypnosis in the forensic context. *Bulletin of the American Academy of Psychiatry Law* 17 (2): 171–181. Verfügbar unter: https://jaapl.org/content/jaapl/17/2/171.full.pdf [26.01.2025].

Beecher, H. D. (1961): Surgery as placebo. A quantitative study. *Journal of the American Medical Association* (JAMA) 176: 1102–1107. DOI: 10.1001/jama.1961.63040260007008.

Berner, A., C. Tobler, M. Reinmann-Assouline, S. Degrauwe a. M. Coen (2021): Arrhythmia conversion to sinus rhythm during a hypnosis: Is hypnosis a normal bystander or a guilty accomplice? *International Journal of Cardiology. Heart & Vasculature* 2021 28;38:100930. DOI: 10.1016/j.ijcha.2021.100930.

Bhatt, R. R., S. R. Martin, S. Evans, K. Lung, T. D. Coates, L. K. Zeitzer a. J. C. Tsa (2017): The effect of hypnosis on pain and peripheral blood flow in sicklecell disease. *Journal of Pain Research*, 10, 1635–1644. DOI: 10.2147/JPR.S131859.

Bhatt, R. R., S. R. Martin, S. Evans, K. Lung, T. D. Coates, L. K. Zeltzer a. J. C. Tsao (2017): The effect of hypnosis on pain and peripheral blood flow in sickle-cell disease. *Journal of Pain Research* 10: 1635–1644. DOI: 10.2147/JPR.S131859.

Birdwhistell, R. L. (1952): Introduction to kinesics: An annotation system for analysis of body motion and gesture. Department of State, Foreign Service Institute.

Birdwhistell, R. L. (1970): Kinesics and context: Essays on body motion communication. Pennsylvania (University of Pennsylvania Press).

Cannizzaro, T. (2019): Fear-induced Asthma. Verfügbar unter: https://asthma.net/living/fear-induced [26.01.2025].

Chertok, L. (1982): Can your mind control your body. BBC documentary.

Clawson, T. A. Jr. a. H. R. Swade (1975): The hypnotic control of blood flow and pain: The cure of warts and the potential for the use of hypnosis in the treatment of cancer. *American Journal of Clinical Hypnosis* 17 (3): 160–169. DOI: 10.1080/00029157.1975.10403735.

Cousins, N. (2009): Der Arzt in uns selbst. Wie Sie Ihre Selbstheilungskräfte aktivieren können. Darmstadt (Schirner), 2. Aufl. [am. Orig.: (1979): Anatomy of an illness as perceived by the patient. Reflections on healing and regeneration. New York (Norton)].

Cozzolino, M., G. Celia, K. L. Rossi a. E. L. Rossi (2020): Hypnosis as sole anesthesia for dental removal in a patient with multiple chemical sensitivity. *International Journal of Clinical and Experimental Hypnosis* 68 (3): 371–383. DOI: 10.1080/00207144.2020.1762494.

Crasilneck, H. B., J. A. Stirman, B. J. Wilson, E. J. McCranie a. M. J. Fogelman (1955): Use of hypnosis in the management of patients with burns. *Journal of the American Medical Association* 158 (2):103–6. DOI: 10.1001/jama.1955.02960020009003.

Deabler, H. L., E. Fidel, R. L. Dillenkoffer a. S. T. Elder (1973): The use of relaxation and hypnosis in lowering high blood pressure. *American Journal of Clinical Hypnosis* 16 (2): 75–83. DOI: 10.1080/00029157.1973.10403656.

Del Casale, A., S. Ferracuti, C. Rapinesi, D. Serata, G. Sani, V. Savoja, G. D. Kotzalidis, R. Tatarelli a. P. Girardi (2012): Neurocognition under hypnosis: Findings from recent functional neuroimaging studies. *International Journal of Clinical and Experimental Hypnosis* 60 (3): 286–317. DOI: 10.1080/00207144.2012.675295.

Drigas, A. a. E. Mitsea (2021): Metacognition, Stress – Relaxation Balance & Related Hormones. *International Journal of Recent Contributions from Engineering, Science, and IT* 9 (1): 4–16. DOI:10.3991/ijes.v9i1.19623.

Duffee, B. (2022): High-stress high-consequence emergency medical decision making: Paramedics seeking a differential diagnosis. Dissertation, Fielding Graduate University. Verfügbar unter: https://www.proquest.com/docview/2718154892 [26.01.2024].

Duffee, B. a. D. B. Willis (2023): Paramedic perspectives of job stress: Qualitative analysis of high-stress, high-stakes emergency medical situations. *Social Science & Medicine* 333: 116–177. DOI: 10.1016/j.socscimed.2023.116177

Eason, A. (2011): Do people really respond literally to suggestions in hypnosis? Verfügbar unter: https://www.adam-eason.com/do-people-really-respond-literally-to-suggestions-in-hypnosis/ [26.01.2025].

Elmqvist, C., B. Fridlund a. M. Ekebergh (2008): More than medical treatment: The patient's first encounter with prehospital emergency care. *International Emergency Nursing* 16 (3): 185–192. DOI: 10.1016/j.ienj.2008.04.003.

Esdaile, J. (1846): Mesmerism in India and its practical application in surgery medicine. London (Longman, Brown, Green, and Longmans).

Excoffier, J., V. Pichot, A. Cantais, O. Mory, F. Roche, H. Patural a. F. Chouchou (2020): Autonomic cardiac reactivity to painful procedures under hypnosis in pediatric emergencies. *The American Journal of Clinical Hypnosis* 62 (3): 267–281. DOI: 10.1080/00029157.2018.1564013.

Fisher, R. M. (2018): Fearless engagement of Four Arrows: The true story of an indigenous-based social transformer. New York (Peter Lang).

Garcia, R., C. Bouleti, A. Li, D. Frasca, S. El Harrouchi, J. Marechal, P. Roumegou, P. Corbi, L. Christiaens, F. Le Gal a. C. Degand (2020): Hypnosis versus placebo during atrial flutter ablation: The PAINLESS Study: A randomized controlled trial. *Journal of the American College of Cardiology (JACC): Clinical Electrophysiology* (12): 1551–1560. DOI: 10.1016/j.jacep.2020.05.028.

Garra, G., A. J. Singer, A. Domingo a. H. C. Thode Jr. (2013): The Wong-Baker pain FACES scale measures pain, not fear. *Pediatric Emergency Care* 29 (1): 17–20. DOI: 10.1097/PEC.0b013e31827b2299.

Gilman, T. T. a. F. L. Marcuse (1949): Animal hypnosis. *Psychological Bulletin* 46 (2): 151–165. DOI: 10.1037/h0060434

Gordon, T. (1974): TET teacher effectiveness training. New York (Wyden). [dt. (1977): Lehrer-Schüler-Konferenz: Wie man Konflikte in der Schule löst. Hamburg (Hoffmann & Campe).]

Green, E. a. A. M. Green (1977): Beyond Biofeedback. Fort Wayne (Knoll), pp. 35–36.

Harvard Health Publishing (2020): Heart Health – Meditation and a relaxation technique to lower blood pressure. Harvard Medical School Education Online. Verfügbar unter: https://www.health.harvard.edu/heart-health/meditation-and-a-relaxation-technique-to-lower-blood-pressure [26.01.2025].

Hilgard, E. R. (1992): Divided consciousness and dissociation. *Consciousness and cognition* 1 (1): 16–31. DOI: 10.1016/1053-8100(92)90041-8.

Hopkins, M. B., J. M. Jordan a. R. M. Lunday (2008): The effects of hypnosis and of imagery on bleeding time. *International Journal of Clinical and Experimental Hypnosis* 39 (3): 134–139. DOI: 10.1080/00207149108409629.

Iserson, K. V. (2014): An hypnotic suggestion: Review of hypnosis for clinical emergency care. *Journal of Emergency Medicine* 46 (4): 588–596. DOI: 10.1016/j.jemermed.2013.09.024.

Jacobs, D. T. (1991): Patient communication for first responders and EMS personnel. The first hour of trauma. Englewood Cliffs (Brady).

Jacobs, D. T. (1998): Primal awareness: A true story of survival, transformation, and awakening with the Rarámuri shamans of Mexico. New York (Simon & Schuster).

Jacobs, D. T. (2016): Point of departure. Returning to our more authentic worldview for education and survival. Charlotte, NC (Information Age).

Jacobs, D. T. a. D. Narvaez (2022): Restoring the Kinship Worldview. Berkeley (North Atlantic Books).

Jacobson, E. (1938): Progressive Relaxation. Chicago (University of Chicago Press), 2nd ed.

Janeway, C. A. et al. (2001): Immunobiology: The immune system in health and disease. New York (Garland Science), 5th ed.

Jaynes, J. (1988): Der Ursprung des Bewußtseins durch den Zusammenbruch der bikameralen Psyche. Henderson (Julian Jaynes Society). [am. Original

(1976): The origin of consciousness in the breakdown of the becameral mind. Boston (Houghton Mifflin).]

Jensen, M. P. (2008): The neurophysiology of pain perception and hypnotic analgesia: Implications for clinical practice. *American Journal of Clinical Hypnosis* 51 (2): 123–148. DOI: 10.1080/00029157.2008.10401654.

Jensen, M. P., T. Adachi a. S. Hakimian (2015): Brain oscillations, hypnosis and hypnotizability. *American Journal of Clinical Hypnosis* 57 (3):230–253. DOI: 10.1080/00029157.2015.985573.

Kam-Hansen, S. et al. (2014): Altered placebo and drug labeling changes the outcome of episodic migraine attacks. *Science Translational Medicine* 6 (218): 218ra5. DOI: 10.1126/scitranslmed.3006175.

Karnatovskaia, L. V., M. M. Johnson, K. Varga, J. A. Highfield, B. D. Wolfrom, K. L. Philbrick, E. W. Ely, J. C. Jackson, O. Gajic, S. R. Ahmad a. A. S. Niven (2020): Stress and fear: Clinical implications for providers and patients (in the time of COVID-19 and beyond). *Mayo Clinic Proceedings* 95 (11): 2487–2498. DOI: 10.1016/j.mayocp.2020.08.028. Verfügbar unter: https://www.ncbi.nlm.nih.gov/pmc/articles/PMC7606075/ [27.01.2025].

Kihlstrom, J. F. (2004): Hypnosis. In: C. Spielberger (ed.): Encyclopedia of applied psychology. Amsterdam (Elsevier).

Kirsch, I. (2008): Challenging received wisdom: Antidepressants and the placebo effect. *Mcgill Journal of Medicine* 11 (2): 219–222. Verfügbar unter: https://pmc.ncbi.nlm.nih.gov/articles/PMC2582668/ [27.01.2025].

Kissen, A. T., C. B. Reifler a. V. H. Thaler (1964): Modification of thermoregulatory responses to cold by hypnosis. *Journal of Applied Physiology* 19 (6): 1043–1050. DOI: 10.1152/jappl.1964.19.6.1043.

Kittle, J. a. D. Spiegel (2021): Hypnosis: The most effective treatment you have yet to prescribe. *The American Journal of Medicine* 134 (3): 304–305. DOI: 10.1016/j.amjmed.2020.10.010.

Kosslyn, S. M., W. L. Thompson, M. F. Costantini-Ferrando, N. M. Alpert a. D. Spiegel (2000): Hypnotic visual illusion alters color processing in the brain. *American Journal of Psychiatry* 157 (8): 1279–1284. DOI: 10.1176/appi.ajp.157.8.1279.

Kotsovolis, G. a. G. Komninos (2009): Awareness during anesthesia: How sure can we be that the patient is sleeping indeed? *Hippokratia* 13 (2): 83–89. Verfügbar unter: https://pmc.ncbi.nlm.nih.gov/articles/PMC2683150/ [27.01.2025].

Lang, E. V., E. G. Benotsch, L. J. Fick, S. Lutgendorf, M. L. Berbaum, K. S. Berbaum, H. Logan a. D. Spiegel (2000): Adjunctive non-pharmacological analgesia for invasive medical procedures: A randomised trial. *The Lancet* 355 (9214): 1486–1490. DOI: 10.1016/S0140-6736(00)02162-0.

Langen, D. (1980): Hypnosis as emergency treatment for the mentally ill and in disaster situations. In: R. Frey a. P. Safar (eds.): Resuscitation and life support in disasters relief of pain and suffering in disaster situations. Berlin/Heidelberg (Springer), vol. 2.. Verfügbar unter: https://doi.org/10.1007/978-3-642-67095-4_29 [27.01.2025].

Leamey, T. (2022): The Benefits of Crying and Why It's Good for Your Health. Verfügbar unter: https://www.cnet.com/health/medical/the-benefits-of-crying-and-why-its-good-for-your-health/ [27.01.2025].

Li, R., N. Mukadam a. S. Kiran (2022): Functional MRI evidence for reorganization of language networks after stroke. *Handbook of Clinical Neurology* 185: 131–150. DOI: 10.1016/B978-0-12-823384-9.00007-4.

Lowe, N. K. (1996): The pain and discomfort of labor and birth. *Journal of Obstetric, Gynecologic & Neonatal Nursing* 25 (1): 82–92. DOI: 10.1111/j.1552-6909.1996.tb02517.x.

Martin, J. (1983): Hypnosis may reduce hemophiliac's blood needs. *JAMA* 250 (14):1814–1815. DOI: 10.1001/jama.1983.03340140008004.

Mawdsley, J. E., D. G. Jenkins, M. G. Macey, L. Langmead a. D. S. Rampton (2008): The effect of hypnosis on systemic and rectal mucosal measures of inflammation in ulcerative colitis. *The American Journal of Gastroenterology* 103 (6): 1460–9. DOI: 10.1111/j.1572-0241.2008.01845.x.

Members of the Hypnotherapy in Asthma Subcommittee (1968): Hypnosis for asthma. A controlled trial. A report to the research committee of the British Tuberculosis Association. *British Medical Journal* 4 (5623): 71–76. Verfügbar unter: https://pmc.ncbi.nlm.nih.gov/articles/PMC1912142/ [27.01.2025].

Mutke, P. H. C. (1977): Selective awareness. Millbrae, CA (Celestial Arts).

National Association of Emergency Medical Technicians (1991): Code of ethics of the National Association of EMTs. *Emergency Medical Service* 20 (12): 205.

Newhouse, L. (2021): Is crying good for you. Verfügbar unter: https://www.health.harvard.edu/blog/is-crying-good-for-you-2021030122020#:~:text=Researchershaveestablishedthatcrying,bothphysicalandemotionalpain [27.01.2025].

Oakley, D. a. P. W. Halligan (2013): Hypnotic suggestion: Opportunities for cognitive neuroscience. *Nature Reviews Neuroscience* 14: 565–576. DOI: 10.1038/nrn3538.

Omoigui, S. (2007): The biochemical origin of pain: The origin of all pain is inflammation and the inflammatory response. Part 2 of 3 – Inflammatory profile of pain syndromes. *Medical Hypotheses* 69 (6): 1169–1178. DOI: 10.1016/j.mehy.2007.06.033.

Patterson, D. R., M. L. Goldberg a. D. M. Ehde (2011): Hypnosis in the treatment of patients with severe burns. *American Journal of Clinical Hypnosis* 38 (3): 200–212. DOI: 10.1080/00029157.1996.10403338.

Peebles-Kleiger, M. J. (2000): The use of hypnosis in emergency medicine. *Emergency Medicine Clinical North America* 18 (2): 327–338. DOI: 10.1016/s0733-8627(05)70128-0.

Pincock, S. (2004): Jacques Benveniste. *The Lancet.* Verfügbar unter: https://www.thelancet.com/journals/lancet/article/PIIS0140-6736(04)17339-X/fulltext [27.01.2025].

Richter, M., J. Eck, T. Straube, W. H. R. Miltner a. T. Weiss (2010): Do words hurt? Brain activation during the processing of pain-related words. *Pain* 148 (2): 198–205. DOI: 10.1016/j.pain.2009.08.009.

Rossi, E. L. a. D. B. Cheek (1994): Mind-Body Therapy: Methods of ideodynamic healing in hypnosis. New York, London (Norton).

Samuels, N. (2007): Voodoo death revisited: The modern lessons of neurocardiology. *Cleveland Clinic Journal of Medicine* 74 (1): 8–16. DOI: 10.3949/ccjm.74.suppl_1.s8.

Schmutz, T., V. Ribordy, P. Aïm, C. Pham-Dinh, F. Braun a. N. Guler (2020): Hypnosis in emergency medicine: Let's change our habits! *Revue Médicale Suisse* 16 (707): 1757–1762. Verfügbar unter: https://europepmc.org/article/med/32969613 [27.01.2025].

Segerstrom, S. C. a. G. E. Miller (2004): Psychological stress and the human immune system: A meta-analytic study of 30 years of inquiry. *Psychological Bulletin* 130 (4): 601–630. DOI: 10.1037/0033-2909.130.4.601.

Shenefelt, P. (2011): Ideomotor signaling: From divining spiritual messages to discerning subconscious answers during hypnosis and hypnoanalysis, a historical perspective. *American Journal of Clinical Hypnosis* 53 (3): 157–167. DOI: 10.1080/00029157.2011.10401754.

Siegel, J. S., G. L. Shulman a. M. Corbetta (2022): Mapping correlated neurological deficits after stroke to distributed brain networks. *Brain Structure and Function* 227 (9): 3173–3187. DOI: 10.1007/s00429-022-02525-7.

Stern, J. A., M. Brown, G. A. Ulett a. I. Sletten (1977): A comparison of hypnosis, acupuncture, morphine, valium, aspirin, and placebo in the management of experimentally induced pain. *Annals of the New York academy of sciences* 296 (1): 175–193. DOI: 10.1111/j.1749-6632.1977.tb38171.x.

Surman, O. S. a. L. Baer (2008): Hypnosis. In: T. A. Stern, J. F. Rosenbaum, M. Fava, J. Biederman a. S. L. Rauch (eds.): Massachusetts General Hospital Comprehensive Clinical Psychiatry. Philadelphia PA (Mosby Elsevier).

Tripp, J. (2021): Hypnosis without trance. How hypnosis really works. Lusaka (Real Magic Media).

Tuominen, J., S. Kallio, V. Kaasinen a. H. Railo (2021): Segregated brain state during hypnosis. *Neuroscience of Consciousness* 1: niab002. DOI: 10.1093/nc/niab002.

Watts, G. (2004): Obituaries: Jacques Benveniste. *British Medical Journal* 329 (7477): 1290. DOI: https://doi.org/10.1136/bmj.329.7477.1290 [27.01.2025]

Whorwell, P. J., L. A. Houghton, E. E. Taylor a. D. G. Maxton (1992): Physiological effects of emotion: Assessment via hypnosis. *The Lancet* 340: 69–72. DOI: 10.1016/0140-6736(92)90394-i.

Wolf, S. (1949): Studies on nausea; effects of ipecac and other emetics on the human stomach and duodenum. *Gastroenterol* 12: 212–218. Verfügbar unter: https://doi.org/10.1016/S0016-5085(49)80031-X [27.01.2025]

Wolf, T. G., K. A. Faerber, C. Rummel, U. Halsband a. G. Campus (2022): Functional changes in brain activity using hypnosis: A systematic review. *Brain Science* 12 (1):108. DOI: 10.3390/brainsci12010108.

Wright, M. E. (1977): Persönliche Aufzeichnungen von M. Erik Wright zu seiner Präsentation auf der American Society of Clinical Hypnosis Conference 1977. University of Kansas, Kenneth Spencer Research Library. Verfügbar unter: https://archives.lib.ku.edu/repositories/3/resources/137 [27.01.2025].

Anmerkungen des Herausgebers

1 Es gibt allerdings einheitlich standardisierte Hypnoseeinleitungen, etwa bei der Testung der Hypnotisierbarkeit durch die Harvard Group Scale of Hypnotic Susceptibility (HGSHS), was inzwischen auch schon für eine bessere Vergleichbarkeit von gemessenen Hirnstromveränderungen genutzt wurde; siehe Zech et al. 2023.
2 Siehe Thompson et al. 2019.
3 Siehe Hansen, Zimmermann u. Dünzl 2010.
4 Siehe Holler et al. 2021.
5 Siehe Brown 2007 sowie Hackman, Stern a. Gershwin 2000.
6 Während sich der Blutdruck durch Hypnose akut verlässlich senken lässt, ist die Evidenz von Hypnotherapie zur dauerhaften Behandlung einer Hypertonie bisher gering; siehe Gay 2007.
7 Siehe Hansen 2023.
8 Siehe Jacobs 1991.
9 Die amerikanische Bezeichnung EMT (= emergency medical technician) ist nicht mit der europäischen Bezeichnung »Sanitäter« gleichzusetzen.
10 Siehe Jacobs 1991.
11 Das vorliegende Buch basiert zu 85 Prozent auf dem Buch von 1991.
12 Die Aussage dieses Beispiels ist richtig und wichtig – nämlich, dass negative Worte vermieden werden müssen.
Für heutige und mitteleuropäische Verhältnisse stellt sich aber eher die Frage, ob nicht das Fehlen eines Notarztes, einer Untersuchung und Behandlung vor dem Transport und einer Medikamentengabe, sowie die Tatsache, dass ein Reanimationsbeginn offensichtlich erst nach dem Erreichen des Krankenhauses erfolgt ist, eine weit größere Bedeutung für den letalen Ausgang hatte als die zurecht bemängelten negativen Worte. (Die Schilderung in Jacobs' früherem Buch von 1991 ist weniger provokativ. Hier wird gesagt, dass der Ehemann der Verstorbenen den Arbeitgeber des Rettungshelfers verklagt, weil er mit diesen Worten seiner Frau jegliche Hoffnung genommen habe.)
13 Die Übersetzung des griechischen Wortes, nämlich »durch ärztliche Einwirkung verursacht«, bezeichnet eigentlich gleichermaßen schädliche und nützliche Wirkungen.
14 Im medizinischen Gebrauch bedeutet der Begriff jegliche Verletzung oder Erkrankung als Resultat einer medizinischen Behandlung *(Taber's Cyclopedic Medical Dictionary*, 2013, zitiert in *ScienceDirect*), unabhängig ob vermeidbar oder unvermeidbar.
15 Die Wirkung von Worten zu überschätzen ist genauso falsch wie sie zu unterschätzen. Eine »Blutung zu stoppen« sollte nicht ohne Berücksichtigung der möglichen und notwendigen medizinischen Maßnahmen betrachtet werden. Richtig ist es, darauf hinzuweisen, dass unter das hippokratische Prinzip »primum nihil nocere« (alles, nur nicht schaden) auch die Unter-

lassung schädigender Worte fällt und zu den geforderten helfenden Maßnahmen nicht nur invasive und pharmakologische Interventionen gehören, sondern auch eine entsprechende therapeutische Kommunikation.

16 Oder versäumt.

17 Siehe Schmid 2009.

18 Wenn auch in geringerer Ausprägung. Der Placebo-Effekt tritt nicht nur bei Gabe eines Placebos ein, sondern auch bei der Verum-Gabe, wenn sie angekündigt wurde; siehe Hansen 2022.

19 In der Studie gab es nicht nur 3, sondern 7 Gruppen. Das als »Placebo« gekennzeichnete Placebo erreichte 29 %, das als Medikament bezeichnete Placebo 71 % der Wirkung des auch richtig bezeichneten Medikaments.

20 Aus der Brechwurzel.

21 Siehe Jonas et al. 2015, Probst et al. 2016.

22 Interessanterweise wird diese Publikation heute oft als Beispiel für Operationen unter alleiniger Hypnose aufgeführt, obwohl die dort verwendeten Verfahren wenig mit heutigen Hypnosetechniken zu tun haben.

23 Im Original *crowd noise*, d. h. Lärm, Reaktionen und Kommentaren.

24 Da es hier verschiedene Übersetzungsoptionen gibt, ist der englische Originaltext im Anhang, S. 195, wiedergegeben.
Im Deutschen ist bei wachen Unfallopfern das »Sie« zu verwenden, bei Kindern, Jugendlichen, Eingetrübten oder Bewusstlosen eher das »Du«.

25 Hohe Kosten als Grund für den Studienabbruch sind nur schwer nachvollziehbar.

26 Siehe Munzert u. Krüger 2018.

27 Und durch angeborene Verhaltensweisen – siehe Verhaltensforschung.

28 Eine kritische Auseinandersetzung mit den kontroversen Ideen dieses Autors findet sich in Cavanna et al. 2007.

29 Siehe Hall, Horgan a. Murphy 2019 sowie Desai a. Chaturvedi 2015.

30 Zum Beispiel durch eine geballte und wieder gelockerte Faust.

31 Im Gegensatz zum Englischen »you« muss man sich im Deutschen bei Erwachsenen zwischen Duzen (mit Vornamen) und Siezen entscheiden. Das kann man erfragen: »Wie möchten Sie angesprochen werden?« Je mehr das Bewusstsein eingeschränkt ist, umso eher passt das »Du«, wie beim Ansprechen des Unbewussten in Hypnose.

32 Die Wahrnehmungsfähigkeit bewusstloser Patienten, gleich ob Koma, Narkose oder Reanimation, ist inzwischen gut untersucht und belegt, sodass mehr Sorgfalt und Kommunikation mit diesen Personen unbedingt notwendig erscheinen; siehe Hansen 2024b.

33 Verletzte Personen neigen allerdings leicht dazu, sich ausgelacht oder nicht für voll genommen zu fühlen. Insbesondere Lachen sollte man deshalb besser vermeiden.

34 In der Hypnotherapie wird dieses Prinzip als »Pacing and Leading« bezeichnet.

35 In der Psychologie und der Hypnotherapie auch unter dem Begriff »double bind« bekannt.

36 Diese Anregung, sich an einem anderen Ort vorzustellen, wird als »örtliche Dissoziation« bezeichnet und genutzt. Weitere Möglichkeiten sind eine »zeitliche Dissoziation« (z. B. in die unbeschwerte Jugendzeit oder in die Zukunft nach der Genesung) und eine »Körperteil-Dissoziation« (zeitweise Abgabe zur Reparatur wie ein Auto in eine Werkstatt).
37 Ideomotorische Signale sind eigentlich und im Wesentlichen unwillkürliche Reaktionen. Dass sie hier mit der Anregung zu willkürlichen Bewegungen eingeleitet werden, ist eher ungewöhnlich.
38 Siehe Cheek 1962, 1994; Hill u. Rossi 2021.
39 Leider ist durch alte und falsche Vorstellungen, durch Show-Hypnose und Film-Klischees die Verwendung des Wortes »Hypnose« bei Patienten wie bei Medizinern eher problematisch und hinderlich (siehe Hansen 2024a).
40 Eine Ausbildung in Hypnose-Induktionstechniken ist deshalb bei der Schulung von Rettungskräften nicht notwendig. Sie ist sogar potenziell gefährlich, weil sie zu psychotherapeutischen Versuchen verleiten kann.
41 Siehe Lynn 2001.
42 Sog. Negationen.
43 Siehe Lang et al. 2005; Richter et al. 2010.
44 Noch günstiger ist es, statt der Schmerzskala die entgegengesetzte Wohlfühlskala zu verwenden (Chooi et al. 2013).
45 Siehe Erickson 2022, S. 120–134.
46 Siehe Lynn et al. 1990.
47 Christel Bejenke berichtete von einem Patienten, der nach einer Operation stocksteif im Bett lag, nachdem die Schwester zu ihm gesagt hatte »Sie können sich ja wieder rühren, wenn Sie erbrechen müssen« und er das wortwörtlich verstanden hatte; siehe Hansen u. Bejenke 2010.
48 Ein weiteres Beispiel: Eine junge Patientin wird im OP extubiert. Nach kurzem Husten schließt sie die Augen und schläft weiter. Der Anästhesist wendet sich nun von der Patientin ab und der Anästhesieschwester zu: »Den (Laser-)Tubus nicht wegwerfen, geben Sie ihn zum Sterilisieren!« In diesem Moment richtet sich die Patientin auf, und mit angstweiten Augen ruft sie: »Nicht sterilisieren! Nicht sterilisieren!« (siehe Hansen u. Bejenke 2010).
49 Auch dadurch kann man nicht sicher vermeiden, dass Gesagtes beim Patienten falsch ankommt. Deshalb ist es wichtig, immer auf die Reaktion des Patienten zu achten, um Missverständnisse umgehend ausräumen zu können.
50 Während analgetische Placebo-Effekte hauptsächlich durch Endorphine erklärbar – und entsprechend durch Opiat-Antagonisten wie Naloxon blockierbar – sind und schmerzverstärkende Nocebo-Effekte durch ein Absinken der körpereigenen Endorphine, sind für Analgesie durch Hypnose auch ganz andere Mechanismen wie Dissoziation (mentale Trennung von dem verletzten Körperteil) oder Entspannung wirksam.
51 Die effektive Schmerzkontrolle bei invasiven medizinischen Eingriffen durch Hypnose ist durch Metaanalysen umfänglich belegt (siehe Thompson et al. 2019 sowie Rosendahl, Alldredge a. Haddenhorst 2024).

52 Dies wird als zeitliche oder örtliche Dissoziation bezeichnet.

53 Dies war früher der Fall, als durch den Stabilisator öfter einmal eine allergische Reaktion ausgelöst wurde. Mit Einmalampullen ohne Stabilisator ist das unnötig. Auch wenn kleinere Operationen unter Hypnose durchaus möglich sind, hat ihr »alternativer« Einsatz nach dem Motto »Hypnose statt Anästhesie« die Verbreitung und Anerkennung von Hypnose in der Medizin nur erheblich behindert (siehe Hansen 2024a).

54 Die Handschuhanästhesie lässt sich auch als indirekte Methode verstehen, indem der Patient sich Kälte und Pelzigkeit vorstellt.

55 Die Studie von Clawson enthält die Hypothese, dass für die Warzenbehandlung durch Hypnose eine Verringerung der Blutversorgung verantwortlich ist und dies vielleicht auch für Tumoren anwendbar wäre. Tatsächlich ist die Datenlage zur Reduktion von Blutungen oder gar Transfusionen durch Hypnose sehr schwach. Einige Studie zeigten keinen Effekt (siehe Bishay, Stevens a. Lee 1984; Enqvist, von Konow a. Bystedt 1995 sowie Szeverényi et al. 2016).

56 Während in den 1970er- und 1980er-Jahren Hypnose bei Hämophilie zur Blutungskontrolle eingesetzt wurde, steht heute (mit Gerinnungsfaktor-Substitution) die Verbesserung der Lebensqualität im Vordergrund (siehe LaBaw 1992 sowie Swirsky-Sacchetti a. Margolis 1986).

57 Da Stress bei Hämophilie-Patienten Blutungen auslösen kann, wurde Stressreduktion als ein Wirkmechanismus für den blutstillenden Effekt von Hypnose vorgeschlagen (siehe Lucas 1970).

58 Anhand des gegebenen Zitats (BBC-Dokumentation) konnte keine Studie identifiziert werden, ebenso wenig wurde der unrealistische Blutbedarf bei Oralchirurgie von 5–35 Transfusionseinheiten verifiziert.

59 Inzwischen sind Hirnzellen identifiziert worden, die die Durchblutung einzelner Körperregionen steuern (siehe Farmer et al. 2019).

60 Die Intervention erfolgt selbstverständlich *zusätzlich und begleitend* zur schnellstmöglichen Kompression der blutenden Wunden.

61 Im Vordergrund sollte der begleitende, supportive Einsatz anstelle eines »alternativen« stehen, entsprechend der Leitlinien für Hypertoniebehandlung, verfügbar unter: https://register.awmf.org/assets/guidelines/nvl-009l_S3_Hypertonie_2023-06.pdf [20.1.2025]. Für mehr Informationen zu Entspannungsmethoden und speziell zu Hypnose siehe Verma et al. 2021 sowie Gay 2007.

62 Eine Publikation der Studie ist nicht auffindbar; siehe dafür Green, Green a. Norris 1979. Andere Studien über Biofeedback zur Regulation der Hauttemperatur sind verfügbar (siehe Freedman 1991 sowie Dikel a. Olness 1980).

63 In notarztgestützten Rettungssystemen steht die Volumen- und Katecholamintherapie schon am Notfallort im Vordergrund, was allerdings die psychologische Begleitung, auch mit Suggestionen, nicht überflüssig macht.

64 Siehe Gay 2007.

65 Sie liegt bei 10 %, innerhalb eines Krankenhauses bei 20 %.

66 Siehe Hansen 2024b.

67 Zahlreiche Studien haben Reaktionen auf Suggestionen, d. h. Wahrnehmung unter Allgemeinanästhesie, nachgewiesen. Für eine Metaanalyse siehe Rosendahl et al. 2016.
68 Dies wird als »anatomische Neuroplastizität« bezeichnet.
69 Siehe Scheffler et al. 2018 sowie Provençal et al. 2018.
70 Dies betrifft auch die körperlichen Anteile, d. h. die in Mustern festgelegten physiologischen Körperfunktionen.
71 Siehe Ye, Baldwin a. Hou 2021.
72 Diese Mitmach-Strategie, bei der erst ein Einschwingen in den Takt des Patienten und dann, in kleinen Schritten, aus dem Gleichtakt kleine Veränderungen erfolgen, die der Patient zwanglos mitgeht, nennt man im Englischen und in der Hypnotherapie »pacing and leading«.
73 Siehe Maher-Loughnan 1962; Hackman, Stern a. Gershwin 2000 sowie Brown 2007.
74 Die Zusammenhänge von Psyche, Nervensystem und Immunsystem werden heute in dem interdisziplinären Forschungsgebiet »Psychoneuroimmunologie« erforscht und beschrieben (siehe Bower a. Kuhlman 2023).
75 Durch ihren Einfluss auf innere Bilder und das Immungedächtnis.
76 Weitere Pflanzen, die Kontaktallergie auslösen können (zu unterscheiden von Pollenallergie), sind Kamille, Ringelblume oder Löwenzahn, Primel- und Liliengewächse sowie Orchideen, Schafgarbe, Amaryllis, Ambrosia, Astern, Beifuß u. v. m.
77 Siehe Madden et al. 2016; Cyna, McAuliffe a. Andrew 2004 sowie Catsaros a. Wendland 2023.
78 Siehe Geagea et al. 2023.
79 Müller 2009; siehe auch Bylsma, Gračanin a. Vingerhoets 2019.
80 Genannt »Verbales Spiegeln«.
81 Siehe Eason a. Parris 2024 sowie Alman a. Lambrou 2013.
82 Mit diesem Prinzip des Hier-und-Jetzt werden auch die Folgen negativer Erwartungen aus negativer Vergangenheit oder in eine unklare Zukunft (Nocebo-Effekte) vereitelt (siehe Zech et al. 2020).

Ergänzende Literatur

Alman, B. M. a. P. Lambrou (2013): Self-Hypnosis. The complete manual for health and self-change. London (Routledge), 2nd. ed. [dt. (2023): Selbsthypnose. Ein Handbuch zur Selbsttherapie. Heidelberg (Carl-Auer), 14. Aufl.]

Bishay, E. G., G. Stevens a. C. Lee (1984): Hypnotic control of upper gastrointestinal hemorrhage: a case report. *American Journal of Clinical Hypnosis* 27 (1): 22–5. DOI: 10.1080/00029157.1984.10402584.

Bower, J. E. a. K. R. Kuhlman (2023): Psychoneuroimmunology: An introduction to immune-to-brain communication and its implications for clinical psychology. *Annual Review of Clinical Psychology* 19: 331–359. DOI: 10.1146/annurev-clinpsy-080621-045153.

Brown, D. (2007): Evidence-based hypnotherapy for asthma: a critical review. *International Journal of Clinical and Experimental Hypnosis* 55 (2): 220-49. DOI: 10.1080/00207140601177947.

Bylsma, L. M., A. Gračanin a. AJJM. Vingerhoets (2019): The neurobiology of human crying. *Clinical Autonomic Research* 29 (1): 63–73. DOI: 10.1007/s10286-018-0526-y.

Catsaros, S. a. J. Wendland (2023): Psychological impact of hypnosis for pregnancy and childbirth: A systematic review. *Complementary Therapies in Clinical Practice* 50: 101713. DOI: 10.1016/j.ctcp.2022.101713.

Cavanna, A. E., M. Trimble, F. Cinti a. F. Monaco (2007): The »bicameral mind« 30 years on: a critical reappraisal of Julian Jaynes' hypothesis. *Functional Neurology* 22 (1): 11–5. Verfügbar unter: https://pubmed.ncbi.nlm.nih.gov/17509238/ [27.01.2025].

Cheek, D. B. (1962): Some applications of hypnosis and ideomotor questioning methods for analysis and therapy in medicine. *American Journal of Clinical Hypnosis* 5: 92–104. DOI: 10.1080/00029157.1962.10402271.

Cheek, D. B. (1994): Hypnosis. The application of ideomotor techniques. Boston (Allyn and Bacon).

Cheek, D. B. a. L. M. LeCron (1968): Clinical Hypnotherapy. New York (Grune & Stratton).

Chooi, C. S., A. M. White, S. G. M. Tan, K, Dowling a. A. M. Cyna (2013): Pain vs. comfort scores, after Caesarean section: a randomized trial. *British Journal of Anaesthesia* 110: 780–787. DOI: 10.1093/bja/aes517.

Cyna, A. M., G. L. McAuliffe a. M. I. Andrew (2004): Hypnosis for pain relief in labour and childbirth: a systematic review. *British Journal of Anaesthesia* 93 (4): 505–11. DOI: 10.1093/bja/aeh225.

Desai, G. a. S. K. Chaturvedi (2015): Somatic cognition – Body talk and body language. *Medical Hypotheses* 85 (6): 1034. DOI: 10.1016/j.mehy.2015.10.024.

Dikel, W. a. K. Olness (1980): Self-hypnosis, biofeedback, and voluntary peripheral temperature control in children. *Pediatrics* 66 (3): 335–40. Verfügbar unter: https://doi.org/10.1542/peds.66.3.335 [27.01.2025].

Eason, A. D. a. B. A. Parris (2024): The importance of highlighting the role of the self in hypnotherapy and hypnosis. *Complementary Therapies in Clinical Practice* 54: 101810. DOI: 10.1016/j.ctcp.2023.101810.

Enqvist, B., L. von Konow a. H. Bystedt (1995): Pre- and perioperative suggestion in maxillofacial surgery: effects on blood loss and recovery. *International Journal of Clinical and Experimental Hypnosis* 43 (3): 284–94. DOI: 10.1080/00207149508409971.

Erickson, M. H. (2022): Wörtlichnehmen. In: E. L. Rossi (2022): Gesammelte Schriften von Milton H. Erickson, Bd. 4: Untersuchung psychodynamischer Prozesse mittels Hypnose. Heidelberg (Carl-Auer), 3. Aufl., S. 120–134.

Farmer, D. G. S., N. Pracejus, B. Dempsey, A. Turner, P. Bokiniec, J. F. R. Paton, A. E. Pickering, J. Burguet, P. Andrey, A. K. Goodchild, R. M. McAllen a. S. McMullan (2019): On the presence and functional significance of sympathetic premotor neurons with collateralized spinal axons in the rat. *The Journal of Physiology* 597 (13): 3407–3423. DOI: 10.1113/JP277661.

Freedman, R. R. (1991): Physiological mechanisms of temperature biofeedback. *Applied Psychophysiology and Biofeedback* 16 (2): 95–115. DOI: 10.1007/BF01000184.

Gay, M. C. (2007): Effectiveness of hypnosis in reducing mild essential hypertension: a one-year follow-up. *International Journal of Clinical and Experimental Hypnosis* 55 (1): 67-83. DOI: 10.1080/00207140600995893.

Geagea, D., Z. Tyack, R. Kimble, V. Polito, B. Ayoub, D. B. Terhune a. B. Griffin (2023): Clinical hypnosis for procedural pain and distress in children: A scoping review. *Pain Medicine* 24 (6): 661-702. DOI: 10.1093/pm/pnac186.

Green, E. E, A. M. Green, P. A. Norris (1979): Preliminary observations on a new non-drug method for control of hypertension. *Journal of the South Carolina Medical Association* 75 (11): 575–582. Verfügbar unter: https://pubmed.ncbi.nlm.nih.gov/295399/ [27.01.2025].

Hackman, R. M., J. S. Stern a. M. E. Gershwin (2000): Hypnosis and asthma: a critical review. *Journal of Asthma* 37 (1): 1–15. DOI: 10.3109/02770900009055424.

Hall, J. A., T. G. Horgan a. N. A. Murphy (2019): Nonverbal communication. *Annual Review of Psychology* 4: 70: 271–294. DOI: 10.1146/annurev-psych-010418-103145.

Hansen, E. (2022): Placebo- und Nocebo-Effekte. *Hypnose-ZHH* 2022 17 (1+2): 53–68.

Hansen, E. (2023): Hypnose und Medizin. In: B. Peter, D. Revenstorf u. B. Rasch (Hrsg.): Hypnose in Psychotherapie, Psychosomatik und Medizin – Manual für die Praxis. Berlin/Heidelberg (Springer), 4. Aufl., S. 547–568.

Hansen, E. (2024a): Efforts, pitfalls and criteria to build a bridge between hypnosis and medicine. In: J. H. Linden et al. (eds.): Routledge international handbook of hypnosis. Section IV. Frontiers of hypnosis, pp. 741–753.

Hansen, E. (2024b): Touching the unconscious in the unconscious – hypnotic communication with unconscious patients. *Frontiers in Psychology* 15: 1389449. DOI: 10.3389/fpsyg.2024.1389449.

Hansen, E. u. C. Bejenke (2010): Negative und positive Suggestionen in der Anästhesie – Verbesserte Kommunikation mit ängstlichen Patienten bei Operationen. *Anaesthesist* 59: 199–209.

Hansen, E., M. Zimmermann u. G. Dünzl (2010): Hypnotische Kommunikation mit Notfallpatienten. *Notfall + Rettungsmedizin*13: 314–321. DOI: 10.1007/s10049-010-1293-z.

Häuser, W., M. Hagl, A. Schmierer a. E. Hansen(2016): Wirksamkeit, Sicherheit und Anwendungsmöglichkeiten medizinischer Hypnose – Eine systematische Übersicht von Metaanalysen. *Deutsches Ärzteblatt* 113 (17): 290–296. DOI: 10.3238/arztebl.2016.0289.

Hill, R. a. E. L. Rossi (2021): Mirroring Hands: Eine klientenresponsive Therapie für Körper und Psyche. Heidelberg (Carl-Auer).

Holler, M. et al. (2021): Efficacy of hypnosis in adults undergoing surgical procedures: A meta-analytic update. *Clinical Psychology Review* 85: 102001. DOI: 10.1016/j.cpr.2021.102001.

Jacobs, D. T. (1991): Patient Communication for first responders and EMS personnel: The first hour of trauma. Englewood Cliffs, NJ (Brady).

Jaynes, J. (1988): Der Ursprung des Bewußtseins durch den Zusammenbruch der bikameralen Psyche. Reinbek bei Hamburg (Rowohlt).

Jonas, W. B., C. Crawford, L. Colloca, T. J. Kaptchuk, B. Moseley, F. G. Miller, L. Kriston, K. Linde a. K. Meissner (2015): To what extent are surgery and invasive procedures effective beyond a placebo response? A systematic review with meta-analysis of randomised, sham controlled trials. *BMJ Open* 5: e009655. DOI: 10.1136/bmjopen-2015-009655.

LaBaw, W. (1992): The use of hypnosis with hemophilia. *Psychiatric Medicine* 10 (4): 89–98.

Lang, E. V., O. Hatsiopoulou, T. Koch, K. Berbaum, S. Lutgendorf, E. Kettenmann, H. Logan a. T. J. Kaptchuk (2005): Can words hurt? Patient–provider interactions during invasive procedures. *Pain* 114 (1–2): 303–309. DOI: 10.1016/j.pain.2004.12.028.

Lucas, O. N. (1970): Hypnosis and stress in hemophilia. *The Hemophiliac and His World* 34: 73–82. DOI: 10.1159/000384897.

Lynn, S. J. (2001): Hypnosis, the hidden observer, and not-so-hidden consent. *American Journal of Clinical Hypnosis* 43 (3–4): 291–2; discussion 293–5, 297–301. DOI: 10.1080/00029157.2001.10404283.

Lynn, S. J., J. P. Green, J. R. Weekes, B. W. Carlson, J. Brentar, L. Latham a. R. Kurzhals (1990): Literalism and hypnosis: hypnotic versus task-motivated subjects. *The American journal of clinical hypnosis* 33 (2): 113–119. DOI: 10.1080/00029157.1990.10402913.

Madden, K. et al. (2016): Hypnosis for pain management during labour and childbirth. *Cochrane Database of Systematic Reviews* May 19; 2016 (5): CD009356. DOI: 10.1002/14651858.CD009356.pub3.

Maher-Loughnan, G. P., P. Middleton, A. M. Cyna, M. Matthewson a. L. Jones (1962): Controlled trial of hypnosis in the symptomatic treatment of asthma. *British Medical Journal* 2 (5301): 371–6. DOI: 10.1136/bmj.2.5301.371.

Miltner, W. H. R., M. Franz a. E. Naumann (2024): Neuroscientific results of experimental studies on the control of acute pain with hypnosis and suggested analgesia. *Frontiers in Psychology* 15: 1371636. DOI: 10.3389/fpsyg.2024.1371636.

Müller, I. (2009): Vom Nutzen und Nachteil des Weinens. Tränen aus medizinhistorischer Sicht *Ophthalmologe*. 106 (7): 583–592. DOI: 10.1007/s00347-009-1967-4.

Munzert, J. a. B. Krüger (2018): Task-specificity of muscular responses during motor imagery: Peripheral physiological effects and the legacy of Edmund Jacobson. *Frontiers in Psychology* 9 (9): 1869. DOI: 10.3389/fpsyg.2018.01869.

Peter, B. (2024): Hypnosis in psychotherapy, psychosomatics and medicine. A brief overview. *Frontiers in Psychology* 15: 1377900. DOI: 10.3389/fpsyg.2024.1377900.

Probst, P. et al. (2016): Placebo-controlled trials in surgery: A systematic review and meta-analysis. Medicine (Baltimore). 95 (17): e3516. DOI: 10.1097/MD.0000000000003516.

Provençal, S. C., S. Bond, E. Rizkallah a. G. El-Baalbaki (2018). Hypnosis for burn wound care pain and anxiety: A systematic review and meta-analysis. *Burns* 44 (8): 1870–1881. DOI: 10.1016/j.burns.2018.04.017.

Richter, M., J. Eck, T. Straube, W. H. R. Miltner a. T. Weiss (2010): Do words hurt? Brain activation during the processing of pain-related words. *Pain* 148 (2): 198–205. DOI: 10.1016/j.pain.2009.08.009.

Rosendahl, J., C. T. Alldredge a. A. Haddenhorst (2024): Meta-analytic evidence on the efficacy of hypnosis for mental and somatic health issues: a 20-year perspective. *Frontiers in Psychology* 8 (14): 1330238. DOI: 10.3389/fpsyg.2023.1330238.

Rosendahl, J., S. Koranyi, D. Jacob, N. Zech a. E. Hansen (2016): Efficacy of therapeutic suggestions under general anesthesia: A systematic review and meta-analysis of randomised controlled trials. *BMC Anesthesiology* 16: 125. DOI 10.1186/s12871-016-0292-0.

Rossi, E. L. a. D. B. Cheek (1994): Mind-body therapy -Ideodynamic healing in hypnosis. New York (Norton).

Scheffler, M., S. Koranyi, W. Meissner, B. Strauß a. J. Rosendahl (2018): Efficacy of non-pharmacological interventions for procedural pain relief in adults undergoing burn wound care: A systematic review and meta-analysis of randomized controlled trials. *Burns* 44 (7): 1709–1720. DOI: 10.1016/j.burns.2017.11.019.

Schmid, G. B. (2009): Tod durch Vorstellungskraft. Das Geheimnis psychogener Todesfälle. Heidelberg (Springer).

Swirsky-Sacchetti, T. a. C. G. Margolis (1986): The effects of a comprehensive self-hypnosis training program on the use of factor VIII in severe hemophilia. *International Journal of Clinical and Experimental Medicine* 34 (2): 71–83. DOI: 10.1080/00207148608406973.

Szeverényi, C., Z. Csernátony, Á. Balogh, T. Simon a. K. Varga (2016): Effects of positive suggestions on the need for red blood cell transfusion in orthopedic surgery. *International Journal of Clinical and Experimental Medicine* 64 (4): 404–18. DOI: 10.1080/00207144.2016.1209041.

Thompson, T., D. B. Terhune, C. Oram, J. Sharangparni, R. Rouf, M. Solmi, N. Veronese a. B. Stubbs (2019): The effectiveness of hypnosis for pain relief: A systematic review and meta-analysis of 85 controlled experimental trials. *Neuroscience & Biobehavioral Reviews* 99: 298–310. DOI: 10.1016/j.neubiorev.2019.02.013.

Verma, N., S. Rastogi, Y. Chia, S. Siddique, Y. Turana, H. Cheng, G. P. Sogunuru, J. C. Tay, B. W. Teo, T. Wang, K. K. F. Tsoi a. K. Kario (2021): Non-pharmacological management of hypertension. *The Journal of Clinical Hypertension* 23 (7): 1275–1283. DOI: 10.1111/jch.14236.

Ye, G., D. S. Baldwin a. R. Hou (2021): Anxiety in asthma: a systematic review and meta-analysis. *Psychological Medicine* 51 (1): 11–20. DOI: 10.1017/S0033291720005097.

Zech, N., M. Schrödinger, M. Seemann, F. Zeman, T. F. Seyfried a. E. Hansen (2020): Time dependent negative effects of verbal and nonverbal suggestions in surgical patients – A study on arm muscle strength. *Frontiers in Psychology* 11: 1693. DOI: 10.3389/fpsyg.2020.01693.

Über die Autoren

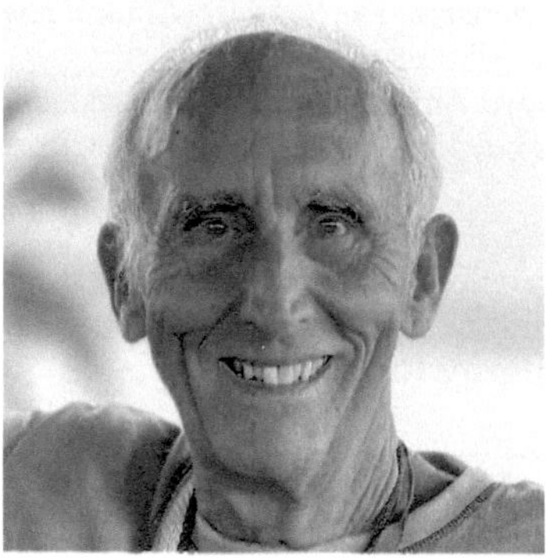

Don Trent Jacobs, Ph.D., Ed.D.; vormals Feuerwehrmann und Rettungskraft; vormals Vizepräsident der Nordkalifornischen Gesellschaft für klinische Hypnose; derzeit Professor an der Fielding Graduate University in Santa Barbara, Kalifornien. Er ist Autor von über 20 Büchern im Bereich Wellness, Bildung und indigene Weltanschauung und publiziert auch unter seinem indigenen Namen Wahinkpe Topa (Four Arrows).

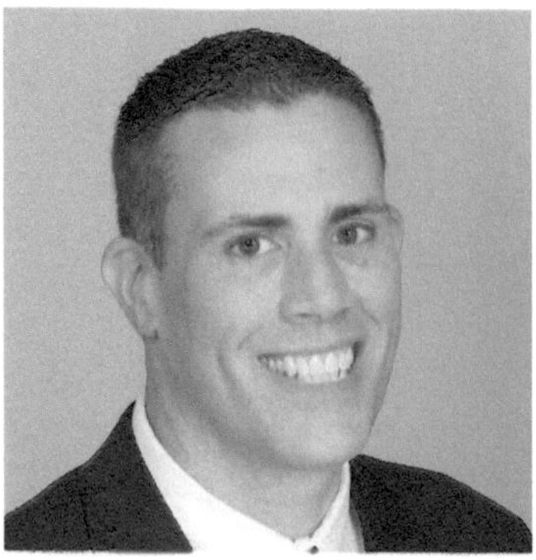

Bram Duffee, Ph.D.; Paramedic, Wissenschaftler und Speaker aus Houston, Texas. Als Spezialist für Gesprächsanalyse untersucht er die Interaktionen von Rettungskräften mit dem Ziel, die Notfallversorgung zu verbessern. Derzeit als wissenschaftlicher Mitarbeiter am Institut für soziale Innovation der Fielding Graduate University tätig.